AF693962

E-Book inside

Mit dem Kauf dieses Buchs erhalten Sie das zugehörige E-Book gratis. Sie können dabei aus drei Dateiformaten wählen: EPUB (gängiges Format für E-Reader und Tablets), PDF (für PC und Laptop) oder MOBI (für den Amazon Kindle). So kommen Sie an Ihr kostenloses E-Book:

Rufen Sie im Internet diese Website auf:
↗ http://www.junfermann.de/ebook-inside

Geben Sie den unten stehenden Code in das dafür vorgesehene Feld ein und klicken Sie → Code einlösen. Nach Eingabe Ihrer E-Mail-Adresse und Auswahl des E-Book-Formats erhalten Sie sofort einen Download-Link für das gewünschte E-Book an Ihre E-Mail-Adresse.

Bitte beachten Sie, dass der Code für Sie personalisiert wird und nur einmal gültig ist. Die Datei müssen Sie zunächst auf Ihrem Computer speichern, bevor Sie sie auf ein mobiles Endgerät überspielen können.

DKDKEYWY

Lydia Hantke & Hans-Joachim Görges

Traumasensible Supervision

Begleitung in der Krise

www.junfermann.de

blogweise.junfermann.de

www.facebook.com/junfermann

twitter.com/junfermann

www.youtube.com/user/Junfermann

www.instagram.com/junfermannverlag

LYDIA HANTKE & HANS-JOACHIM GÖRGES

TRAUMASENSIBLE SUPERVISION

BEGLEITUNG IN DER KRISE

Junfermann Verlag
Paderborn
2021

Copyright © Junfermann Verlag, Paderborn 2021

Coverfoto © Simone Andress – AdobeStock

Covergestaltung / Reihenentwurf JUNFERMANN Druck & Service GmbH & Co. KG, Paderborn

Satz & Layout JUNFERMANN Druck & Service GmbH & Co. KG, Paderborn

Bibliografische Information der Deutschen Nationalbibliothek Die Deutsche Nationalbibliothek verzeichnet diese Publikation in der Deutschen Nationalbibliografie; detaillierte bibliografische Daten sind im Internet über http://dnb.d-nb.de abrufbar.

ISBN 978-3-7495-0194-6
Dieses Buch erscheint parallel als E-Book.
ISBN 978-3-7495-0217-2 (EPUB), 978-3-7495-0219-6 (PDF), 978-3-7495-0218-9 (EPUB für Kindle).

Inhalt

Vorwort 9
Was Sie in diesem Buch finden 12

TEIL I: DEFINITIONEN, HINTERGRÜNDE UND PERSPEKTIVEN 15

1. Supervision 17
1.1 Ausgangspunkte 17
1.2 Rollenverständnis 19
1.3 Ergebnisoffen oder theoriegeleitet? 21
1.4 Traumazentriert oder traumasensibel? 22
1.5 Supervision in der Krise 24

2. Verarbeitungsmodelle, Krise und Zeitwahrnehmung – Basics 27
2.1 Dissoziationstheorie 27
Kultur- und sprachgebundene Modelle 29
2.2 Verarbeitung und Notfallreaktion 31
Notfallreaktion 35
Zeit heilt nicht alle Wunden 39
Zeit 40
Symptome und Diagnosen 42
2.3 Trauma – Krise – Belastung 45
Trauma 45
Krise 45
2.4 Zeitwahrnehmung 50

3. Standortbestimmung 55
3.1 Der Standpunkt bestimmt die Perspektive 55
3.2 Frühe Entwicklung 58
3.3 Egozentrismus 62
3.4 Ausgangspunkt Familiendynamik – das Traumaviereck 63
3.5 Wo stehen Sie also? 69

TEIL II: TRAUMA- UND KRISENSENSIBLE STANDARDS 71

4. **Entwicklung der Standards** 73
4.1 Übertragung auf die Arbeit mit Kindern und Jugendlichen 74
4.2 Etablierung dissoziationstheoretischer Konzepte 75
4.3 Haltung und Präsenz 76

5. **Trauma- und krisensensible Standards** 79
5.1 Orientierung geben: als Profi präsent sein 79
Wissen um Verarbeitung und Dissoziation 79
Wissen um nonverbale Kommunikation 80
Umgang mit dem Machtgefälle im Setting 81
Kontrolle und Selbstwirksamkeit 82
Profiposition einnehmen 83
Spannungsregulierung 84
Ausstieg aus eigenen (Trauma-)Dynamiken 85
Orientierung in der Zeit 86
Selbstfürsorge 87
5.2 Ins Hier und Jetzt einladen 88
Hier-und-jetzt-Bezug 88
Aufrechterhaltung des Hier und Jetzt 89
Reorientierung 90
Ressourcen als Ausgangspunkt 91
Spannungsregulierung akut 92
Spannungsregulierung chronisch 93
5.3 Raum und Zeit verfügbar machen 94
Transparenz und Information 94
Individuelle Definition von Sicherheit 96
Einbezug andauernder Belastung 97
Imaginationen statt Kopfkino 98
Umgang mit dissoziativer Strukturierung 99
Partizipation ermöglichen 100
Regeln traumasensibel gestalten 100
Einordnung auf der Zeitachse – Gedächtnisbildung ermöglichen 102
5.4 Distanzieren, was zu viel ist 103
Im Ressourcenbereich bleiben 103
Ressourcenorientierte Arbeit mit Bodenankern / Plätzen im Raum 104
Distanzierung statt Dissoziation 105
Arbeit mit inneren Anteilen, Nicht-Ichs, DIS 106

TEIL III: PRAXIS DER TRAUMA- UND KRISENSENSIBLEN SUPERVISION 107

6. Themen und Tools 109
Abstandshalter 112
Anliegen neu definieren 114
Atmen 116
Aushalten 118
Ausstieg aus Traumadynamiken – Traumaviereck und Profiposition 121
Beispiel sein 124
Bewegung 126
Empathie 129
Externalisierungen 132
Fürsorglicher Planet 134
Kompetenzerleben 136
Kontrolle und Selbstwirksamkeit ermöglichen 139
Problem- / Lösungsportrait 142
Profipositon ausbalancieren 145
Regeln 148
Reorientierung 152
Ressourcen genauer erkunden 155
Ressourcenbarometer – ein Maß fürs Hier und Jetzt 160
Rollenwechsel 164
Schutzhülle 167
Selbstfürsorge 170
Sicherheit – die individuelle Definition finden 172
Spannung 175
Spannungsregulation 177
Storyboard 180
Teile-Sprech und Teile-Kollektion 183
Transparenz 187
Umgang mit andauernder Belastung 192
Umgang mit Macht 196
Verarbeitung erklären 200
Zwischenlager 210

Fazit oder: Was daraus folgt 215

Literatur 219

Vorwort

Im vorliegenden Buch möchten wir Ihnen einen Ansatzpunkt, viele Ideen und einige Tools dafür vorstellen, wie Sie Ihre gewohnte Supervisionspraxis ergänzen können – um Elemente, die sie zu einer Praxis machen, die traumasensibel genannt werden kann. Traumasensibilität, so unsere Überzeugung, die sich in zwei Jahrzehnten Lehrtätigkeit und Supervision gefestigt hat, ist in allen supervisorischen Ansätzen, in allen Feldern unserer Arbeit von unschätzbarem Wert. Sie fördert die Verarbeitung von belastenden Erfahrungen und erleichtert den Umgang mit Krisen.

Dies ist kein Lehrbuch für eine traumaspezifische Supervisionsausbildung, sondern ein Buch für alle, die schon Erfahrung im supervisorischen Handwerk gewonnen haben, dies aber um einige neue Pfeiler erweitern wollen, um dem allfälligen Thema Traumatisierung gerecht zu werden, ohne Expert*innen in Traumadiagnostik und -behandlung zu sein oder werden zu müssen.

Dass dies bedeuten kann, liebgewordene Gewohnheiten, Methoden oder Sichtweisen zu hinterfragen oder gar zu verändern, sei hier warnend vorangestellt.

Seit der ersten Idee hat sich das Thema des Buches und damit das Buch selbst verändert und entwickelt. Das geschah entlang der uns umgebenden Realitäten. Ursprünglich wollten wir die traumasensible Arbeit, wie wir sie in dem neuen Curriculum für ausgebildete Supervisor*innen vermitteln, darstellen und zusammenfassen. Das Buch sollte zum einen ein kleines Nachschlagewerk für die Kolleg*innen aus den Weiterbildungen sein, um das Gelernte noch einmal aufrufen zu können. Zum anderen hätte es für gestandene Supervisior*innen eine Möglichkeit bieten können, sich den Tools und der Grundhaltung, die wir vermitteln wollen, anzunähern und sich eingehender mit den Fragestellungen und Herausforderungen traumasensibler Arbeit auseinanderzusetzen. Viele Menschen nutzen ja auch unser weiterbildungsbegleitendes Handbuch *Traumakompetenz* erfolgreich als Nachschlagewerk für „Neulinge“ und „alte Hasen“ (Hantke & Görges 2012).

Doch schnell war klar: Dieser Ansatz reicht nicht mehr, wir müssen weiter und anders denken. Da ist zum einen das, was unter dem Schlagwort „Klimawandel“ zusammengefasst werden kann. Auswirkungen menschlichen Handelns, die sich in anderen Ländern und Gegenden bereits sehr viel deutlicher zeigen als bei uns: Überschwemmungen, Stürme, Trockenheit, Brände, Heuschreckenplagen etc. In die Planungen zu diesem Buch fielen zum anderen ein weiterer langer und sehr heißer Sommer und die Aktivitäten von *Fridays for Future* und *Extinction Rebellion*. Wir hatten den zwingenden Eindruck, unsere Arbeit in einen neuen Rahmen stellen zu müssen.

Welche Rolle wollen wir einnehmen? Es kann ja nicht angehen, dass wir den Umgang mit unserer Zukunft auf private Entscheidungen wie Flugverzicht und eine Umstellung auf vegane Ernährung reduzieren. Wo kommt unsere Profession, der traumasensible, hypno-systemisch geleitete Diskurs ins Spiel? Wie lässt sich die Klimawende in unserer Arbeit abbilden? Wie lässt sich die Permanenz von Krisen und Umwandlungsprozessen, in denen kein Status quo mehr fixiert werden kann, traumasensibel wahrnehmen, darstellen und supervisorisch begleiten? Wie kann man einen Über-Blick gewinnen, wenn nach und nach unsere gewohnten Lebensgrundlagen wegbrechen?

Diese Veränderungen treffen uns – wieder einmal – nicht alle gleich. Ständiger Wandel und existenzielle Bedrohung sind nur für einen kleineren Teil der Menschheit neue Herausforderungen. Der weit größere Teil ist bereits permanent mit unabsehbaren Veränderungen und lebensbedrohlichen Situationen konfrontiert – und oft genug hängen diese von Entscheidungen und dem Lebensstil des kleineren Menschheitsteils ab. Ob als Geflohene aus allen Kontexten vertrieben oder als Reisbäuerin hinweggeschwemmt: Welche Copingstrategien haben diese Menschen entwickelt? Was können wir lernen, wenn wir den Kontakt aufnehmen – zu unseren eigenen Privilegien und Positionen und zu denen, die oft genug davon abhängig sind bzw. darunter leiden? Können wir noch gemeinsam lernen, wenn wir uns der Unterschiede bewusster sind? Können wir lernen, sie zu nutzen?

Wir müssten uns zunächst der Notwendigkeit stellen, unsere eigene limitierte und limitierende Position wahrzunehmen: als mittelständische weiße Bio-Deutsche mit Hochschulzugang – „Mehrheitsgesellschaft“ und immer noch diskursbestimmend. Wir müssten uns der Limitiertheit unserer Ansätze und Möglichkeiten klar werden und mit der Angst umgehen, die das verursacht; uns Offenheit erarbeiten und einen Umgang mit Infragestellung, Schuldgefühlen, Privilegien. Nachfragen, ob wir fragen dürfen, welche Bewältigungsmechanismen uns helfen könnten, ob wir uns etwas abschauen dürfen …

Angesichts dieser Themen und Fragen scheint das Thema Supervision weit hinten zu stehen. Wie soll in einem Szenario, das sich jeder Einschätzung und Einordnung in Gewohntes verweigert, Übersicht entstehen und eine Draufschau möglich sein?

Wir zweifelten also generell am Sujet und zogen die ersten neuen Samen auf der Fensterbank, als das Coronavirus sich selbstständig machte. Wir kauften Solarpaneele. Gummistiefel für die Enkel. Gute Fahrräder. Stellten die Weiterbildungen auf online um und richteten uns ein. Eine neue Normalität wurde etabliert und wir gehörten zu denen, deren Ressourcen und Privilegien Anpassung ermöglichten. Das meiste ging weiter. Auch die Supervision.

Gerade noch hatten wir versucht uns vorzustellen, wie die ganz große Krise supervisorisch konzeptualisiert werden könnte, und schon waren wir mittendrin: In einer bis dato noch sehr leichten Form, einer scheinbar homöopathischen Dosis der zu erwartenden Krise(n), in der wir unsere eigene Reaktion wahrnehmen und die unseres Klientels beobachten und begleiten konnten. *Traumasensible Supervision in der Krise* war jetzt in allen unseren Arbeitskontexten präsent, denn plötzlich war alles unsicher: das Setting, die Art des Kontakts, die benötigten Ressourcen und die Frage, wo das alles hinführen soll.

Im Tun selbst, in der Suche wurde deutlich: Längst hatten wir die Spur aufgenommen, den Zusammenhang im Handeln hergestellt. Supervison in der Krise muss traumasensibel sein. Denn in unserem Verständnis heißt traumasensibel vor allem, präventiv zu handeln, Traumafolgestörungen zu verhindern. Die dissoziationsbasierte Traumatheorie, die wir Ihnen hier vorstellen möchten, ist vor allem eine Theorie der Verarbeitung. Krisen fordern unsere Verarbeitungskapazitäten heraus. Hier entscheidet sich, ob eine Neuorientierung gelingt. Hier entscheidet sich aber auch, wie wir mit den Symptomen aus der Überforderung umgehen.

Wenn die Krise alle umfasst, ein Ende nicht in Sicht ist, muss Supervision neu gedacht und auf neue Weise durchgeführt werden. Der analytische Blick muss neu definiert werden, wenn ein Überblick nicht möglich ist. Wir müssen den Bestand überprüfen, die Lagerware aussortieren und zielgerichtet neue Ressourcen hereinnehmen und ausprobieren.

Damit wollen wir hier anfangen. Wir wissen nicht, wie das alles aufzulösen ist. Wenn diese Zeilen geschrieben sind, werden sie kein endgültiges Konzept abgeben. Es ist ja gerade das Wesen der Krise, dass wir uns immer wieder neu bestimmen. Was Sie hier lesen ist also – Stand heute – unser Beitrag in einem neuen Diskurs, und unser Augenmerk wird darauf liegen, wie wir eine Krise, deren Ende nicht absehbar ist, traumasensibel fassen können, wie trauma- und krisensensible Standards formuliert werden können, die offen bleiben für Veränderung. Ausgangspunkt dieser Annäherung sind wir selbst, mit unseren jeweiligen Standpunkten. Wir können keine Antworten erwarten, wenn wir nicht bereit sind, uns infrage zu stellen bzw. stellen zu lassen. Und mit der traumasensiblen Brille betrachtet: Wir können nicht integrieren, wenn wir uns nicht klar werden, was unsere alten Muster sind – soziopolitisch wie traumaassoziiert.

Was Sie in diesem Buch finden

Es geht uns darum, den Supervisionsprozess um grundlegende Variablen eines ressourcenorientierten Verständnisses dessen zu bereichern, was die neuere Traumatheorie und -praxis an Erkenntnissen bereithält. Diese Erkenntnisse beziehen sich nicht nur auf Menschen, die eine traumaassoziierte Diagnose bekommen haben. Denn: Die dissoziationsfundierte Traumatheorie, die die Diskurse seit etwa 30 Jahren zunehmend bestimmt, ist keine Störungs-, sondern eine **Verarbeitungstheorie**. Und egal, was in unserem Leben passiert: Wir verarbeiten – wir alle.

Mit diesem Buch wenden wir uns an diejenigen, die in der Beratungs-, Coaching- und Supervisionsarbeit vor allem indirekt mit Menschen arbeiten, die hohen Belastungen ausgesetzt waren und / oder es noch sind. Doch in vielen Fällen gehören auch Ihre Supervisand*innen zu diesen Belasteten, aufgrund ihrer Arbeitsbedingungen oder eigener Hintergründe und Zusammenhänge. Auch Sie selbst sind nicht gefeit gegen Überlastung, haben Ihre eigenen Motive für diese Arbeit. Und je tiefer sich die Krisen auch in unsere Gesellschaften fressen, desto deutlicher wird es zu einer Querschnittsaufgabe, Verarbeitung fördern und Traumatisierung vorbeugen zu können.

Wir selbst sind seit vielen Jahren als Supervisor*innen und ebenso lange als Weiterbildner*innen in traumasensibler Arbeit tätig. Unsere Supervisionsprozesse definieren wir schon lange als traumazentrierte Supervision, weil ein Bezug zur Theorie der Verarbeitung von Belastungen für uns eine notwendige Basis fast aller Prozesse ist. Denn schließlich soll Supervision genau dies gewährleisten: ein leichteres, flüssigeres, integrierteres Handeln. Ein Handeln ohne dissoziative Prozesse, traumatheoretisch benannt. Doch dazu später.

Für uns selbst war der Einstieg in die traumazentrierte Supervision zunächst noch themenzentriert und unsere Praxis war am jeweiligen Auftrag aus dem spezifischen Setting orientiert. Irgendwann merkten wir: Keins unserer Angebote können wir uns mehr ohne den neuen Blick auf Verarbeitung vorstellen, ohne den Blick, den die Dissoziationstheorie bereitstellt. Immer weniger ging es dabei um Fallverstehen oder theoretisches Wissen zu bestimmten Störungsbildern, immer zentraler wurde die Erkenntnis, dass wir mit der Anwendung der neueren Traumatheorie ein grundlegenderes Verständnis für menschliche Verarbeitungsprozesse in der Hand haben. Und genau darum geht es in diesem Buch.

Wir werden uns zunächst mit der Supervision beschäftigen, mit dem Fokus, herauszufinden, wie unser Vorverständnis der Draufschau und des Überblicks sich öffnen kann, um neue Wege der Verarbeitung zu finden. Wie könnten Differenzen einbezogen werden? Wie könnte die Idee, ergebnisoffen in die Supervision zu gehen, vereinbart werden mit den Prämissen aus einer traumasensiblen Theorie? Was eine traumazentrierte von der von uns hier vorgeschlagenen traumasensiblen Arbeit unterscheidet, ist der Fokus auf die Verarbeitung und nicht so sehr der Fokus auf die Störung.

Warum wir das so wichtig finden und was die Unterscheidung zwischen der alten störungsspezifischen Herangehensweise und der weiter gefassten Traumasensibilität sein kann, erläutern wir Kapitel 2.3 (Trauma – Krise – Belastung). Sie finden hier ein Grundverständnis der Dynamiken, die aus unverarbeiteter Belastung entstehen und die wir ganz allgemein Traumafolgestörungen nennen wollen. Und hier wird es spannend. Traumafolgestörungen basieren auf dem Einsetzen eines Mechanismus, der in der beraterischen und supervisorischen Praxis noch viel zu wenig Beachtung findet: Dissoziation. Letztere zu verstehen kann uns vor allem helfen zu erkennen, wie sich Verarbeitung fördern lässt.

Die komplexen neurologischen Zusammenhänge haben wir stark komprimiert. Wir stellen Ihnen Modelle vor, deren Alltagstauglichkeit sich in den letzten zwanzig Jahren oft erwiesen hat. Sie geben Ihnen Anhaltspunkte für die Einordnung symptomatischer Prozesse und dissoziativer Phänomene, ohne dass Sie zu Expert*innen für Traumadiagnostik werden müssen. Wir werden Ihnen dazu das Zusammenspiel zwischen evolutionär sehr alten Strukturen unseres Körpers und sehr wichtigen neueren Beteiligten wie der Großhirnrinde erläutern. Letztere steht für Verständnis, Wille, Einsicht und Regulierung und – das haben Sie selbst schmerzlich erfahren – sie ist nicht alles, was uns ausmacht.

Diese sensible Zusammenarbeit zieht sich durch alles Weitere. Wir sind als Menschen deshalb so fragil und störanfällig, weil wir sehr anpassungsfähig sind. Wir adaptieren unsere Umwelt und sind doch abhängig von ihr. Wir übernehmen Muster, auch und gerade aus Strukturen unserer Kindheit. Wir formen uns aus dem, was wir verdauen, in Sprache, Werten, Privilegien und Belastungen. All das bestimmt den eigenen Standpunkt. Wenn wir gemeinsam nach neuen Wegen suchen, könnten wir Möglichkeiten finden, uns und anderen klarzumachen, was wir selbst im Gepäck haben, an hinderlichen, traumaassoziierten Mustern ebenso wie an Fähigkeiten und Copingstrategien, Privilegien oder Unterdrückungserfahrungen, in denen wir gelernt haben.

Wir stellen Ihnen dann trauma- und krisensensible Standards für die Arbeit vor. Sie sind schon lange die Basis unserer Arbeit, aber erst in diesem Buch formulieren wir sie aus. Es zeigt sich, was die Dissoziationstheorie für den Alltag zu bieten hat. Doch wenn man davon profitieren will, geht es nicht ohne Veränderung.

Und wieder sind Sie der Ausgangspunkt. Durch Ihre Präsenz entsteht Raum. Es geht darum, …

- ein traumasensibles System zu bilden,
- den Bezugspunkt des Hier und Jetzt zu etablieren und immer wieder herzustellen,
- durch Selbstfürsorge aufseiten der Profis Orientierung zu bieten,
- den Körper in der Regulierung seiner Spannung zu berücksichtigen,
- die in der Dissoziation unterbrochene Verarbeitung wieder möglich zu machen und zu lernen, mithilfe der Zeitlinie erneut Überblick zu ermöglichen.

In vielen Übungen und Beiträgen zu einzelnen Aspekten Ihrer Arbeit setzen wir in übersichtlichen Portionen die Standards für die supervisorische Tätigkeit um. Hier finden Sie

- Anleitungen zur Reorientierung und
- zur traumasensiblen Gestaltung des Settings,
- Selbstfürsorgetools,
- Distanzierungstechniken,
- Hinweise zum Umgang mit andauernder Belastung,
- Schutz- und Distanzierungsübungen und
- einen neuen Blick auf Klient*innen mit dissoziativer Strukturierung.

Für die Anleitungen haben wir eine gleichbleibende Struktur gewählt: eine kurze Übersicht, die Nutzungsmöglichkeiten für Supervisor*innen, Supervisand*innen und deren Klient*innen und dann – meist für den Teamkontext – ausgeführt.

Ein Fazit schließlich schafft den Ausblick. „Um Optimist zu sein, muss man auch Aktivist sein heutzutage.“[1] Fangen wir einfach als Supervisor*innen an.

> Den eigenen Standpunkt und die eigenen Privilegien zu hinterfragen, ist schwierig. Manche Standpunkte sind so selbstverständlich, dass wir sie nicht bewusst wahrnehmen. Verfremdung, Übertreibung, Regelbruch oder Verlassen der ausgetretenen Pfade können einen Perspektivwechsel ermöglichen und einen Anlass für die Diskussion mit anderen bieten. Dazu sollen die zufällig in den Text geworfenen Kugeln ○ mit Fragen, Anregungen und Zumutungen dienen. Vielleicht mögen Sie ja einiges ausprobieren.

1 Der Regisseur Falk Richter am 26.8.2020 in einem Interview mit Deutschlandfunk Kultur (Studio 9) zu seinem Stück „Five Deleted Messages – die Pandemie als kafkaesker Albtrauma“ vor der Eröffnung des Kunstfests Weimar am 27.8.2020.

Teil I

Definitionen, Hintergründe und Perspektiven

1. Supervision

1.1 Ausgangspunkte

Super-Vision (lat.: Überblick) ist, sehr allgemein formuliert, „eine Form der Beratung für Mitarbeiter, die zur Reflexion eigenen Handelns anregen sowie Qualität professioneller Arbeit sichern und verbessern soll“[2].

Diese Beratungsform wird in unterschiedlichen Settings (z. B. mit Einzelnen, Teams, Gruppen, mit der Leitung) und Kontexten (psychosoziale Arbeit, freie Wirtschaft, Behörden und Organisationen) genutzt. Supervisionskonzepte entstanden Anfang des 20. Jahrhunderts zunächst in den USA, zumeist angelehnt an psychotherapeutische Schulen. Im Lauf der Zeit weitete sich die Supervisionslandschaft erheblich; die Grenzen zur Psychotherapie einerseits, aber auch zu Coaching oder Organisationsberatung andererseits sind fließend. Unterschiedliche Aspekte in der Auslegung betreffen den Stil der Beratung, die Haltung der Berater*innen, die dahinterliegende Theorie und natürlich die praktische Ausrichtung und die Tools der alltäglichen Supervisionsarbeit.

„Die Ausrichtung auf die Arbeit, das Arbeitsumfeld und das berufliche Handeln von Supervisanden und Supervisandinnen ist das grundsätzliche Merkmal von Supervision“ heißt es bei Schibli & Supersaxo (2009, S. 21). Und laut Buchinger (1998, S. 23, zit. nach Buchele 2017, S. 6) erfolgt die Unterscheidung nicht durch die zur Anwendung gelangenden Methoden, sondern der Gegenstand ist vielmehr durch die berufliche Tätigkeit definiert.

Wir beziehen uns in unserer Praxis und Theoriebildung auf die systemischen und hypnotherapeutischen Konzepte, die vor allem dank des Heidelberger Systemikers Gunther Schmidt (2005) inzwischen als hypno-systemischer Ansatz bekannt geworden sind. Wesentliche Aspekte sind dabei das Auffinden immer wieder neuer Ressourcen im Supervisionssystem, die Orientierung an den formulierten Anliegen der Supervisand*innen sowie eine Transparenz im Arbeiten, die die Supervisand*innen als Expert*innen ernst nimmt. Folgerichtig bestimmen die Kund*innen die jeweiligen Supervisionsziele und stellen schließlich fest, ob diese erreicht wurden.

Die neugierige und wertschätzende Grundhaltung der Supervisor*in zeigt sich unter anderem darin, dass jeder Beitrag zur Supervision als nützlich angesehen wird, egal

---

2 ↗ https://de.wikipedia.org/wiki/Supervision, Zugriff 7.8.2020

in welcher Form er erfolgt. Wie wir sehen werden, erleichtert diese Haltung die Einarbeitung traumasensibler Grundsätze erheblich.

In der systemischen Sichtweise der Supervision gehören zum Supervisionssystem nicht nur Supervisand*in und Supervisor*in, sondern auch die Klient*innen der Supervisand*innen und die Einrichtungen und Organisationen, für die sie arbeiten. Es genügt daher nicht, aus den Anliegen der Supervisand*innen Lösungen und Handlungsschritte zu erarbeiten. Die Frage, ob diese Schritte gangbar sind, ob sie überhaupt von den Supervisand*innen in den Arbeitsalltag übertragen werden können bzw. welche Voraussetzungen dafür wichtig sind, ist wesentlicher Bestandteil der Arbeit.

> Welche Begegnung mit einem Supervisanden / einer Supervisandin fanden Sie am schwierigsten? Wie erklären Sie sich das und wie haben Sie diese Begegnung gemeistert?

In diesem Zusammenhang können wir zwischen Problemen und Restriktionen unterscheiden. Während Probleme zumindest in Teilen lösbar sind, werden Restriktionen als innerhalb des jeweiligen Settings nicht veränderbare Beschränkungen definiert. Ein Beispiel wäre etwa der Umgang mit Klagen zur Arbeitsüberlastung. Hier gilt es zu unterscheiden, welcher Anteil der gefühlten Überlastung innerhalb des Teams, der Station, der Rückmeldeschleifen der Institution bearbeitet werden kann. Dies würde als Problem definiert. Gesetzt den Fall, die Krankenhausleitung hätte sich schon wiederholt geweigert, den Personalschlüssel zu erhöhen, würde dieser Teil der Schwierigkeiten als Restriktion innerhalb des Systems behandelt. Ziel der Supervision wäre dann das Erarbeiten eines kompetenzorientierten Umgangs mit der Restriktion, etwa mit der Frage nach Selbstfürsorge angesichts der in diesem Moment nicht veränderbaren Umstände.

Wenn es darum geht, die traumasensible Sichtweise in einen systemischen Ansatz der Weltbetrachtung einzubeziehen, stehen wir immer wieder vor demselben grundsätzlichen Problem. Aus systemischer Sicht sind wir gehalten, Neutralität bzw. Allparteilichkeit zu gewährleisten und möglichst ohne Eigeninteresse an den Supervisionsprozess heranzugehen. Wir sind Lotsen im Wirrwarr der Ressourcen unserer Klient*innen, nicht Wegweiser für vorgefertigte Ziele. Das kollidiert mit einer traumatheoretischen Sichtweise, die den eigenen Blickwinkel als neue Möglichkeit für die Betrachtung von Verarbeitung und Kontaktgestaltung, für die Anwendung von Interventionen bereitstellen will. Das ist eine Herangehensweise, die ein klares, definiertes und in der Arbeit unhintergehbares Ziel vermittelt, nämlich Integration und Verarbeitung im Hier und Jetzt. Wir werden diesen Aspekt weiter unten in diesem Kapitel aufgreifen.

Doch lassen Sie uns zunächst betrachten, welche Implikationen für die eigene Positionierung die klassische Definition der Supervision als Draufsicht impliziert, gerade wenn wir sie aus einem systemischen Verständnis heraus betrachten. Worauf also lassen wir uns mit dem Anliegen einer Veränderung ein?

1.2 Rollenverständnis

Wie wird die Rolle des Supervisors / der Supervisorin definiert?

Grundlegende Konzepte im systemischen Handeln sind die der Allparteilichkeit (Boszormenyi-Nagy et al. 1981) und Neutralität (Selvini Palazzoli et al. 1981). Supervisor*innen sollen für alle Mitglieder eines Systems Partei ergreifen, sich auf keine Seite schlagen. Neutralität soll insbesondere gegenüber Personen bestehen, gegenüber Problemen oder Symptomen sowie gegenüber Ideen (siehe von Schlippe & Schweitzer 2012, S. 206). Sie soll den Kund*innen eine neue Perspektive auf das Geschehen ermöglichen und mittels „respektvoller Neugier" (a.a.O., S. 207) verlorengegangene Ressourcen wieder sichtbar machen. Die Haltung der „Unwissenheit des Therapeuten" (Anderson & Goolishian 1992) und die „Respektlosigkeit gegenüber jeglichen Gewissheiten" (von Schlippe & Schweitzer 2012, S. 217) sollte die Klient*innen vor meinungsstarken oder deutenden Berater*innen schützen. Wenn wir uns klarmachen, dass die erste Generation der Vorreiter*innen systemischer Theorie und Praxis fast ausschließlich aus Psychoanalytiker*innen bestand, wird dieses Bestreben verständlicher. Deutungen gelten jetzt nicht mehr als Stand der Kunst.

In der Weiterentwicklung der systemischen Theorie wurde klar: Auch aus systemischer Sicht kann kein Mitglied des interagierenden Systems neutral sein, weil alle Teile einer Interaktion einander und somit auch den Prozess, mithin auch die Wahrnehmung beeinflussen. „Es empfiehlt sich vielmehr, sich jeweils bewusst zu sein, in welchem Kontext es als sinnvoll anzusehen ist, Neutralität zu verwirklichen, und in welchem nicht" (von Schlippe & Schweitzer 2012, S. 206). Die Biologen Maturana und Varela arbeiteten heraus, dass wir „Verantwortung für unser tägliches Tun übernehmen" müssen, denn „unser Tun – alle unsere alltäglichen Handlungen ohne Ausnahme – hilft, eine Welt hervorzubringen und zu etablieren, in der wir werden, was wir im Austausch mit anderen werden in jenem Prozess des Hervorbringens einer Welt" (Maturana & Varela 2009, S. 268). Hier taucht der Begriff der Verantwortung auf, den wir in systemischen Lehrbüchern vergeblich suchen.

Eine klare Akzentuierung der Supervisor*innenposition im Sinne einer politischen Stellungnahme und Unterstützung einer Klient*innengruppe innerhalb eines gesellschaftlichen Gesamtsystems beschrieb die feministische Supervision in der Tradition der feministischen Therapie. So sieht Britta Woltereck die Supervisorin im Kontext sexualisierter Gewalt „einer zweifachen Parteilichkeit verpflichtet (…). Sie ist sowohl ihrer jeweiligen Supervisandin solidarisch und kollegial verbunden und für sie tätig, als auch in einem noch stärkeren Maße in ihrer Parteilichkeit für die Betroffenen gefordert“ (Woltereck 1994, S. 183). Der Arzt und Psychoanalytiker David Becker sieht die supervisorische Arbeit im Kontext von Traumatisierung als „Ermächtigungsprozess“ und betont, dass die Opfer „ihren Heilungsprozess selbst bestimmen müssen“ (Becker 2020, S. 13).

Der weitestgehende Einbezug des Supervidierenden ist also der seiner rationalen Schlüsse, seines Handwerkszeugs sowie der Hypothesen, die sich aus der Anwendung seiner Theorien ergeben. Diese Hypothesen werden dann in unterschiedlicher Weise (verdeckt, offen, unterstützend, fragend …) in den Prozess einbezogen.

Wo aber bleibt die Person des Supervidierenden im Prozess? Wo bleibt seine Persönlichkeit? Wo die Selbstdefinition, die Identität, der Hintergrund, der Kontext, die Verunsicherung?

Wird die Rolle der Supervisor*innen als beliebig positionierbar definiert, mal außerhalb des Prozesses stehend, mal in die Perspektive der Supervisand*innen versetzt, mal parteiisch, so funktioniert das nur auf der Grundlage einer vorausgesetzten bzw. zu erreichenden Wahrnehmungsnorm: Neutralität oder Objektivität z. B. muss definiert werden als nicht-personale, nicht-subjektive Perspektive. Auch wenn wir Allparteilichkeit, Solidarität oder Professionalität fordern: Wir brauchen eine Übereinkunft des Bezugspunktes, auf dessen Grundlage wir einen Prozess bewerten, überdenken, verändern. Oft ist die implizite Matrix des Supervisors (sic) die Konstruktion des weißen mittelständischen westlich sozialisierten Mannes im Gebrauch einer der europäischen Standardsprachen. In dieser Peergroup ist die Idee der Supervision entstanden, Beratung und neudeutsch Coaching haben hier Ihren Ursprung. Es ist die einzige Position, die sich nicht selbst hinterfragen muss, weil sie bereits über alle Privilegien verfügt. Wenn wir also weiter die eigene Position als Nullposition definieren, als Ausgangspunkt, so reproduzieren wir Machtstrukturen.

Wie also definieren wir Supervision, wenn wir uns selbst als Handelnde innerhalb eines Bezugssystems, bestimmt durch den eigenen Standort begreifen? Wie, wenn wir auf dieser Grundlage die eigene Position als eine Machtposition wahrnehmen und diese Macht im Sinne der Supervisand*innen nutzen oder mit ihnen teilen wollen? Wie gehen wir mit einer Position um, die wir zunächst ja einnehmen müssen, bevor wir sie zur Disposition stellen können? Wie ermächtige ich andere, wenn ich es aus meiner Macht heraus tue?

1.3 Ergebnisoffen oder theoriegeleitet?

Wir kommen auf diese Fragen zurück. Zunächst aber beschäftigen wir uns mit dem Paradoxon der traumasensiblen Supervision. Unter traumasensiblem Arbeiten ist zu verstehen, dass wir gewisse alltagspraktische, auf wissenschaftlichen Erkenntnissen beruhende Vorannahmen als Ausgangspunkt, Ziel und Rahmenbedingung unserer Arbeit definieren. Wir definieren unsererseits Standards, gewissermaßen Regeln für eine Zusammenarbeit, die sich auch auf den Umgang mit den Anliegen der Supervisand*innen beziehen. Wir gehen mit einer unhintergehbaren Vorannahme in den Prozess. Mit einem theoretischen und praktischen Arbeitsansatz, der zum Maßstab all unserer Interventionen wird. Wir überprüfen natürlich gemeinsam mit den Klient*innen immer wieder die Wirksamkeit und Gültigkeit dieser Grundannahmen. Aber wir nehmen eine Setzung vor. Wir legen fest und sind nicht mehr ergebnisoffen.

Lassen Sie uns im nächsten Abschnitt problematisieren, ob oder wie unter diesen Umständen noch von Supervision gesprochen werden kann.

Auch in anderen Supervisionsansätzen verwenden Supervisor*innen einen Maßstab. Sie interpretieren vor einem bestimmten theoretischen Hintergrund. Sie ermutigen zu aktivem Zuhören, ermitteln Anliegen, nehmen Teamdynamiken in den Fokus, erstellen Kommunikationsregeln, nutzen Empathie oder Metaebenen – je nach Hintergrund und Situation. Ob Sie die Theorien hinter Ihrem Handeln erklären oder nicht, hängt ebenfalls von der jeweiligen Theorie ab. Nur selten beinhaltet die von uns genutzte Theorie eine Überprüfung durch die Klient*innen oder bildet die Grundlage unserer gemeinsamen Zielsetzung.

> Wählen Sie für die nächste Supervision eine Sitzgelegenheit, die Sie größer oder kleiner macht. Thematisieren Sie den Unterschied.

Mit der traumasensiblen Supervision arbeiten wir zusätzlich auf der Grundlage einer Verarbeitungstheorie, die ganz konkret Auswirkungen auf all unsere Handlungen, die Umsetzung der Lösungsvorschläge, unsere eigene Positionierung und die Art und Weise des Miteinanders in der Supervision hat. In etwa so, wie Sie nach einem Rückentraining nicht mehr mit gutem Gewissen in derselben Weise vor dem Computer sitzen werden wie vor dem Bandscheibenvorfall. Der Unterschied in Bezug auf die Supervisionsarbeit ist, dass Sie auch Ihre Klient*innen während der gesamten Zusammenarbeit dazu anhalten werden, zu lernen, die eigene Haltung zu beobachten und zu verändern. In unserem Fall hin zum Erwerb einer traumasensiblen Grundhaltung, die auch körperlich wahrnehmbar sein wird.

Wenn Sie aber nun als Computerexpert*in gleichzeitig Rückentrainer*in werden, weil Sie für sich erfahren haben, dass die Berücksichtigung Ihrer Nackenmuskulatur auch die Arbeit an der Programmierung angenehmer gestaltet, so müssen Sie Ihre Arbeit neu definieren – und anders vertreten. Während sich die Teilnehmenden im Gros vielleicht über die körperliche Entspannung freuen, werden andere unwillig Erklärungen einfordern, weshalb der zusätzliche Aspekt wichtig sei oder sich schlicht weigern, die eigene Haltung zu verändern oder für diesen Unsinn zu bezahlen. Es macht also Sinn, sich auf die neue Doppelrolle einzustellen und die Idee von Anfang an mit einzuführen. Im Anwendungkapitel machen wir Ihnen Vorschläge, wie das gehen kann (vgl. Abschnitt „Transparenz“, Seite 94 f.).

1.4 Traumazentriert oder traumasensibel?

Traumaorientiert, traumazentriert, traumasensibel – es kursieren inzwischen ganz verschiedene Begrifflichkeiten, und daraus ergeben sich Unsicherheiten. Wie immer macht es Sinn, im jeweiligen Kontext zu definieren, wie wir die Begriffe verwenden.

Unter traumazentrierter oder auch traumaorientierter Supervision verstehen wir die explizite Beschäftigung mit nicht verarbeiteten Belastungen, die oft diagnostisch als Traumafolgestörungen den Alltag der Supervisand*innen bestimmen. Es handelt sich dabei meist um die fachliche Supervision der Arbeit mit Menschen, die Symptome oder Syndrome, Verdachtsdiagnosen und diagnostizierte Störungen aus dem Spektrum der dissoziativen oder psychosomatischen Störungen bzw. des emotional-instabilen Verhaltens oder der expliziten Traumafolgestörungen bekommen haben. Der Auftrags-Fokus liegt dann vielfach auf dem klinischen Umgang mit Genese, Dynamik und Behandlung der traumaassoziierten Verhaltens- und Beziehungsveränderungen. Meist geht es dabei um diagnose- und therapieorientierte Supervision im therapeutischen oder medizinischen Bereich. Für supervisorische Prozesse dieser Art macht es Sinn, selbst auf dem Gebiet tätig (gewesen) zu sein und eine solide therapeutische Ausbildung zusätzlich zur supervisorischen im Gepäck zu haben. Diese Kompetenzen wollen und können wir mit diesem Buch nicht vermitteln.[3]

---

3 Zur Ergänzung der Definitionen sei hier angemerkt: Der Begriff *traumazentrierte Beratung und Begleitung* findet sich oft in den niedrigschwelligeren psychosozialen Angeboten für dieses Klientel. Die Kolleg*innen sind in der Regel fundiert ausgebildete Fachkräfte mit einem ressourcenorientierten Blick auf die Verarbeitung von belastenden Ereignissen und vor allem auch von den Folgen früher und kumulativer Traumatisierungen. Sie arbeiten mit Menschen, die oft Diagnosen aus dem Traumafolgespektrum erhalten haben, haben in der Regel keinen therapeutischen Auftrag, aber einen umfangreichen Methodenkoffer für die Analyse von Bindungs- und Entwicklungsstörungen und die Möglichkeiten der Intervention in dissoziativen Zuständen etc.

Traumasensible Supervision geht hier einen Schritt weiter und bleibt gleichzeitig einen anderen zurück. Wie das? **Traumasensible Supervision ist Supervision auf einer erweiterten theoretischen Grundlage für das gesamte supervisorische Handeln.** Zur Orientierung dient uns die der Dissoziationstheorie zugrunde liegende Verarbeitungstheorie. Insofern wird der Blick deutlich erweitert und gleichzeitig verändert. Er fokussiert nicht ausschließlich auf Traumafolgestörungen, sondern auf Prozesse, die jeder menschlichen Verarbeitung und Integration zugrunde liegen. Wir wählen den zentralen Baustein der neueren Traumatheorie und betrachten seine Tauglichkeit in Hinblick auf die Anwendung im „Normalfall". Störungsspezifische Erklärungen finden hier ihren Ansatzpunkt, sind aber nicht Teil des Konzepts.

Lassen Sie uns dafür eine Analogie finden.

Noch in den 1990er-Jahren wurde in der Traumatherapie die Arbeit mit imaginierten Ablageorten (dem Tresor) zur Minimierung der Auswirkungen von unwillkürlichen Traumaerinnerungen oder die Einrichtung fantasierter „sicherer Orte" als Alternative zu unsicheren Lebenserfahrungen von nicht eingeweihten Kolleg*innen sehr belächelt. Hypnotherapeutische Verfahren waren noch mit dem Verdikt der Scharlatanerie versehen und Fantasiereisen wurden als „esoterisch" abgetan.

Tun Sie in jeder zweiten Sitzung so, als hätten Sie ein Privileg weniger. Geben Sie es am Anfang der Sitzung an eine*n der Supervisand*innen ab und reflektieren Sie den Rollenwechsel am Ende. Lassen Sie bei zunehmender Übung Ihre Supervisand*innen aussuchen, welches Privileg Sie probeweise abgeben sollen.

Mittlerweile gilt die Arbeit mit Imaginationsübungen nicht nur in der Krebstherapie, sondern auch im Coaching oder der Unternehmensberatung als gewohnter und geschätzter Bestandteil der Verfahren. Im Leistungssport wird konsequent mit mentalem Training zur Steigerung der individuellen wie der kollektiven Leistung gearbeitet. Keine WM-Vorbereitung im Fußball ist denkbar ohne Imaginationstraining, keine Planung hochkomplizierter und gefährlicher Sprünge, etwa im Eiskunstlauf, verzichtet auf die kontinuierliche begleitende Arbeit mit Bildern, vorweggenommenen Prozessen, Imaginationen bis hin zum Klarträumen.

Es ist nicht ein Verfahren, sondern die Kraft imaginativer Prozesse, die Möglichkeit, mit bewusst eingeleiteten Vorstellungen neue Assoziationen zu schaffen und Entwicklungsprozesse einzuleiten, zu planen, zu begleiten und zu modellieren, die in verschiedensten Bereichen neu etabliert wurde. Nicht eine Technik, sondern eine Eigenschaft des menschlichen Geistes wurde wiederentdeckt: die Fähigkeit, den eigenen Körper und dessen Befindlichkeit kraft seiner Vorstellung zu verändern.

Ebenso verhält es sich mit der Einführung dissoziationstheoretischer Grundlagen in unsere Betrachtung der Verarbeitung. Im Allgemeinen haben wir uns mit dem Denkstil der Kybernetik und / oder der Psychoanalyse eingerichtet und erklären uns die Welt entweder mit physikalischen (noch meist Newtonschen) Gesetzen oder dem, was wir als psychische Mechanismen unter Verdrängung, Widerstand oder Übertragung abgespeichert haben. Wir tun das meist ohne genauere Kenntnis der jeweiligen theoretischen Hintergründe, gerne auch in bunter Mischung verschiedener Konzepte. Die Begrifflichkeiten sind Teil unseres Denkstils geworden.

Die neuere Traumatheorie hingegen lädt dazu ein, diesen Denkstil zu „überarbeiten". Wir werden eine Theoriebildung vorstellen, die eine sehr alte, unserem Denkstil aber unvertraute Perspektive wieder aufgenommen hat, um das Erleben traumatisierter und schwer belasteter Menschen zu beschreiben. Hier ist die Rede von Verbindungen, die nicht geknüpft werden, Verarbeitung, die nicht stattfindet, weil der Organismus überlastet ist; dass all das aber nachzuholen ist, wenn wir Bedingungen schaffen, die eine Verarbeitung erlauben. Wenn die Dissoziation das Negativ ist, aus dem Traumafolgestörungen entstehen, dann ist die Verarbeitungstheorie, die wir vorstellen, das Positiv, das wir daraus entwickeln können.

Traumasensible Supervision verändert die Grundlagen Ihrer Supervision, weil sie die Grundlagen Ihres Verständnisses von Verarbeitung verändert. Das Wissen um die Nichtverarbeitung bei akuter Überlastung ebenso wie beim Wiederaufflammen alter Überlastungen fließt in Ihre Arbeitsprozesse ein, und gleichzeitig fordert es Sie selbst in Ihrer Arbeit auf neue Weise. Ihr eigener Standpunkt wird wichtig. Das betrifft ganz konkret Ihre Verbindung zum Hier und Jetzt. Und irgendwie scheint es dann ganz logisch, dass daraus eine Änderung Ihres Standpunkts als Supervisor*in erwächst.

1.5 Supervision in der Krise

Traumasensible Supervision soll aber auch und gerade in der Krise stattfinden. Und Krisen, das betrachten wir in Kapitel 2.3 genauer, machen uns alle wacher, aber auch unsicherer, anfälliger für Einflüsse von außen. Unsere Verantwortung als Supervisor*innen wächst, sobald wir uns als Handelnde im System verstehen.

Wir können Krise als einen Zustand beschreiben, in dem gewohnte Regeln nicht mehr gelten und wir nicht automatisch auf andere Regeln zugreifen können. Die traumasensible Herangehensweise, die wir im folgenden Kapitel erläutern und danach in Standards aufschlüsseln werden, macht uns erprobtes Handwerkszeug für einen neuen Rahmen zugänglich. Teil dieses Handwerkszeug ist eine Stabilisierung der eigenen Position als Ausgangspunkt. Diese Position haben wir gerade dann nötig, wenn wir – wenn auch unterschiedlich – gemeinsam mit Krisen umgehen müssen.

Die Chance einer Krise besteht zudem darin, dass auch andere Menschen auf der Suche nach hilfreichen Ansätzen sind und ihre eigenen Ressourcen einer Bestandsaufnahme unterziehen und auf Tauglichkeit überprüfen. Wenn wir uns dann offen in den Kontakt mit anderen begeben, müssen wir nach neuen Ideen und Möglichkeiten des Umgangs kaum mehr suchen.

Fragen wir also Menschen mit Erfahrungen, die wir noch nicht gemacht haben und finden wir heraus, welche Kompetenzen für ein Überleben wichtig sind, welche Kompetenzen daraus im Sinne der Salutogenese (Anotonovsky 1997) oder Resilienz erwachsen sind. Nutzen wir den Umstand, dass wir alle an unterschiedlichen Stellen wachsen und in ähnlichen Krisen sehr unterschiedlich reagieren. Im Moment der Krise sind viele unterwegs, um sich neu zu orientieren.

Wie nutzen wir unsere Differenzen im Supervisionsprozess? Wie können wir sie adressieren? Wie können wir den Blick öffnen für Copingstrategien aus Erlebensbereichen, die wir im Allgemeinen tabuisieren: Flucht, familiäre und sexualisierte Gewalt, Ausgrenzung, Rassismus, Behindertenfeindlichkeit … Die Liste ließe sich fortsetzen. Wir alle wissen, wie hoch die Prozentsätze für Gewalterfahrung in unserer Gesellschaft sind, und auch, wie hoch sie insbesondere in spezifischen Einrichtungen sind. Viele von uns sind Überlebende, Tag für Tag. Welche unendlichen Ressourcen sind das, die wir nur implizit nutzen, aber nicht greifbar machen, nicht explizit ansprechen, nicht wirklich zur Verfügung haben!

Wir sind sicher, dass hier ein wichtiger Weg beginnt. Er hat damit zu tun, die Unterschiede wahrzunehmen und Lernprozesse aus dem Privaten ins Berufliche zu überführen. Das stellt viele aus gutem Grund entstandene Grenzen infrage. Wir haben noch keine Antwort auf unsere eigene Frage: Wie kann man das nutzen? Wie kann das erfragt werden, ohne dass es erneut zur Ausbeutung kommt? Wir haben uns entschieden, Fragen in den Text zu streuen, Suchbewegungen auszulösen. Und sind gespannt, was sich daraus ergibt.

2. Verarbeitungsmodelle, Krise und Zeitwahrnehmung – Basics

"Traumas produce their disintegrating effects in proportion to their intensity, duration and repetition." (Pierre Janet)[4]

2.1 Dissoziationstheorie

Zu Beginn der modernen Diagnostik posttraumatischer Störungen war Dissoziation im deutschsprachigen Raum ein nur im Klinikalltag bekannter Begriff. Hier beschrieb er das Auseinanderfallen von Bewusstseinsprozessen im klinischen Bild der multiplen Persönlichkeit (heute Dissoziative Identitätsstörung), ein damals noch sehr umstrittenes Phänomen. In den Jahren um die Jahrtausendwende erlangte der Terminus Dissoziation mehr und mehr Bedeutung in der Beschreibung einer Vielzahl von posttraumatisch auftretenden Symptomen. Inzwischen können wir mit einem deutlicher auch neurophysiologisch geprägten Denkstil Dissoziation als einen psychisch-physischen Mechanismus beschreiben, mit dem der Organismus sich vor Überlastung schützt: das Auseinanderfallen von optimalerweise integrierten Verarbeitungsprozessen im Fall von suboptimalen Bedingungen.

Dissoziation ist ein Begriff, den wir aus der Philosophiegeschichte des vorvergangenen Jahrhunderts beziehen. Er stammt aus einer Denkbewegung, einer Art der Wahrnehmung, die eng mit den Konzepten der französischen und angelsächsischen Medizin und Philosophie im 19. Jahrhundert verknüpft war. Er beschreibt ein Phänomen, das im deutschsprachigen Raum so nicht hätten wahrgenommen werden können, weil die deutsche Sprache sich in einem anderen Denkstil entwickelt hat.

Stellen Sie sich vor, jemand käme und nähme Ihr Kind mit und sagte, es sei zu Ihrem Besten.

Aber lassen Sie uns das ein wenig genauer betrachten.

Philosophie und Medizin waren im 19. Jahrhundert noch sehr eng nebeneinander liegende und miteinander verknüpfte Forschungs- und Wissensgebiete. Die Psychologie als eigenständige Disziplin war noch nicht geboren. Jeder Mediziner (Frauen waren zum Studium nicht zugelassen) musste Philosophie studieren, die einen großen Teil der Theorie zur Verfügung stellte. Der Zusammenhang zwischen Bewusstsein und Körper war im französisch-angelsächsischen Diskurs eins der span-

4 In: Murchison 1930, zitiert nach Van der Kolk & Van der Hart 1990.

nendsten Untersuchungsfelder, den man mithilfe von Hypnose sowohl als Untersuchungsinstrument als auch als Heilmittel verstehen wollte. Die Hypnose offerierte die Möglichkeit, andere Bewusstseinszustände zu erzeugen, was Einblicke in deren Funktionen geben sollte. Das Wachbewusstsein wurde ebenso wie Schlaf, unterschiedliche Formen der Trance oder Schlafwandeln untersucht und die Übergänge bzw. Brüche zwischen den Bewusstseinszuständen wurden erforscht. Warum verhielten sich Menschen in manchen Zuständen so komplett anders als in anderen? Warum veränderten sich Fähigkeiten mit den Bewusstseinszuständen?

Pierre Janet (1859–1947) war einer der angehenden Mediziner, die sich für die Forschungen mit Hypnose interessierten. Ihm war vor allem daran gelegen zu verstehen, welche innerpsychischen Kräfte dafür zuständig waren, die Unterbrechung zwischen Bewusstseinszuständen herzustellen. Es ging ihm darum zu erkennen, was diese Trennung überwinden könnte.

Eine zentrale Erkenntnis war für ihn: Vehemente Gefühle führten dazu, dass Erleben nicht integriert werden konnte und Folgesymptomatiken wie die hysterischen Symptome entstanden. Körper und Geist bildeten Amnesien aus, Bewegungsabläufe ebenso wie Schmerzen oder Ängste waren dem Wachbewusstsein oft nicht zugänglich, in anderen Zuständen aber abrufbar.

Mit heutigen Worten: Wenn die Verarbeitungskapazität des Organismus überfordert ist – was immer verbunden ist mit einem starken, im Moment des Erlebens nicht aushaltbaren Gefühl –, fallen in unserem Verarbeitungssystem wichtige Funktionen auseinander. Was Janet noch als pathologischen Mechanismus begriff, kann inzwischen als Kontinuum beschrieben werden, das vom Tagtraum bis zur Dissoziativen Identitätsstörung demselben Grundmechanismus, der Dissoziation, geschuldet ist. Intensität, Dauer und Wiederholung, aber vor allem auch Zustand und Alter des betroffenen Menschen führen zu sehr unterschiedlichen Ausprägungen des Symptomgeschehens.

Peter Levine (2011) beschrieb später das Auseinanderfallen von Säugetierverhalten und kognitiven Funktionen und die Neuropsychologie und -physiologie etablierte die Notfallreaktion als Grundlage der Nicht-Verarbeitung. Bruce Perry war einer der ersten, der die Dissoziation neurophysiologisch nachwiesen und beschrieben hat (Perry et al. 1995).

Verarbeitung ist also während eines Ereignisses, welches die Dissoziation auslöst, nicht möglich. Sie wird danach unterschiedlich schnell und störungsfrei wieder aufgenommen. Für die Entwicklung von Traumafolgestörungen ist also die Möglichkeit der Verarbeitung im Nachhinein, nach der unmittelbaren Erfahrung, entscheidend.

Kultur- und sprachgebundene Modelle

Es scheint inzwischen fast unbegreiflich, wie wir menschliches Funktionieren ohne diesen Mechanismus, ohne diesen Schutz vor Überlastung denken konnten. Es ist faszinierend, wie Denkschulen die Wahrnehmung beeinflussen und wie lange es gedauert hat, bis wir unser durch Freud geprägtes Verständnis infrage stellen konnten. Es ist noch fest verankert, wenn auch im Wanken, und unser Buch soll ein Beitrag zu seiner Erweiterung sein.

Der tiefenpsychologische, auf Freuds Analyse fußende Denkstil ist ein gutes Beispiel für den Kultur- und Sprachzentrismus von Denken und Wahrnehmen. Freud hatte während seiner Studien in Frankreich das Modell der Dissoziation zunächst in seine Theoriebildung einbezogen und als Erregungssummenkonzept bezeichnet – was unserer nachfolgenden Beschreibung sehr nahekommt. Er verwarf das Dissoziationsmodell aber schnell wieder, weil die Koppelung an die Theorie der Multipen Persönlichkeiten zu eng war und das Vorliegen zweier Bewusstseine in einem Körper für ihn nicht denkbar war[5]. Nein, im idealistischen Denkstil des deutschsprachigen Freud war die Dissoziationstheorie nicht abbildbar (siehe dazu Hantke 1999).[6]

Ziehen Sie alte Kleidung an und versuchen Sie, in einer Ihnen fremden Sprache herauszufinden, wie Sie mit öffentlichen Verkehrsmitteln an Ihr Ziel kommen.

Heute, nach über einem Jahrhundert freud'schem Einfluss, hat uns die Neurophysiologie ein verändertes Verständnis von Prozessen beschert, die uns noch vor 30 Jahren sehr fremd vorgekommen wären. Die „Echtheit" der

5 Z. B. Freud, S. (1913): Das Unbewußte, in: ders. (1946): Gesammelte Werke, X, Frankfurt: Fischer, S. 264–303, hier S. 268–270: „Erstens ist ein Bewußtsein, von dem der eigene Träger nichts weiß, noch etwas anderes als ein fremdes Bewußtsein, und es wird fraglich, ob ein solches Bewußtsein, dem der wichtigste Charakter abgeht, überhaupt noch Diskussion verdient. Wer sich gegen die Annahme eines unbewußten Psychischen gesträubt hat, der wird nicht zufrieden sein können, dafür ein unbewußtes Bewußtsein einzutauschen. (…) Wir müssen also bereit sein, nicht nur ein zweites Bewußtsein in uns anzunehmen, sondern auch ein drittes, viertes, vielleicht eine unabschließbare Reihe von Bewußtseinszuständen, die sämtlich uns und miteinander unbekannt sind. Drittens kommt als schwerstes Argument in Betracht, daß wir durch die analytische Untersuchung erfahren, ein Teil dieser latenten Vorgänge besitze Charaktere und Eigentümlichkeiten, welche uns fremd, selbst unglaublich erscheinen und den uns bekannten Eigenschaften des Bewußtseins direkt zuwiderlaufen. Somit werden wir Grund haben, den gegen die eigene Person gewendeten Schluß dahin abzuändern, er beweise uns nicht ein zweites Bewußtsein in uns, sondern die Existenz von psychischen Akten, welche des Bewußtseins entbehren. (…) Es bleibt uns in der Psychoanalyse gar nichts anderes übrig, als die seelischen Vorgänge für an sich unbewußt zu erklären und ihre Wahrnehmung durch das Bewußtsein mit der Wahrnehmung der Außenwelt durch die Sinnesorgane zu vergleichen" (zit. nach Hantke 1999).

6 Mit einer ausführlichen Synopse der Ausführungen von Freud und Janet, im kostenlosen Download unter ↗ https://www.institut-berlin.de/publikationen.

Reaktion eines blinkenden Leuchtstoffes im Magnetresonanztomografen (MRT) schlägt jede philosophische Spekulation. Das Auseinanderfallen von Funktionen, die Isolierung von traumaassoziierten Netzwerken und die Herstellung von Verbindungen nach erfolgter Traumaintegration ist inzwischen bildhaft darstellbar, bestätigt und untermauert die Theorie der Dissoziation.

Am einfachsten überprüfbar ist die Theorie im eigenen Erleben. Verlegen Sie manchmal Ihren Schlüssel und erinnern sich urplötzlich wieder, wo er ist? Sind Sie schon einmal fast aufgesprungen, weil Ihnen ein Telefonat einfiel, das Sie vergessen hatten? Wissen Sie noch genau, was in der Supervision passiert ist, die Sie direkt nach der Nachricht vom Unfall Ihrer Kollegin noch durchgezogen haben? Ist es Ihnen schon passiert, dass Sie in der Reihe vor der Kasse stehen und Ihnen ganz plötzlich und unerwartet die Tränen in die Augen schießen? Oder dass Sie beim Klang eines längst vergessenen Liedes auf einmal tanzen wie ein Kind? Wir sehen uns in Teil III, in dem es um Tools geht, genauer an, wie Sie diese Informationen in der Supervision verwenden können.

Hier ist uns wichtig festzuhalten: Es geht um Risse in der Wahrnehmung, um Unterbrechungen in der Verarbeitung, um das Auseinanderfallen von Funktionen in unserem Erleben, die Auswirkungen haben. Dissoziation beschreibt das Auseinanderfallen von Funktionen, die im optimalen Zustand miteinander koordiniert sind. Es ist ein Mechanismus, der dem Körper erlaubt zu überleben und verarbeitungsfähig zu bleiben. Das geschieht in unterschiedlichen Formen. Das Weggleiten im Tagtraum und das Ausschalten aller Umgebungsfaktoren in der konzentrierten Arbeit gehören ebenso dazu wie das erzwungene Abschalten bewusster Steuerungsfunktionen in der Notfallreaktion. Das fühlt sich manchmal sehr angenehm, manchmal sehr überwältigend an. In jedem Falle ist Dissoziation völlig normal. Nichts Schlimmes also. Sondern eine Spar- oder Konzentrationstaste, die auch ohne unser aktives Zutun ausgelöst wird und dem System einen Überspannungsschutz bietet. Nichts, was im Nachhinein nicht wieder zusammengeschaltet werden könnte – wenn die Systeme denn noch funktionsfähig sind. Dissoziation ist ein körpereigener Schutzmechanismus, der bei Überlastung ausgelöst wird. Und das kann Folgen haben.

2.2 Verarbeitung und Notfallreaktion

Lassen Sie uns Dissoziation und Notfallreaktion noch ein wenig fundieren, Ihnen unsere ausgewählten Inhalte vorstellen und daraus ableiten, was wir mit traumasensiblem Arbeiten meinen[7].

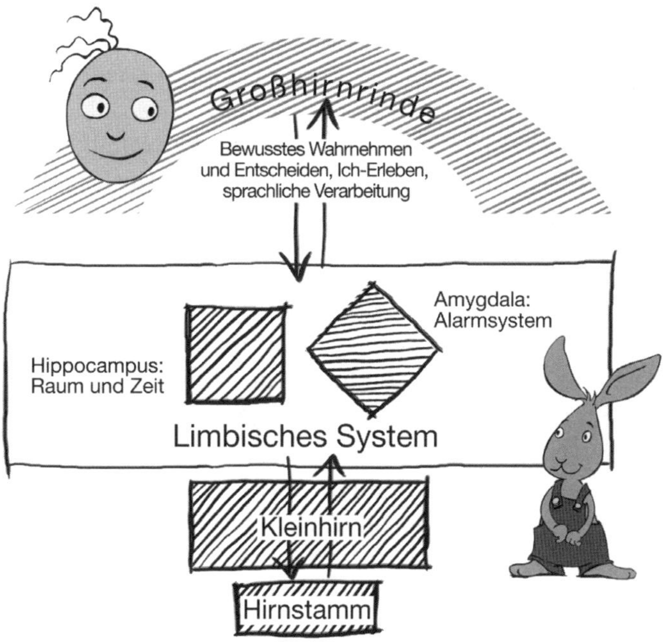

Abbildung 1: Struktur des menschlichen Gehirns (aus: Hantke & Görges 2012; Grafik: Kai Pannen)

Wir beginnen mit einem Blick aufs menschliche Gehirn. Der Hirnstamm ist die Basis, der menschheitsgeschichtlich älteste Teil, der sich auch beim Fötus als erstes ausbildet. Hier werden grundlegende Funktionen unseres Körpers wie Herzschlag, Blutdruck, Atmung und Körpertemperatur erzeugt und reguliert. Sie können zwar versuchen, die Luft anzuhalten, doch nach einiger Zeit wird sich Ihr Hirnstamm gegen die Ideen der Großhirnrinde durchsetzen und Sie werden hechelnd wieder zu

7 Wir orientieren uns in der Darstellung des neurologischen Zusammenspiels von Verarbeitung und Dissoziation am Modell des durchlässigen Gehirns von Bruce Perry (vgl. Perry & Szalavitz 2008 und www.childtrauma.org) und beschränken uns dabei auf die für das grundlegende Verständnis der wichtigen beteiligten Hirnregionen, auf Hirnstamm, Kleinhirn, Limbisches System und die Großhirnrinde. Die zugehörigen Bilder und Metaphern stammen von uns.

Krabbeln Sie vor der Supervision eine halbe Stunde lang durch die Praxis. Welche Auswirkungen hat das?

Atem kommen. Der Hirnstamm hält unseren Körper lebendig. Solange von ihm noch Signale kommen, sind wir am Leben. Dieser Teil des Gehirns ist beharrlich und benötigt wenig neue Informationen. Er nimmt sie auch nicht so gerne an. Gelernt ist gelernt, ist hier die Devise. Was mich nicht umbringt, macht mich stärker.

Versuchen Sie einmal, aus einer Frostbeule eine Frischluftenthusiastin zu machen – das dauert! Wie lange haben Sie gebraucht, um wirklich regelmäßig Yoga zu machen? Und wie lange hat es dann gedauert, bis Ihre Umwelt endlich auch zurückgemeldet hat, dass Sie ja so viel entspannter wirken? Für den Hirnstamm gilt: Im Notfall können wir uns darauf verlassen, dass er alte Muster wieder aufruft. Er ist der wertkonservative Teil in uns. Um seine Muster zu verändern, braucht es Geduld und Wiederholung, über lange Zeit.

Das Kleinhirn ist unter anderem zuständig für automatisierte Bewegungsabläufe. Was einmal gelernt und eintrainiert wurde, kann hier ohne langwierige Entscheidungsprozesse und ohne bewusstes Zutun einfach wieder abgerufen werden. Der Weg zur Automatisierung ist meist mühsam und dauert, denken Sie ans Laufenlernen, Zähneputzen oder Schuhezubinden. Einmal etabliert, erleichtern und beschleunigen diese Automatismen unseren Alltag deutlich. Und sie sind nicht einfach zu verändern: Versuchen Sie einmal, Ihren Fingern eine neue Schuhbindetechnik beizubringen oder die Zahnputztechnik umzusetzen, die Ihre Kinder gerade in der Kita lernen. Merke: Das Kleinhirn braucht Wiederholungen und recht viel Zeit zum Lernen, hält aber auch gerne an Altgewohntem fest.

Im limbischen System entstehen mit der körperlichen Reaktion auf überlebenswichtige Reize die Affekte. Angesichts einer drohenden Gefahr wird der Herzschlag beschleunigt, der Blutdruck steigt, der Atem wird schneller, die Hände schwitzen, das Gesichtsfeld engt sich ein, die Verdauung wird gestoppt, Darm und Blase werden oft entleert. Der Körper entscheidet über die Art der Bewertung und die Verwendung der so bereitgestellten Energie. Zur (spontanen, impulsgesteuerten) Auswahl steht auf der einen Seite das Gefühl von Ausgeliefertsein und Ohnmacht – aber das ist schon die Benennung durch die Großhirnrinde. Das Erleben ist namenlos. Für geübtere oder mit mehr Testosteron versehene Körper bieten sich auch Hass, Mordlust oder namenlose Wut an.

Ist die Begegnung eher freudig gefärbt und fordert zur Arterhaltung auf, so entsteht hier Lust und die zur Durchsetzung notwendige Vernebelung aller rationalen Gedanken.

Der Rest ist Erziehung, Einsicht und Training der Zusammenarbeit des limbischen Systems mit der Großhirnrinde. Sie wissen, wie schwer es ist, die Fantasien angesichts des Kollegen von dem weichen Gefühl auf den Lippen abzubringen oder den Impuls umzuleiten, dem Oberarzt dann doch lieber in die Eier zu treten, statt verständnisvoll seinen Input zu reframen. Übertrieben? Nein. Wir mögen es nur nicht so gerne, als triebgesteuert betrachtet zu werden. Für ein Verstehen der Notfallreaktion ist das aber wichtig.

Im limbischen System geht es jedoch nicht nur um Affekte, und so lassen Sie uns die Aufmerksamkeit auf zwei der vielen Areale richten, die dort angesiedelt sind.

Die Amygdalae (deutsch: Mandelkerne) haben unter anderem die Funktion einer Alarmanlage, Bessel van der Kolk (2015, S. 77) spricht von einem „Rauchmelder des Gehirns". Wenn alles gut läuft, bleibt die Alarmanlage aus, der Rauchmelder gibt keinen Ton von sich, alle Vernetzungen innerhalb des Gehirns bleiben aktiv. Denn die Konstante unseres Gehirns ist die Suche nach Zusammenarbeit.

Eine der umtriebigsten Strukturen ist der Hippocampus (deutsch: Seepferdchen), auch er liegt doppelt, also in beiden Hirnhälften vor. In Normalfunktion organisiert diese Schaltstation die Verbindung zur Großhirnrinde und kümmert sich insbesondere darum, allen verarbeiteten Reizen einen Zeit- und Raummarker aufzudrücken, also einen kleinen Hinweis für die Beantwortung der Fragen nach dem Wo und Wann. Der Hippocampus kann dies aber nur in Zusammenhang mit der Großhirnrinde, von der er diese Informationen erfragt. Ohne die Verbindung zwischen beiden Strukturen des Gehirns kann die Einordnung nicht gelingen.

Bis hierher haben wir Säugetierfunktionen beschrieben, mit kleinen Variationen bei den letztgenannten Einordnungsversuchen. Hirnstamm, Kleinhirn und limbisches System stehen allen Säugetieren zur Verfügung und die wichtigsten Funktionen unseres Körpers und alles, was uns die Arterhaltung und das Überleben sichert, gehen auf unsere tierische Vergangenheit zurück. Als Metapher für diesen wesentlichen, aber unwillkürlich (wenn auch intelligent) reagierenden Teil unseres Körper-Geist-Zusammenhangs haben wir den Hasen ausgewählt. Er ist schnell, kann aber auch gut austeilen, wenn ihm eng wird und wie das sprichwörtliche Kaninchen vor der Schlange in den Totstellreflex gehen.[8]

Doch wir sind mehr als Säugetiere. Direkt unter der Schädeldecke liegt unsere Großhirnrinde mit ihren markanten Windungen, zuständig für Sprache, Wahrnehmung, Speicherung, aber eben auch für den Willen, für Aufmerksamkeitslenkung, Abwä-

8 Es eignen sich natürlich auch andere Säugetiere oder einfach dieser Überbegriff. Auf eine Trennung unterhalb dieser Ebene, etwa mit der Bezeichnung „Reptiliengehirn" für Hirnstamm und Kleinhirn, verzichten wir, da dessen Fähigkeiten auch im Säugetier vorhanden sind.

gen, Kontrolle und bewusste Regulierung. Für uns ist das die Denker*in.[9] Mit ihrer Hilfe können wir sogar über uns selbst nachdenken und über Jahre hinweg so etwas wie eine Ich-Identität[10] entwickeln.

Vielleicht besitzen Sie noch ein Kinderfoto von sich? Wenn Sie es anschauen, wie bezeichnen Sie das Kind auf diesem Bild? Sie sagen „Ich", und meinen damit genau dasselbe „Ich", mit dem Sie die Erwachsene benennen, die sich das Bild anschaut. Ganz schön erstaunlich, diese Gleichsetzung, und ohne Denker*in nicht zu schaffen. Die Sprache, Instrument der Denker*in, ist ein abstraktes Zeichensystem, mit dem sie sich intern und nach außen verständigen kann. Zusätzlich hat sie gewisse Kontroll- und Steuerungsmöglichkeiten gegenüber den anderen Hirnregionen, sprich dem Hasen, auch wenn wir alle wissen, dass es mit Kontrolle des Unwillkürlichen in vielen Situationen nicht weit her ist. Alle, die einmal aufgehört haben zu rauchen, Zucker zu essen oder Kaffee zu trinken, können ein Lied davon singen.

Schlafen Sie eine Woche lang im Zelt.

Auch die Denker*in sucht die Zusammenarbeit mit den anderen Hirnregionen. Mit dem Hippocampus zusammen organisiert sie, wie wir gesehen haben, die Einordnung von Erlebtem in Raum und Zeit. Allein wäre dies keiner der Regionen möglich, dafür braucht es Teamwork. Auch für die Erinnerung an schon Geordnetes, Verarbeitetes wird der erneute Kontakt zum Hippocampus aktiviert. Es ist wie in einer Bibliothek, beim Hippocampus liegt der Katalog und in der Großhirnrinde stehen alle Bücher, Zeitschriften und Sammelbände.

Wir sehen also: Im Fall eines guten Denker*in-Häschen-Kontakts können wir auf ankommende Reize bei Bedarf bewusst reagieren. Unabhängig davon, ob wir sie bewusst wahrnehmen, werden sie vom Hippocampus mit dem Raum-und-Zeit-Stempel versehen, um dann in Zusammenarbeit mit der Großhirnrinde in die große Bibliothek einsortiert zu werden. Wollen wir uns später erinnern, so sind diese Reize bzw. die aus ihnen zusammengesetzten Erfahrungen wiederum nur mithilfe der Zusammenarbeit von Großhirnrinde und Hippocampus zugänglich. Das Erleben ist verarbeitet oder integriert.[11]

---

9 Natürlich haben auch Hasen eine Großhirnrinde, nur ist sie bei weitem nicht so komplex wie die menschliche.

10 Es kann auch eine Gruppenidentität sein oder eine fragmentierte Wahrnehmung der eigenen Person. Das richtet sich nach den eigenen Erfahrungen sowie nach den Erfordernissen des Umfelds und der kulturellen Werte.

11 Andere Modelle arbeiten bezüglich der Aufgabenverteilung in Gehirn und Körper mit je eigenen Bildern. Andreas Krüger zum Beispiel stellt eine Unterteilung in Professor (Großhirnrinde), Katze (Limbisches System) und Eidechse (Kleinhirn und Hirnstamm) vor (Krüger 2011). Bessel van der Kolk beschreibt die Zusammenarbeit von rationalem und emotionalem Gehirn (van der Kolk 2015). Wie auch immer die Bezeichnungen lauten, die Zusammenarbeit zwischen allen Teilen des Gehirns ist wesentlich für die Bewältigung unseres (Arbeits-)Alltags.

Die Verarbeitung und ihre Qualität sind natürlich abhängig von inneren und äußeren Bedingungen und Einflussfaktoren. Förderliche (salutogene) Faktoren, die die Verarbeitung stärken sind unter anderem:

- Alter – die Möglichkeiten der Verarbeitung nehmen zu, so lange das Gehirn sich entwickelt.
- Gesundheit, im Sinne von: Ein guter Umgang mit den gesundheitlichen Bedingungen ist gegeben.
- Objektive / subjektive Sicherheit – insbesondere ein sicherer Aufenthaltsstatus
- Ökonomische und soziale Ressourcen
- Beziehungsnetz / Community
- Bewegung
- Kreativität
- Sinn / Spiritualität
- Erfahrung mit der Bewältigung von Stress und Krisen (Coping-Strategien)

Solche Faktoren werden auch unter dem Begriff der Resilienz zusammengefasst.

Was aber, wenn die Zusammenarbeit nicht gut funktioniert, weil sie unterbrochen, gestört oder gar grundlegend behindert wird?

Notfallreaktion

Im Falle der Überlastung werden die höheren (kognitiven) Funktionen des Bewusstseins wie Wille, Sprache, Entscheidungsgewalt … von den Körperfunktionen, die auf einem stärkeren Automatisierungsniveau arbeiten, getrennt. Diese Trennung erfolgt, damit alle Energie in Überlebensmechanismen gehen kann. Die Trennung ist vorübergehend, wird immer wieder etabliert, so lange das belastende (emotionale) Erlebensmaterial nicht integriert werden kann.

Auf das Verhalten im Moment des Notfalls hat unser bewusstes Denken keinen Einfluss. Sobald eine Bedrohung übermächtig wird, reagiert die Amygdala. In dem Moment, wo die Alarmanlage schrillt, wird der Kontakt zwischen Denker*in und Häschen unterbrochen, sodass die Teile unseres Körper-Geist-Zusammenhangs, die auf die Überlebenssicherung spezialisiert sind, ungestört aktiv werden können. Diese Unterbrechung nennen wir Dissoziation.

Die Auslöser können ganz unterschiedlich sein. Die betroffene Person muss nicht einmal selbst einem bedrohlichen Ereignis ausgesetzt sein. Manchmal reicht es, dass sie beobachtet hat, dass anderen etwas Bedrohliches passiert ist, dass eine ihr nahestehende Person betroffen ist oder dass sie sich zu detailliert und ausführlich von solch einem Ereignis und den Folgen hat berichten lassen.

In jedem Fall wird die sogenannte Notfallreaktion ausgelöst: Der Atem wird optimiert, die Muskeln werden angespannt, alle Energie geht in Arme und Beine, weil die für die nötigen Handlungen zuständig sind. Die Herzschlagrate geht nach oben, die Durchblutung der Großhirnrinde und des Verdauungsapparats wird heruntergefahren. Es wäre hinderlich, wenn die Denker*in eingriffe oder erst überlegen würde, was zu tun ist. Es geht ums Überleben, jetzt, und dafür ist das Häschen zuständig. Wird so die Modulation durch die Großhirnrinde ausgeschaltet, kann in Bruchteilen von Sekunden sehr viel mehr Energie zielgerichtet eingesetzt werden, als dies im Normalfall möglich wäre. Sie kennen die Beispiele, in denen nicht besonders starke Menschen im Notfall einen Kleinwagen anheben, um ein Kind zu retten oder sich in einer Weise verteidigen, vor der sie sich im Nachhinein selbst erschrecken. Wir reden hier von Dissoziation in der Überspannung.

Noch einmal: Dieses hohe Erregungsniveau ermöglicht schnelles Kämpfen oder Flüchten. Alle Bereiche des Körpers, die dafür nicht gebraucht werden, werden runtergefahren. Das bedeutet weniger Blutversorgung in Kopf, Händen, Füßen, Darm, Großhirnrinde etc. Im Fall der Verdauung kann das auch heißen, dass der Körper entleert wird, um sich im wahrsten Sinne des Wortes zu erleichtern. Die großen Muskelgruppen, die fürs Kämpfen oder Flüchten gebraucht werden, werden dafür umso besser mit Blut versorgt.

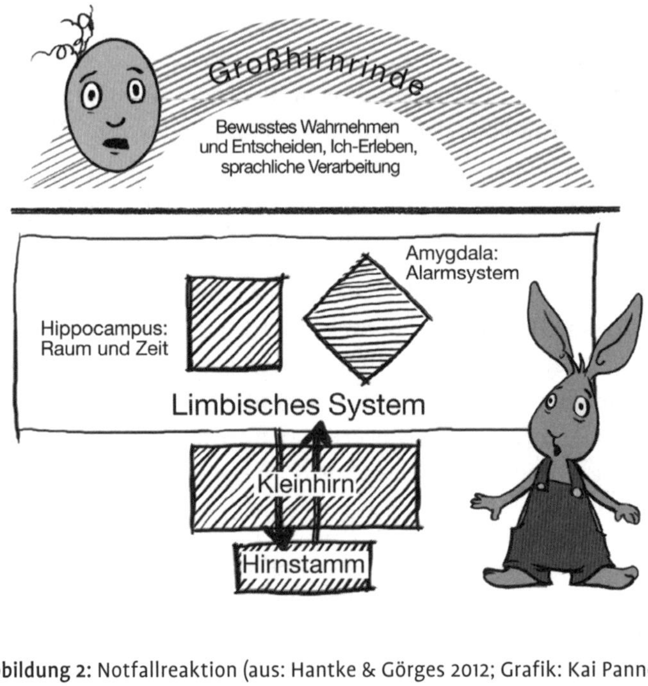

Abbildung 2: Notfallreaktion (aus: Hantke & Görges 2012; Grafik: Kai Pannen)

Die Dissoziation kappt den Zusammenhang zwischen Großhirnrinde und den darunter gelegenen Regionen. So kann Mensch zwar schnell reagieren, aber die Situation wird nicht verarbeitet. Die Verbindung zwischen Hippocampus und Großhirnrinde ist unterbrochen, eine Einordnung des Geschehens in Raum und Zeit ist nicht möglich.

Was sehen die Supervisand*innen in Ihnen? Was die Chefin?

Sollten Kampf oder Flucht nicht erfolgreich sein, so kommt es zur Umschaltung in die Lähmung, auch Freezezustand genannt. Die hohe Anspannung führt – immer noch ohne Verbindung zwischen Denker*in und Häschen – zum Erstarren des Körpers. Das ist ein wenig so, als würden Sie im Auto gleichzeitig Vollgas geben und Bremsen. Oder das Gegenteil passiert und der Körper wird auf einmal schlaff, bricht zusammen, im Extrem fällt der Mensch in Ohnmacht. *Totstellreflex* wird dieser Mechanismus in der Trauma- wie in der Säugetierforschung genannt. Er wird von allen Fluchttieren genutzt und dient dem Überleben, indem er dem Jäger vorgaukelt, das gejagte Tier sei tot. Bei vielen jagenden Tieren führt das dazu, dass sie sich zurückziehen, weil sie an Aas nicht interessiert sind. Das gejagte Tier kann sich wenig später aufrappeln und davonlaufen. Aber auch die Übergriffe menschlicher Täter auf hilflos am Boden liegende Opfer treffen so auf ein Bewusstsein, das allenfalls von außen beobachtet, aber nicht eingreifen kann. Für Opfer körperlicher Übergriffe ist die Information, dass sie nicht eingreifen konnten, oft eine sehr wichtige Erklärung.

*Abbildung 3 gibt einen Überblick. Links im Bild sind Denker*in und Häschen noch im Kontakt. Die Spannungskurve schwingt auf und ab, im normalen Tagesablauf unterschiedlich moduliert. Wir sind energiegeladen oder im Stress und die Kurve geht langsam nach oben, wir erschrecken uns und es gibt eine Spannungsspitze. Wir werden müde und schlapp und die Spannung geht nach unten. So lange sich das in einem gewissen Rahmen abspielt, ist die Spannung verträglich und Denker*in und Häschen können im Kontakt sein. Wir nennen dies den Ressourcenbereich. Solange unsere Spannung in diesem flexiblen Bereich bleibt und Denker*in und Häschen sich begegnen und unterstützen können, haben wir Zugriff auf all unsere Möglichkeiten von Wahrnehmung, Regulation und Verarbeitung.*

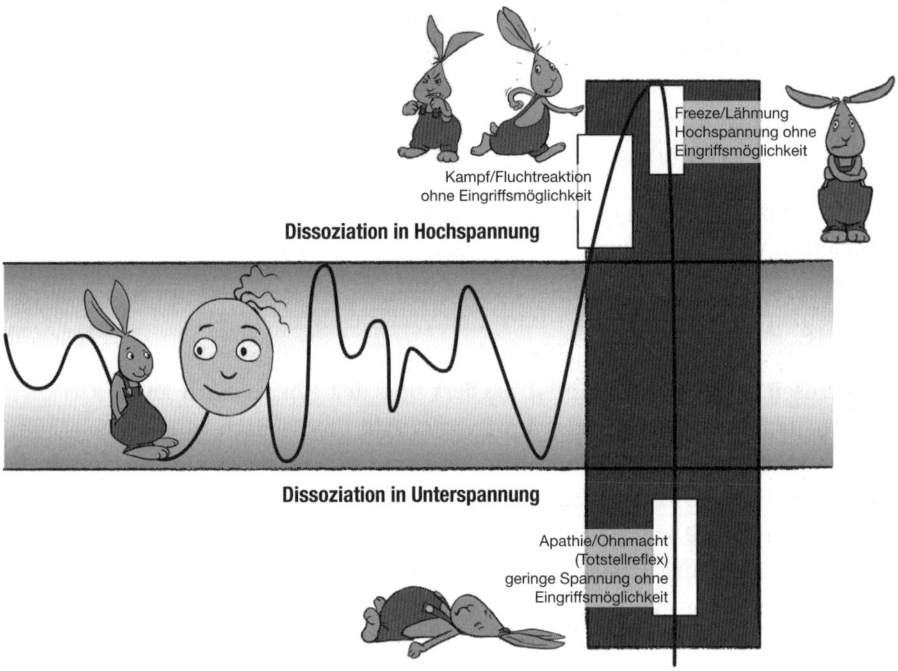

Abbildung 3: Notfallreaktion (aus: Hantke & Görges 2012; Grafik: Kai Pannen)

*In dem Moment, wo die Amygdala Alarm schlägt, schießt die Spannung nach oben aus dem Ressourcenbereich hinaus, die Verbindung zwischen Denker*in und Häschen und damit die Verarbeitung wird unterbrochen, es kommt zur Dissoziation. Kampf- oder Fluchtmechanismen werden aktiviert. Wenn Kampf oder Flucht nicht möglich sind, kann es zur Erstarrung in der Hochspannung kommen oder zum Erschlaffen im Totstellreflex. Wird dieser Mechanismus früh und häufig aktiviert, so wird die Kampf- / Flucht-Reaktion übersprungen und der Körper geht scheinbar sofort in eine Form des Totstellreflexes.*

*Solange die Dissoziation andauert, ist die Denker*in abgeschnitten vom körperlichen Erleben, von Schmerz und Affekten. Die bewusste Wahrnehmung funktioniert altersabhängig, aber ein Eingreifen ist physiologisch unmöglich, da die Botenstoffe nicht weitergereicht werden.*

Zeit heilt nicht alle Wunden

Solange die Erlebnisse aus dem Aufeinandertreffen eines überforderten Organismus mit einem schwer zu verarbeiteten Ereignis nicht integriert sind, liegen die Informationen aus dem Erleben unverbunden und als Fragmente in unterschiedlichen Speicherformaten verstreut im Organismus vor. Ruft ein Reiz eine Assoziation zu einem der noch nicht gut verarbeiteten Elemente hervor, so taucht dieses Fragment ohne Zusammenhang und durch keine Raum-Zeit-Marker abgepuffert im Erleben auf.

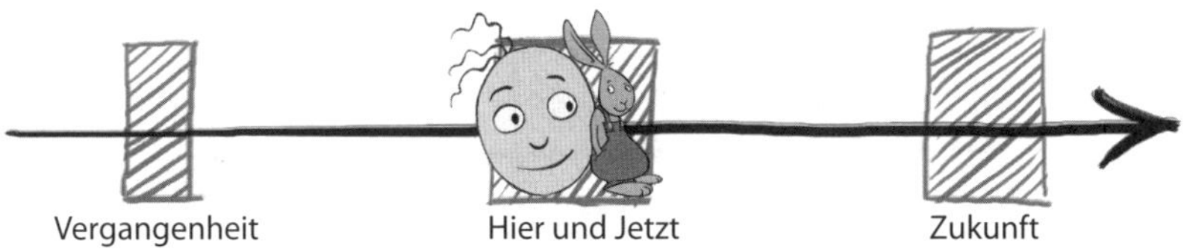

Abbildung 4: Kontakt zwischen Denker*in und Häschen im Hier und Jetzt (aus: Hantke & Görges 2012; Grafik: Kai Pannen)

Wir reagieren auf normale Alltagsreize plötzlich mit einem Verhalten, das aus der nicht verarbeiteten Situation stammt, aber im jeweiligen Hier und Jetzt völlig unangemessen ist. Es mag ja noch angehen, zusammenzuzucken, weil eine Tür knallt (und dieser abrupte Knall an eine Kriegssituation erinnert). Oft ist es auch gut zu verheimlichen, wenn allein der Gedanke an körperliche Nähe Bauchkrämpfe auslöst (weil die Nähe Übergriffsituationen aufruft) oder die Wut einen urplötzlich mit Macht packt (ohne dass der Hintergrund gerade klar wird). Schwieriger ist es schon, wenn jemand nicht mehr alleine aus dem Haus kommt (weil die Angst vor Uniformen sich unmerklich generalisiert hat) oder der Muskeltonus insgesamt und dauerhaft so hoch geworden ist (weil jemand nicht mehr weiß, wohin mit all der Angst und Wut und selbst überhaupt keine Möglichkeit hat, das einer Situation zuzuweisen).

Der Jugendliche rastet aus, wenn er gebeten wird, sich zum Essen an den Tisch zu setzen. Die Erzieherin hyperventiliert, als das Kind ihr Bein fasst und nicht mehr loslässt. Die Supervisandin lässt während eines Monologs des Supervisors den Blick aus dem Fenster schweifen und findet nicht mehr zurück. Die meist völlig harmlosen Auslösereize nennen wir *Trigger,* sie rufen Teile der ursprünglichen Notfallreaktion wieder auf. Die sogenannten *Flashbacks* wiederholen sich oft unverändert über Jahre hinweg, in sehr unterschiedlicher Häufigkeit. In aller Regel werden sie von den Betroffenen selbst als unverständlich und unangemessen erlebt, denn das Wachbewusstsein, die Denker*in weiß ja nicht, wo all das hingehört. Nur der Körper ruft immer wieder dieselben Spannungszustände auf, spürt die Schmerzen und Gefühle, und nicht selten wird daraus dann eben eine zweite Haut, ein „So-bin-ich-halt", die einzige Möglichkeit des Umgangs, solange die Elemente nicht zusammengeführt werden, solange nicht klar ist, wie diese Form der Reaktion zustande kommt.

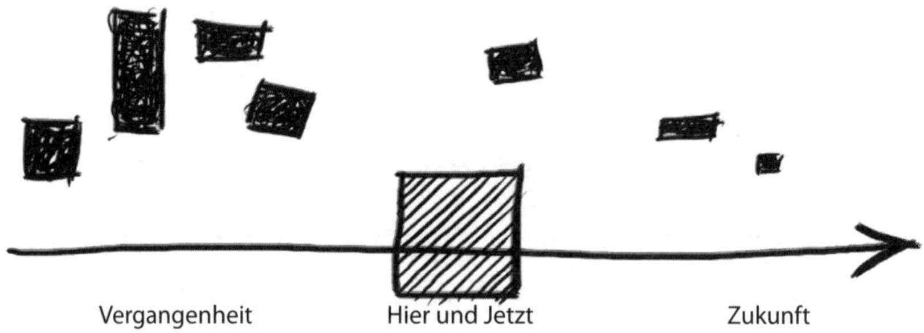

Abbildung 5: Die nicht verarbeiteten Erlebnisse haben keinen Platz auf der Zeitlinie (aus: Hantke & Görges 2012; Grafik: Kai Pannen)

Dissoziation tritt also nicht nur in der Notfallreaktion auf, sondern auch im Flashback. Wieder sind Denker*in und Häschen getrennt, wieder ist Verarbeitung unmöglich.

Die früh im Leben eingeübte Dissoziation von Schmerzen, Abscheu, Angst wird oft generalisiert – bis dahin, dass Menschen manche Affekte gar nicht mehr in sich wahrnehmen.

Zeit

Sie erinnern sich: Im Moment der Überlastung wird die raum-zeitliche Einordnung unterbunden, der Abgleich zwischen den Strukturen des limbischen Systems und dem der Großhirnrinde ist nicht möglich, die Einordnung entfällt. Am deutlichsten wird das in der Betrachtung des Zeiterlebens, das auch in der Selbstanalyse gut beobachtbar ist. Wir werden in Kapitel 2.4 (Zeitwahrnehmung) noch einmal genauer darauf eingehen; hier sei schon einmal die Funktion des oben beschriebenen Markers erklärt.

Machen Sie sich bitte kurz bewusst, wo Sie sitzen, wie Sie sitzen und wählen Sie bitte einen Punkt im Außenkontakt Ihres Körpers, auf den Sie sich einen Moment konzentrieren. Bei mir sind es die Füße auf dem Boden, und wenn ich einmal auf einer Skala von 1 bis 10 kurz einschätzen sollte, wie deutlich ich sie vor meinem inneren Auge sehe, dann würde ich in diesem Moment hier die 8 benennen. Wie sieht es bei Ihnen aus?

Nun erinnern Sie sich bitte an einen angenehmen oder neutralen Moment heute Morgen. Mir fällt der Blick aus dem Badfenster ein und die Müllfahrzeuge, die den Sperrmüll der Nachbarin abholen. Mein Atem verändert sich dabei nicht, ich sehe die weißen Fahrzeuge, der Atem fließt. Wenn ich mich umfokussiere, kann ich die Füße weiter vor meinem inneren Auge sehen.

Nun lassen Sie eine leicht unangenehme Situation auftauchen, die in den letzten Tagen passiert ist, die sie aber noch immer nicht so ganz loslässt. Ich denke an den Beginn meiner Erkältung und die Unsicherheit vor dem Negativbefund, was die Infektion mit Corona anbelangte, und sofort schnürt sich die Speiseröhre zusammen und mein Atem wird flacher, ich spüre den Pulsschlag deutlicher.

Setzen Sie sich für eine Weile auf ein unbequemes Möbel. Was verändert sich?

Wenn auch Sie für sich in der Erinnerung so eine Situation gefunden haben, bewegen Sie sich zunächst ein wenig und konzentrieren sich dann wieder auf den Außenkontakt, den Sie gut herstellen können (die Füße am Boden, die Hand an der Teetasse oder ähnliches).

So, nun zur Reflexion: Haben Sie in der körperlichen Reaktion auf das neutrale Erlebnis einen Unterschied zu Ihrem Zustand vorher gespürt? Wohl eher nicht, weil es sich in Ihren normalen Alltag eingefügt hat, es ist nichts Besonderes, Ihr Körper hat alles, was damit zusammenhängt, gut integriert.

Als Sie an die leicht unangenehme Situation gedacht haben, hat sich das vermutlich ganz anders angefühlt. Und zwar deshalb, weil Sie die Situation noch nicht ganz verarbeitet hatten. Ihr Körper hat Reste der damit verbundenen Empfindungen aufgerufen. Er ist ein Stückweit wieder in die Situation gegangen. Es ist, als ob sie noch nicht ganz abgeschlossen wäre.

Im gegebenen Fall ist das wohl nicht weiter einschneidend. Sie können sich aber vielleicht vorstellen, wie es sich anfühlt, ein Ereignis einfach mal so aufzurufen oder angesprochen zu finden, das deutlich schwerer belastet. Es fehlt die eindeutige Markierung, dass dieses Ereignis der Vergangenheit angehört. Ihr Körper erinnert sich noch, und zwar nicht mit einer ruhigen abgeschlossenen Betrachtung, sondern mit der Produktion eines mehr oder weniger starken Eindrucks eines unangenehmen Gefühls. Im Extremfall mit einer erneuten Notfallreaktion.

Denn Notfallerleben ist zeitlos, es hat keine Einordnung, die raum-zeitliche Dimension ist im Moment des Überlebens sehr verkürzt, es ist eine extreme Konzentration, jetzt mit dem Leben davonzukommen. Krisenerleben ist die Zeit der Verunsicherung, die Zeit der drohenden oder immer wieder eintretenden Bedrohung (mehr dazu in Kapitel 2.3). Krisenerleben verkündet permanent die Dringlichkeit des Überlebens, ist wie ein Kind am Rockzipfel, das **jetzt** Angst hat und sich nicht auf später vertrösten lässt. Und weil Flashbacks und andere traumaassoziierte Erinnerungen nicht verarbeitete Bruchstücke eines größeren und noch nicht verarbeiteten Erlebens sind, sind auch sie dadurch gekennzeichnet, dass sie uns aus der Zeit fallen lassen.

Eine wesentliche Aufgabe, die uns in der Begleitung von Menschen mit Belastungen zukommt, besteht also darin: Wir verhelfen ihnen dazu, wieder Vorher und Nachher, Vergangenheit und Zukunft abbilden zu können. Wir müssen uns deshalb vorrangig klar machen, dass auch wir selbst einer krisenbedingten Wahrnehmungsveränderung unterliegen. Wenn wir das wissen, können wir durchatmen und beschreiben, was passiert. Wir müssen den Zeitstrahl wieder aufmachen, benennen, dass es ein Vorher gab und dass auch ein Nachher wahrscheinlich ist. Dafür helfen Zeitprogressionen und Ordnungen auf dem Zeitstrahl, die wir Ihnen in den Tools (Teil III) vorstellen.

Sortieren helfen heißt aber nicht, dass wir zunächst erfragen müssen, was an Furchtbarem passiert ist oder Angst macht. Sie haben oben selbst gesehen, wie schnell unangenehme Gefühle Raum greifen. Wie und wann es sinnvoll sein kann, diese Ereignisse auch zu benennen und aufzugreifen, sehen wir uns später im Zusammenhang mit den supervisorischen Tools an. Zunächst geht es um eigene und fremde Psychoedukation: Was ist Hier und Jetzt, was ist Vergangenheit und was könnte eine Zukunft sein, auf die es hinzuarbeiten lohnt?

Symptome und Diagnosen

Symptome sind zu erwartende Konsequenzen aus dem nicht verarbeiteten Erleben. Je nachdem, was passiert ist, können sie ganz unterschiedlich sein. Herzrasen, hoher Blutdruck, Unruhe, Schlafstörungen, Anspannung oder Gereiztheit lassen an die Überspannung denken, die der Körper erfahren hat und nicht einordnen konnte. Rückzug, Antriebsschwäche, depressive Stimmung, Schwächezustände oder übermäßiges Schlafen verweisen auf die Unterspannungszustände in der Notfallreaktion. Konzentrationsstörungen, Schreckhaftigkeit, Stimmungsschwankungen, Misstrauen oder Flashbacks sind ebenso normal nach Notfallreaktionen wie (psycho-)somatische Störungen, z. B. Schmerz, Verspannungen und Verdauungsstörungen. Hinzu können temporäre Wahrnehmungsveränderungen kommen, Menschen sehen sich von außen, die Erinnerung ist gestört oder es kommt zu Verkennungen.

Je früher im Leben und je häufiger Notfallrektionen nötig sind, um das Überleben zu sichern, desto gravierender und strukturbildender sind die Folgen. Die Psychodiagnostik überlassen wir gerne den erfahrenen Therapeut*innen und ärztliche Abklärungen sind immer dann sinnvoll, wenn ein Symptom andauert, Angst auslöst oder körperliche Ursachen haben könnte. So breit gestreut posttraumatische Symptomatik sich zeigt, so wichtig ist es auch, andere mögliche Zusammenhänge abzuklären.

Traumafolgestörungen werden je nach Kontext beschrieben. Geht es um die Finanzierung von Therapien, stationär wie ambulant, so sind die Diagnosehandbücher der International Classification of Deseases (ICD) verbindlich, im Moment gilt die 10. Fassung, die sogenannte ICD-10. Sie sind Übereinkünfte vieler Ärzte- und Wissenschaftlergruppen, die über Jahrzehnte hinweg im Auftrag der Weltgesundheitsorganisation (WHO) immer wieder neu definiert werden und ständig in Überarbeitung sind. 2022 tritt vermutlich die lange angekündigte ICD-11 in Kraft, in der die traumaassoziierten Störungen zum Teil deutlich anders beschrieben sind als in der seit 1998 gültigen ICD-10.

Die Symptome und Leiden der Menschen, die so diagnostiziert werden, haben sich in dieser Zeit nur unwesentlich verändert, sie werden aber in neue Gruppen eingeteilt. Wir beschreiben das gerne als eine eigene Sprache, die für sehr viele verschiedene Geltungsbereiche festgelegt wird, um eine Art Übereinkunft für Finanzierung und Behandlung zu finden. Eine Art Esperanto der Medizin, das zu lernen nur für diejenigen sinnvoll ist, die sich in diesem Bereich verständigen müssen – Ärzt*innen, Psychotherapeut*innen und rechtlich anerkannte Heilberufe. Außerdem geht es immer auch um Geld. Forschungsgelder etwa gibt es für die Erforschung sogenannter „Störungen“, die in den Diagnosemanualen verzeichnet sind. Für die Erforschung des Leidens, dass Kliniker bei Ihren Klient*innen sehen, welches aber den diagnostischen Kriterien nicht entspricht, gibt es eher kein Geld (vergleiche van der Kolk 2015).

Posttraumatische Belastungsstörung (PTBS) ist die einzige Traumadiagnose in der ICD-10, sie darf jedoch nur gestellt werden, wenn Klient*innen aus drei Symptombereichen mindestens je ein Symptom haben: Wiedererleben, Vermeidung und vegetative Übererregtheit. Das sind typische Symptome nach Notfallreaktionen bei Jugendlichen oder Erwachsenen. Für die Beschreibung dessen, was Kinder (und später eben die betroffenen Jugendlichen bzw. Erwachsenen) an Verhalten zeigen, die Opfer von Vernachlässigung, Gewalt und / oder sexualisierter Gewalt geworden sind, ist diese Diagnose meist nicht geeignet.

In der ICD-11 wird es nun endlich eine Diagnose „Komplexe Posttraumatische Belastungsstörung" geben (siehe: Gysi). Zusätzlich zu den oben angegebenen PTBS-Symptomen gehören zu den Symptomen der kPTBS Störungen der Emotionsregulation, negative Selbstkonzepte und Schwierigkeiten in nahen Beziehungen. All das typisch für Menschen, deren Kindheit von Überforderung und Notfallreaktionen geprägt war. Doch wie immer gilt: Diagnosen sagen nichts über Menschen aus, sie orientieren sich an Forschung und Statistik und sind zudem abhängig von den Machtkonstellationen in den zuständigen Gremien. Nicht selten leiden traumatisierte Menschen noch unter ganz anderen Symptomen. Zudem tauchen die Diagnosen der dissoziativen Störungen in der ICD an anderer Stelle auf, als ob sie mit Traumatisierungen in keinem Zusammenhang stünden.

Im besten Fall ist Diagnostik situations- und kontextangemessen: Wie reagiert wer im System, wenn Frau A. y macht? Welches Verhalten aufseiten der Bezugspersonen hat welche Auswirkungen? Was davon ist erwünscht und was provoziert eher ein Verhalten, das nicht so sehr zu einer erhöhten Verarbeitungsmöglichkeit beiträgt? Was hat der Jugendliche für gute Gründe, immer wieder auszurasten?

Diese Frage nach guten Gründen ermöglicht eine veränderte Haltung. Ein Verhalten irritiert oder stört vielleicht im Hier und Jetzt, doch es lässt sich ein Zusammenhang finden, in dem es Sinn macht. Wer nie Grenzen entwickeln konnte, wird auf übergriffiges Verhalten vielleicht reagieren, als hätte er*sie nichts anderes erwartet (und so ist es ja auch). Wer von angespannten Menschen Gewalt erfahren hat, wird als Teammitglied in der Supervision auf eine erhöhte Spannung der Supervisor*in sofort reagieren. Wer vernachlässigt wurde, kann mit Zuwendung vielleicht nicht gut umgehen.

Worüber werden Ihre Supervisand*innen mit Ihnen auf keinen Fall sprechen?

Wenn solch scheinbar unpassendes Verhalten in Ihrer Supervision vorkommt, können Sie ganz gelassen bleiben. Sie können ja nicht gemeint sein, denn Sie sind vielleicht Auslöser dieses Verhaltens, aber nie der Grund. Der Grund liegt in vergangenem, nicht ausreichend verarbeitetem Erleben. Dieses Wissen erleichtert es, die Metaposition zu halten und nicht in die Fallstricke emotionaler Betroffenheit („Ich dachte eigentlich, Herr P. mag mich, aber so wie er mich heute behandelt hat …") abzurutschen. Das soll keine Aufforderung sein, sich alles gefallen zu lassen, aber doch die Einladung, jedes Verhalten als sinnvoll anzusehen, auch wenn es im Hier und Jetzt nicht passt.

Eine Diagnostik im Sinne der Entwicklung von Verständnis für Unverständliches und Einordnung von unpassend Erscheinendem kann in der Supervision also einen nützlichen Platz haben. Sie wirkt beruhigend, weil sie eine Sortierung ermöglicht und schafft Raum für neue Ideen auf der Basis eines wohlwollenden Verständnisses.

2.3 Trauma – Krise – Belastung

Trauma

Trauma ist ein Begriff mit vielen Definitionen und innerhalb der letzten 30 Jahre mit ebenso vielen Wandlungen. Zunächst für das Ereignis (siehe das folgende Zitat) reserviert, ist es inzwischen Standard geworden, Trauma als das Resultat des Aufeinandertreffens verschiedener Umstände zu bezeichnen.

„Ein Trauma resultiert aus einem Ereignis im Leben eines Menschen, das
- vom individuellen Organismus als potenziell lebensbedrohlich bewertet wurde,
- mit überwältigenden Gefühlen von Angst und Hilflosigkeit verbunden war und daher nicht zeitgleich verarbeitet werden konnte,
- für dessen Verarbeitung auch in der Folge nicht ausreichend Ressourcen (Gesundheit, andere Menschen, Geld, Nahrung, Geborgenheit …) vorhanden waren" (Hantke & Görges 2012, S. 54).

Ob ein Trauma vorliegt, zeigt sich also erst im Verlauf der Verarbeitung. Wenn nämlich die Belastung anhält, die Symptome bleiben, das Leiden weiterhin Alltag ist und die Zeit eben nicht alle Wunden heilt. Natürlich ist all das von Mensch zu Mensch verschieden. Was für die eine die Belastungsgrenzen übersteigt, ist für die andere noch gut auszuhalten. Je breiter der Ressourcenbereich ist, desto eher können Spannungsspitzen nach oben oder unten ertragen werden; ist Spannungsregulation möglich, bevor es zu viel oder zu wenig wird. Je enger der Ressourcenbereich, desto eher schießt die Spannung nach oben oder unten hinaus. Die Alarmanlage springt an, Dissoziation und Notfallreaktion erfolgen. Je öfter das passiert, desto enger wird wiederum der Ressourcenbereich.

Krise

Der Duden sieht Krise als „schwierige Lage, Situation, Zeit [die den Höhe- und Wendepunkt einer gefährlichen Entwicklung darstellt]; Schwierigkeit, kritische Situation; Zeit der Gefährdung, des Gefährdetseins"[12]. Krise wird gemeinhin als eine Abfolge von Phasen begriffen, die letztlich immer dahin führen, eine neue Normalität herzustellen. Egal, ob es sich dabei um die Einteilung in die Phasen Schock, Reaktion, Bearbeitung und Neuorientierung[13] handelt oder die Verarbeitung in Vorberei-

---

12 ↗ https://www.duden.de/rechtschreibung/Krise, Abruf 8.10.2020.

13 Cullberg, Johan 1978: Krisen und Krisentherapie, in: Psychiatrische Praxis 5, Gießen: Psychosozial, zit. nach ↗ https://www.krise-als-entwicklungschance.de/seite-10.html, Abruf 20.2.2021

tung, Inkubation, Einsicht und Verifikation[14] eingeteilt wird, Ziel und Endpunkt der Krise ist immer das Entstehen einer neuen Normalität im Danach.

Das Wort Krise wird inzwischen für alles Neue, Verunsichernde gebraucht, wir hören von Banken- und Wirtschaftskrisen, von Krise in der Stahlbranche oder im Einzelhandel, von der Corona-Krise ebenso wie von persönlichen Krisen. In jedem Fall scheint die Nutzung des Begriffs Krise anzudeuten, dass es sich um eine vorübergehende Belastung handelt. Die Frage, inwiefern eine Krise als gesellschaftliche definiert wird, ist nicht zuletzt davon abhängig, welche Bewertungen dem Geschehen zugewiesen werden. Aber auch für die gesellschaftliche Bewertung ist vor allem die individuelle Reaktion von Bedeutung. Gerade in Krisen ist die Rolle des Einzelnen wichtig, dient doch jede Reaktion des anderen dem Gruppentier Mensch als Orientierung.

Aus subjektiver Sicht ist eine Krise ein Zustand, in dem ich feststelle, dass meine Regeln nicht mehr gelten und ich nicht automatisch auf andere mir verfügbare zugreifen kann. Meine Methodik des Umgangs greift nicht mehr, es gibt keine Erwartbarkeit, und ich weiß nicht, was danach kommt, worauf ich mich noch verlassen kann. Entsprechend sind Krisen zunächst durch Verunsicherung und Orientierungslosigkeit gekennzeichnet, von Wut, Angst oder Verharmlosung begleitet.

Verarbeitungstheoretisch definieren wir Krise als die Zeit, die nach dem Zusammentreffen eines belastenden Ereignisses mit einem Verarbeitungssystem verstreicht, bevor der Organismus zu einer neuen Stabilität gefunden hat. Eine Krise liegt somit im subjektiven Erleben nur dann vor, wenn das Individuum und / oder seine Gruppe instabil wird und ein neues Gleichgewicht sucht. Die gesellschaftliche Definition einer Krise mag unbenommen davon weiter existieren.

Legen Sie sich in der Pause fünf Minuten auf den Boden, einfach so.

Ein Beispiel: Bei einer Betrachtung der Reaktionen auf die ersten Informationen zur Ausweitung des Coronavirus SarsCov2 innerhalb einer Weiterbildungsgruppe schilderte eine Teilnehmerin, dass sie – anders als alle Vorredner*innen – durch die Krise in einem sehr positiven Sinn zunächst aktiviert war, sich als kreativ und einfallsreich erlebt hat. Die hohe Anforderung habe sie motiviert und aktiviert.

Solche subjektiven Erfahrungen zu fokussieren, macht es uns erst möglich, die individuelle Ressourcenaktivierung und Entwicklungsfähigkeit in den Blick nehmen zu können – ganz wie in der Traumaverarbeitung, deren erster Schritt die Krisenbewältigung ist.

14 Kast, Verena (1987): Der schöpferische Sprung, München: dtv zit. nach ↗ https://de.wikipedia.org/wiki/Krise; Abruf: 20.2.2021

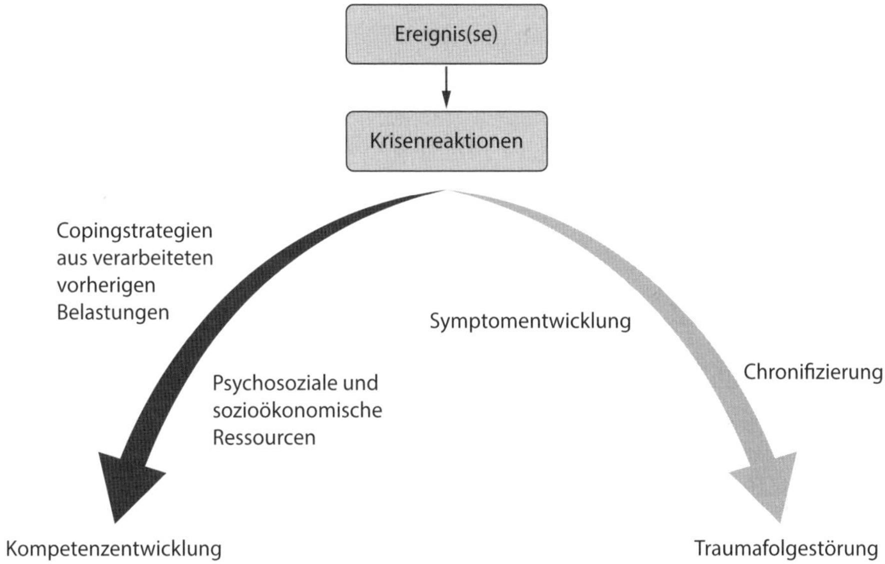

Abbildung 6: Die Bewältigung der Krise verhindert Traumafolgestörungen

Wir sprechen von Krise als der Phase, in deren Beginn diagnostisch die Akuttraumatisierung oder akute Belastungsreaktion (nach ICD-10) angesiedelt ist; zum Teil wird hier auch der Begriff akute Krise oder Krisenreaktion verwendet. Über die gesamte Zeit der Krise entscheidet sich, ob aus einer Belastungssituation langfristig Traumafolgestörungen entstehen.

In unserer Bildersprache heißt das, dass eine Krise den Zusammenhalt von Denker*in und Häschen und die Orientierung im Hier und Jetzt herausfordert und infrage stellt. Die Denker*in kommt mit ihren gewohnten Strategien der Einordnung nicht weiter, weil sie das, was passiert, nicht kennt. Das Häschen ist verwirrt, weil vonseiten der Denker*in keine beruhigende Erklärung erfolgt. Es fühlt sich von „allen guten Geistern verlassen" und hilflos, spannt sich an oder zieht sich zurück. Es reagiert mit den Modi, die es früh gelernt hat, die gut verankert sind.

Kennen Sie das? In Krisenzeiten reagieren Sie gereizt, obwohl Sie sich das längst abgewöhnt hatten. Sie werden ängstlich, obwohl der Kühlschrank voll ist und die Miete bezahlt. Sie werden vielleicht sogar wackelig auf den Beinen oder körperlich sehr angespannt, weil (so wie früher) wieder niemand da ist, der sie gut versorgt. Die Denker*in ist abgetaucht, sucht verzweifelt nach Orientierung.

Unser Gehirn gleicht jede Wahrnehmung mit den bisher gemachten Erfahrungen ab. Es fragt sich, woher es das kennt und wie sich die aktuelle Situation von anderen unterscheidet, und probiert entsprechend bewährte Verhaltensweisen und Strategien aus. Je größer die Herausforderung, die Verunsicherung, die Abweichung vom Vertrauten, desto höher sind die Anforderungen an die Verarbeitung und desto besser stehen die Chancen, dass wir – zur Vereinfachung der Prozesse und um überhaupt noch funktionieren zu können – auf die Mechanismen der alten Hirnstrukturen zurückgreifen. Je älter diese Mechanismen sind, desto weniger Steuerungsfähigkeit und psychische Energie brauchen wir dafür. Sie erinnern sich, das ist wie mit dem einmal gelernten Vorgang des Schuhebindens.

An jeder Stelle dieser krisenhaften Entwicklung kommt es darauf an, welche Vorerfahrungen und Bewältigungsstrategien Körper und Geist gespeichert haben. Wer es gewohnt ist, mit Stress umzugehen und unerwartete Herausforderungen zu meistern, hat andere Möglichkeiten als jemand, dessen Leben bisher ohne besondere Vorkommnisse verlaufen ist. Das gilt allerdings nur dann, wenn die Herausforderungen gut verarbeitet werden konnten. Im anderen Fall ist die Vulnerabilität erhöht, reagiert jemand schneller als (selbst) gedacht mit erneuten Notfallreaktionen.

Krisenkompetenz setzt also positive Erfahrung im Umgang mit Krisen voraus. Solange keine neue Balance hergestellt ist – solange also die Definition von Krise greift, die wir oben aufgestellt haben –, findet die Spannung nicht dauerhaft eine flexible Gestaltung, werden Abweichungen nach oben (Angst / Aggression) und nach unten (Lähmung / Erschlaffung / depressive Symptome) Teil der Kurve sein. Wir tasten nach allen Seiten und stellen auf Dauer eine neue Balance her, die wir daran erkennen, dass die „Ausreißer" der Spannungskurve weniger werden, wir mit Verunsicherungen, Angst und Wut schneller flexibel umgehen können und letztlich ein neues Gleichgewicht erreichen.

Was denken Sie, wenn Sie ein fremder Mensch scheinbar grundlos anlächelt?

Eine, die das erste Mal ein Schiff betritt, stellt fest, dass sie sich anders bewegen muss, um das Gleichgewicht zu halten. Sie stellt sich allmählich auf diese Herausforderung ein, übergibt sich noch ein paar Mal, hat Angst, ihr wird schwindelig. Aber am Beispiel der alten Hasen beruhigt sie sich immer wieder und der Seegang wird zur vertrauten Normalität. Wenn sie nach einigen Wochen an Land geht, muss erneut eine Anpassung erfolgen, damit sie nicht schwankend durch die Straßen taumelt. Vielleicht wird sie weiter zur See fahren, weil sie die Herausforderung braucht und mag. Das sind dann oft die Lotsen, die jene in Anspruch nehmen, die in Seenot geraten.

Das ist ein anderes und für unsere Arbeit sehr wichtiges Moment: In Krisen reagieren Menschen stärker noch als sonst auf andere Menschen, richtet sich die Orientierung nach außen. Unsere Präsenz ist dann gefragt. Doch dazu mehr im Abschnitt 5.1.

Ein gelungener Umgang mit Krisen ist ein zentrales Anliegen der traumsensiblen Arbeit, weil durch eine frühe Unterstützung Traumafolgestörungen verhindert werden können. Eine Traumatisierung im Wortsinn findet dann gar nicht statt, weil das Erleben vorher verarbeitet werden kann. Traumasensibles Arbeiten in der Krise ist also Traumaprophylaxe.

Lassen Sie uns noch einmal zusammenfassen: Wenn ein gelungener Umgang mit dem Stress der Krisensituation möglich wird und sich die Spannungskurve immer wieder in den Ressourcenbereich zurückorientieren lässt, erlangen Körper und Geist ein neues Niveau der Stabilität. Die Spannungskurve wird „geübt" und flexibler, der Ressourcenbereich wird weiter. Kurze Ausschläge der Alarmanlage können beruhigt werden, Notfallreaktionen und dissoziative Impulse werden immer wieder eingefangen. Die Selbstwirksamkeit wächst, die Resilienz mit ihr. Stabilisierende Kontakte und gemeinsame Reorientierungen und Rückversicherungen bilden ein zunehmend als schützend erlebtes Umfeld, das Vertrauen in die sozialen Bezüge wird gestärkt. Symptome kommen und gehen, vor allem Flashbacks werden weniger und die verstreuten Vierecke (siehe Abbildung 5) werden nach und nach auf der Zeitlinie eingeordnet. Gute Arbeit. Keine Traumatisierung.

Soweit die Theorie. Was aber tun, wenn die Krise zum Dauerzustand wird? Wenn nicht absehbar ist, ob es ein Danach geben wird, das für uns lebbar ist? Was tun mit Krisen, die kein Einzelereignis, sondern eine ständige Bedrohung darstellen?

Die eine Antwort lautet: Es gibt auf dieser Welt sehr viele Menschen, die über die Kompetenzen verfügen, die wir für unser Handeln suchen. Menschen, die aus Kriegen kommen, in Unterdrückung und Gewalt, in ständiger Angst vor Übergriffen leben. Sie kennen sie alle und viele von Ihnen gehören dazu. Sie sind nicht nur Opfer oder Täter*in. Sie haben in genau diesen Lebensumständen Ressourcen entwickelt. Wir können uns also auf den Weg machen herauszufinden: Wie geht das nochmal – Krise?

Die andere Antwort hat mit der für die Krise typischen Zeitwahrnehmung zu tun. Die untersuchen wir im nächsten Abschnitt.

2.4 Zeitwahrnehmung

Zeitwahrnehmung ist ein zentrales Kriterium für die Beschreibung unterschiedlicher Bewusstseinszustände. Sie kennen das: Entspannt im Hier und Jetzt der Hängematte unter einem Baum erleben Sie die Zeit als endlos, langsam fließend, sanft gleitend – Sie haben alle Zeit der Welt. Wenn zwischen zwei Online-Terminen Ihre Kinder aus dem Nebenzimmer hereinplatzen, Sie eigentlich noch einen Tee machen und die Unterlagen für die nächste Supervision heraussuchen wollten, jetzt aber Notfallinterventionen angezeigt sind, mag Ihnen die Zeit in Fetzen um die Ohren fliegen, zwischen den Fingern zerrinnen oder einfach nur davonlaufen.

Hirnphysiologisch ist fürs Zeiterleben dieselbe Verbindung verantwortlich, die auch in der sonstigen bewussten Verarbeitung zentral ist: die Sortierung zwischen Hippocampus und Großhirnrinde. Genau die wird aber im Stresserleben verändert und in der Dissoziation unterbrochen. Jetzt-oder-nie-Erleben ist vielleicht die wesentlichste, sicher aber die einfachste Definition von Krisenerleben. Und deshalb einer der wichtigsten Bezugspunkte der traumasensiblen Arbeit.

Wir existieren in Raum und Zeit. Natürlich. Ein Gemeinplatz. Und?

Lassen Sie uns das für einen Moment betrachten: Wir sind ohne den Raum und die Zeit um uns herum nicht denkbar. Beide sind eine Bedingung unserer Existenz. Sie nehmen dieses Buch in einem bestimmten zeit-räumlichen Kontext wahr, erst darin macht es Sinn. Wenn Sie Ihre Kund*innen treffen, sehen Sie gleichzeitig den Raum, in dem Sie sich befinden oder den Sie auf deren Bildschirmen wahrnehmen. Die Zeit des Treffens haben Sie in der Regel sogar gemeinsam bestimmt.

Meist setzen wir als gegeben voraus, dass, wenn wir uns miteinander verabredet haben, wir uns im selben Raum und in derselben Zeit befinden. Die Konvention der Vereinbarung bestimmt unsere Wahrnehmung auch jenseits dessen, dass wir alle wissen, wie wir sie umgehen können. Wie oft haben Sie sich schon aus einem Meeting weggebeamt? Welche Listen machen Sie am liebsten? Tendieren Sie eher zur Zeitreise in die Vergangenheit („Oh je, was denkt sie jetzt von mir, hätte ich doch nur …") oder in die Zukunft („Ich muss mich unbedingt noch bei Frau L. melden, das gibt sonst eine Katastrophe …")?

Ich komme gerade aus einem Traum, der mich in eine ganz andere Welt geführt hat. Ich war eingetaucht in ein Gespräch mit jemandem, der am anderen Ende der Welt völlig andere Ängste hat als ich hier. Ich bin so sehr beschäftigt mit dem, wovor ich mich für die nächste Zeit ängstige, dass ich mich hier gar nicht konzentrieren kann. Oder: Ich bin weggeschwemmt, emotional an einem ganz anderen Ort, zu einer ande-

ren Zeit. Und nur von außen ist diese Differenz wahrnehmbar. Eigentlich bin ich dort, nicht hier. Zu jener Zeit, nicht jetzt.

In welchem Raum und welcher Zeit existieren wir also? Zeitwahrnehmung ist subjektiv und abhängig davon, wie der Organismus und die Aufmerksamkeit voreingestellt sind. Die Ordnung dessen, was wir als Zeit wahrnehmen, die Rede davon oder die Art und Weise, wie wir uns Vergangenheit und Zukunft vorstellen, ist kulturabhängig wie alles, das wir konzeptualisieren und versprachlichen. Die meisten von uns würden den Zeitverlauf als linear beschreiben, es gibt ein Vorher, ein Währenddessen und ein Nachher. Und die meisten von uns lassen die Achse der Zeit links anfangen und rechts enden – so sind wir es von unserer Schrift her gewohnt, und so sind in unserem Sprachraum auch Werbung und Bilddarstellungen aufgebaut. Wer Schriftsprache von rechts nach links schreibt, wird das anders wahrnehmen.

Wovor haben Sie Angst?

Unterschiedliche Wahrnehmungen der Zeit sind zentrale Diskussionspunkte in interkulturellen Trainings: Die Definitionen von Pünktlichkeit, Warten oder getroffener Übereinkunft gehen weit auseinander und sind oft schwer verhandelbar. Ein Beispiel sind die peinlichen Situationen, die Deutsche in Mittelamerika auslösen, wenn Sie zu einer Essenseinladung, die für 20.00 Uhr ausgesprochen war, um 20.00 Uhr erscheinen und die Gastgeber*innen sprachlos und überrascht antreffen. Wann genau mensch aber zu der Einladung erscheinen sollte, ist sprachlich oft nur schwer vermittelbar, weil vor dem Spracherwerb gelernt. Wir sprechen darüber, aber wir verstehen uns nicht. Im Spracherwerb wird eben sichtbar, wie sehr die Wahrnehmung von Zeit eine kulturelle Vereinbarung ist.

Um uns in der Komplexität des Erlebens zurechtzufinden, setzen wir zunächst Markierungen, gemeinsam und individuell. Bezugspunkte wie Essenszeiten oder Uhren, Feste oder Zu-Bett-Geh-Rituale markieren den Verlauf der ganz unterschiedlichen Tage und Wochen, Monate und Jahre. Die wiederkehrenden Ereignisse werden in verschiedenen Zusammenhängen unterschiedlich gesetzt. Die sprachliche Einordnung und der wahrgenommene Ablauf der Zeit unterscheiden sich entsprechend. Mein überaus zuvorkommender schottischer Gastgeber kommt nicht zum vereinbarten Termin – was mich sehr irritiert. Erst, als er auf den Punkt eine viertel Stunde später ganz ohne Entschuldigung auftaucht, erinnere ich mich an den Englischunterricht und wundere mich, dass der Hinweis meines Lehrers noch nach 40 Jahren Bestand hat: Kommt nie pünktlich, das ist sehr unhöflich!

Noch schwerer fiel es mir in Mittelamerika, herauszufinden, wann eine Vereinbarung als Zusicherung und wann als höfliche Geste gemeint war. Nach einem halben Jahr allerdings war anscheinend eine neue Verbindung in meinem Gehirn entstanden. Ich konnte nun treffsicher unterscheiden, wann welcher Fall eintreten würde. Ich konnte diese Wahrnehmung aber nie sprachlich beschreiben – da war niemand, der sie hätte vermitteln können.

Genau deshalb erscheint uns auch unsere eigene Zeitwahrnehmung so selbstverständlich, dass wir erst im Kontakt mit Menschen, deren Zeit anders zu funktionieren scheint, unsere eigene Taktung wahrnehmen. „Die Zeit ist strukturell in der Sprache verankert."[15]

Wenn Körper und Geist in immer neu zu findender Balance durch den Tag wandeln, wir unterschiedliche Modi in Spannung und Entspannung einnehmen, mal gehetzt, mal ruhiger, dann eine Verschnaufpause einlegen, sind Hippocampus und Neokortex in Kontakt und alles Erleben erhält einen mehr oder weniger klaren Marker, wird mit mehr oder weniger bewusster Wahrnehmung so gespeichert, dass ein Wiedererkennenswert entsteht: Das war doch in dem Jahr, bei der Gelegenheit, in dem Zusammenhang. Auch ohne bewusste Aufmerksamkeitslenkung wird beim bewussten Abruf deutlich: Das ist vorbei, das ist ferne Zukunft, das steht morgen an.

In dieser Zusammenarbeit entsteht auf Dauer das, was wir Gedächtnis nennen und was auch Erwartungen in die Zukunft umfasst. Denn wir gehen unausgesprochen davon aus, dass die Zukunft so sein wird wie das, was wir kennen. Und Menschen, die früh an der Integration gehindert wurden, entwickeln ein entsprechend löchriges, inkonsistentes Gedächtnis.

Sie merken diesen Unterschied aber auch im Alltag. Wenn Sie sich überlastet fühlen, lockert sich gleichzeitig mit der Zusammenarbeit der oben besprochenen Hirnareale auch Ihre Zeitwahrnehmung. Morgen erscheint Ihnen weit weg, Sie erinnern sich kaum an das, was Sie am Vormittag getan haben oder alles steht so nah vor Ihrem geistigen Auge, dass Sie meinen, sofort allen Anforderungen entsprechen zu müssen.

Wenn die raum-zeitliche Zuordnung nicht vollzogen werden kann, weil in der Notfallreaktion zwischen den älteren Säugetierarealen und den neueren, für willentliche Aufmerksamkeitsprozesse zuständigen eine Barriere der Dissoziation eingezogen wird, dann wird das Erleben nicht in dem Ablauf geordnet, mit dem wir normalerweise unsere Zeit einteilen. Der Anker fehlt, wird nicht gesetzt, beim Wiederaufruf flammt erneut nur Notfallerleben auf. Manchmal verfestigt sich das über Jahre, kann ein Mensch von selbst gar nicht mehr aussteigen aus dem hektischen Krisenerleben, dem Gefühl der Überforderung, dem ständigen Hab-Acht-Status.

Lassen Sie uns nochmal einen Blick auf den Zeitstrahl werfen.

---

15 Ulrike Küchler: Die Zeit entsteht im Kopf, in: ↗ https://vitruv.uni-tuebingen.de/ilias3/data/pr01/lm_data/lm_1171/ArtikelZeit.html; 24.8.2020.

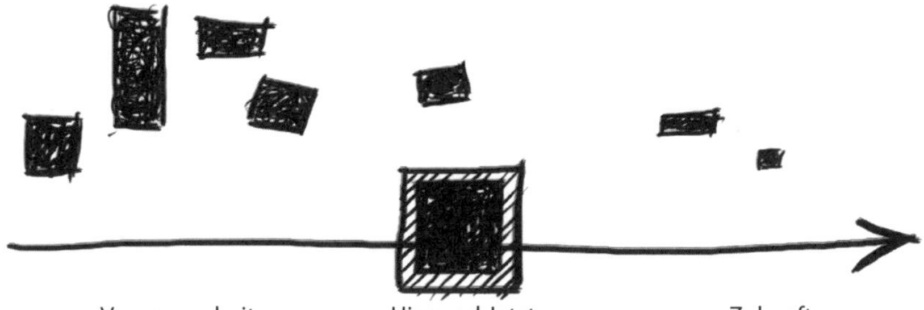

Abbildung 7: Zeitstrahl (aus: Hantke & Görges 2012; Grafik: Kai Pannen)

Notfallerleben ist zeitlos. Krisenerleben hat die Dringlichkeit des Überleben-Müssens, Vorher und Nachher existieren nicht, weil sie in diesem Moment nicht wichtig sind, weil alle Konzentration für das Überleben der Situation benötigt wird. Die Speicherung dieser Erlebenssequenzen erfolgt ebenso unverbunden, unmarkiert. Wir begegnen ihnen später als Flashbacks, deren Merkmal das überfallartige Einbrechen in unseren Alltag ist. Wir erleben diese Fragmente so, als seien wir wieder im Moment des ursprünglichen Erlebens. Warum? Weil keine raum-zeitliche Einordnung stattfinden konnte. Traumaassoziierte Erlebensbruchstücke sind dadurch gekennzeichnet, dass sie uns aus der Zeit fallen lassen.

Im supervisorischen Kontakt mit krisen- oder traumaassoziiertem Erleben sind wir gehalten, uns immer wieder klarzumachen, dass die Eigentümlichkeiten der Krisenwahrnehmung stets damit einhergehen, die Zeit in einer anderen Dimensionierung wahrzunehmen. Und dass im Notfall die verbale Kommunikation rapide an Bedeutung verliert, die nonverbale Kommunikation unserer Körper wesentlich wird. Wir wissen ja, dass selbst im reorientierten Normalfall die nonverbale Kommunikation mehr als 70 % der Botschaft bestimmt, die wir anderen mitteilen. Im Krisenfall ist eine noch schnellere Orientierung gefordert, deshalb reagieren wir zuerst immer körperlich. Vielleicht kennen Sie das aus Schreckmomenten oder Erschöpfungszuständen. Oder Sie können sich selbst gut an Situationen erinnern, wo allein die Anwesenheit einer ruhigen vertrauten Person die Situation völlig verändert und stabilisiert hat.

Ziehen Sie für einen Tag Kleidung an, die Sie sich nie kaufen würden, und gehen Sie damit in die Öffentlichkeit.

Die Probleme der Klient*innen mögen nicht die Probleme der Supervisand*innen sein, die wiederum unsere Kund*innen sind. Es muss noch nicht einmal eine strukturelle Gemeinsamkeit oder Betroffenheit vorhanden sein. Es reicht, dass da menschliche Körper miteinander in Kontakt gehen, um von

Körper zu Körper die Wahrnehmung weiterzugeben: Da droht Gefahr! Du musst jetzt handeln! Später wird es zu spät sein!

Es ist wichtig, dass wir hier unseren Auftrag traumasensibel bestimmen lernen. Und der lautet, dass ich meinen Körper optimal zur Ankerung nutzen muss, um eine Orientierung im Raum zu haben und darzustellen. Wenn ich mich im Hier und Jetzt verankere, dann wird mein Körper ein Anker für die anderen und auch mein Gegenüber wird befähigt, sich neu in Raum und Zeit zu orientieren. Erst dann kann ich gemeinsam mit meinem Klienten überlegen, welchen Begegnungsraum wir schaffen wollen und wozu. Wir müssen uns orientieren. Wir müssen eine gemeinsame Zeit(-Wahrnehmung) vereinbaren und überprüfbar machen. In unserer Arbeit wählen wir dafür den Hier-und-Jetzt-Bezug.

3. Standortbestimmung

3.1 Der Standpunkt bestimmt die Perspektive

Der Ausgangspunkt unserer Annäherung an andere, an unsere Arbeit, an Theorien und an Krisensituationen sind immer wir selbst, mit allem, was uns als Menschen und Professionelle ausmacht. Das sind unsere individuellen und beruflichen Hintergründe, die Erfahrungen der Familie, des Zusammenhangs, der kulturellen Umfelder, in denen wir herangewachsen sind, die sozioökonomischen, ökologischen, gesundheitlichen und klimatischen Bedingungen, in die wir geboren wurden und die wir im Lauf unserer Jahre verändert (erlebt) haben.

Auch die Fragen, die wir stellen, erwachsen aus dieser Perspektive. Wir arbeiten mit den Methoden, die sich aus unserer Sicht bewährt haben und uns für die Klient*in passend erscheinen. Dabei bleiben wir notwendigerweise in dem Rahmen, den wir erlernt haben. Oft verlassen wir die Grundlagen, die uns in den ersten Jahren vor allem nonverbal als kulturelle und sprachliche Übereinkünfte mitgegeben wurden, kaum, reflektieren sie nur im Not- oder Ausnahmefall, mit Sicherheit erst mit zeitlichem Abstand. Etwas anders zu tun bedarf der Entscheidung, der Auseinandersetzung und der Notwendigkeit, seien sie persönlicher, ökonomischer oder intellektueller Natur.

Raum und Zeitwahrnehmung sind wesentliche Kriterien unserer Weltwahrnehmung, der Selbstverständlichkeiten, mit denen wir in die Welt gehen. Diese individuellen Erfahrungen sind so frühe Mitteilungen unserer Bezugsgruppen, Kultur und Gesellschaft an uns, dass wir sie zeitlebens erst dann hinterfragen, wenn wir anderen Wahrnehmungen begegnen, uns von ihnen infrage stellen lassen.

In den letzten Jahren wurde im Zuge der neu aufgegriffenen Sexismus- und Rassismusdebatten auch die Frage nach den Privilegien der Herrschaftskultur, wie auch immer und wie jeweils unterschiedlich definiert, aufgegriffen. Wir wollen hier keine politisch-philosophischen Diskurse führen, aber wir wollen aufgreifen, was sich aus unserer Wahrnehmung dieser Diskurse für das traumasensible supervisorische Handeln ergibt.

Standort und Standpunkt entwickeln sich aus den frühen Erfahrungen und dem Hineinwachsen in unsere Umgebung. Wir nehmen Rollen ein und setzen uns ins Verhältnis. Wir haben sichere Ausgangspunkte oder prekäre Lebensverhältnisse. In keinem Fall sind wir allein überlebensfähig. Wir definieren uns – bewusst oder unbewusst – durch einen Platz in unserer Gesellschaft, der sich neben dem Platz anderer Menschen und anderer Positionen befindet. Vielleicht auch oberhalb der Positionen anderer? Unterhalb? Wer definiert die Perspektive, wer die Ordnung? In jedem Fall setzt sich unser Blickpunkt – im übertragenen wie im ganz konkreten Sinn – aus dem zusammen, was in unseren Standpunkt eingeflossen ist. Jede Perspektive ist einzigartig, und doch nutzt sie gemeinsam mit anderen die Strukturen unserer Gesellschaften, strukturiert sie dadurch immer wieder neu.

Gehen Sie morgens ohne Zahlungsmittel aus dem Haus.

Wir definieren gesellschaftliche Positionen, Perspektiven und Standpunkte mithilfe unterschiedlichster Kategorien: Klasse / Kaste / Schicht, Geschlecht / Gender, Rasse / Ethnie / Hautfarbe, Wohnort, Herkunft, Sprache, Alter, Gesundheitsstatus, kognitive Fähigkeiten, Bildungsniveau, Privilegien, Familienstand / Familiengröße, Sucht / Abhängigkeit, Zugang zu Produktionsmitteln, Kapital, Eigentum, Glück, Freiheit, Verfügung über die eigene Arbeitskraft, Zugang zu Waffen, Kraft / Macht / Position innerhalb einer Gruppe, Zugang zu kognitiven und körperlichen Fähigkeiten und deren Entwicklung, Zugang zu Nahrungsmitteln / Wasser / Luft etc. Diese Begriffe sind für die Eigendefinition unterschiedlich wichtig, und die Fremddefinition wird andere Begriffe aufrufen, als wir es in der Selbstbeschreibung tun. Wir brauchen die Konfrontation mit anderen Positionen, um unsere eigene erfassen zu können. Es muss von irgendwoher eine Verunsicherung meiner Welt und Wahrnehmung passieren, sonst kann ich nicht wahrnehmen, wie ich wahrnehme.

Krisen zeichnen sich dadurch aus, dass sie nicht dem Erwarteten und Erwartbaren entsprechen. Deshalb führen sie dazu, dass ich meinen Standpunkt und meine Erwartungen reflektieren und mich fragen kann, wie sie sich zusammensetzen und was sie an Ressourcen für mich und andere bereitstellen können. Nur, was ich im Hier und Jetzt wahrnehme, kann ich verändern. Aber will ich das?

Für mich (H.-J. G.), der als weißer, mittelständischer mitteleuropäischer Mann aufgewachsen ist, ist eine solche Veränderungsmotivation nicht sehr naheliegend. Da unsere Gesellschaft patriarchal und kapitalistisch strukturiert ist, legt sie mir nahe, meine Privilegien zu nutzen statt sie mit der Übernahme anderer (fremder) Perspektiven infrage zu stellen oder womöglich gar auf meine eigenen Privilegien zu verzichten. Ein Verzicht käme dem Zurückweisen einer Mahlzeit gleich, die ich jederzeit wieder erhalten kann und nur zum Wohle meiner eigenen Gesundheit oder eines Mit-Essers an einen anderen Platz verschiebe. Der Handelnde bleibe immer ich.

L. H.: Können wir überhaupt auf unsere Privilegien verzichten? Die grundlegendsten Privilegien sind ja schwer veränderbar: Hautfarbe, Geschlecht, Alter, körperliche Verfassung, Herkunft, Staatsangehörigkeit. Sie gewähren uns in unterschiedlicher Weise den Zugang zu Glück, Essen, Arbeit, Wasser, Luft, Gesundheit und Bildung.

Alle scheinbar veräußerbaren Privilegien ergeben sich aus der unterschiedlichen Bewertung der primären Privilegien: Dir als weißem Mann wird immer wieder der Hauptpart an unseren gemeinsamen beruflichen Tätigkeiten zugeschrieben, auch wenn ich den Löwinnenanteil erdenke und verdiene – einfach, weil da noch ein Mann ist. Dann muss es wohl letztlich an ihm liegen. Mich als alternde Frau umgibt kein Nimbus des Best Agers. Dafür sinkt mit dem Alter die alltägliche Angst vor Vergewaltigung und sexueller Ausbeutung. Beides kennst du nicht. Und wir beide haben aufgrund unserer normgerechten Körper und weißen Haut noch nie erfahren, wie es sich anfühlt, mit permanenten Anfeindungen und Abwertungen im Alltag – ohne Ansehen der Person – umgehen zu müssen. Wir sind zum privilegierten Zeitpunkt in einem der reichsten Länder der Erde geboren und allein deshalb mit einer Unmenge von Privilegien ausgestattet worden, die wir verdammt schwer auflösen können.

*Auf dieser Grundlage sind wir die geworden, die wir sind, und der einzige – wenn auch unleugbare – Hauptwiderspruch ist der zwischen Mann und Frau. Wir sind psycho-sozial-ökonomisch-ökologische Gewinner*innen, ohne diesen Kampf jemals gefochten zu haben.*

Sollten wir diese Privilegien nicht nutzen, um die Handlungsspielräume auch der Menschen zu erweitern, die in unserer Gesellschaft mit weniger Möglichkeiten ausgestattet sind? Ist das dann Pater- oder Maternalismus? Ist es nicht so, dass wir einfach nicht rauskommen aus dem Spiel und deshalb mit offenen Karten spielen müssen?

Ausgangspunkt traumasensiblen Handelns ist immer die eigene Präsenz, die eigene Orientierung im Raum; wir werden das in den Standards noch einmal aufgreifen. Eine gelingende Selbstverortung ist folglich unabdingbar. Nur indem wir uns klar machen, welche Einflüsse unsere Wahrnehmung definieren und was sie für unser Sein und unsere Möglichkeiten in der Welt bedeuten, können wir uns in den unterstützenden Kontakt mit anderen begeben, die andere Hintergründe haben. Uns der eigenen Perspektive klar zu werden, heißt wahrzunehmen, was sie einschränkt. Und den eigenen Standpunkt klar zu machen, heißt das Terrain zu übersehen, das wir einnehmen, aber auch unsere Grenzen definieren zu können. Erst dann können wir an diese Grenzen gehen und Kontakt zu denjenigen aufnehmen, die auf der anderen Seite stehen, gemeinsame Gebiete erklären, Zugehörigkeiten verhandeln, gemeinsame Unternehmungen planen. Dass dies bei aller Selbstbewusstheit kein einseitiger Akt sein kann, versteht sich von selbst. Wie beschränkt unsere Mittel dazu sind, macht schon die Einengung durch die Begrifflichkeiten der von uns internalisierten Sprache deutlich. Wir können sie nur im Austausch erweitern.

3.2 Frühe Entwicklung

Unser Gehirn und seine Verknüpfungen entwickeln sich maßgeblich im Mutterleib und in den ersten Lebensjahren. Der Hippocampus ist erst mit Ende des dritten Lebensjahrs vollständig entwickelt, das Zusammenspiel mit der Großhirnrinde braucht Jahre, bevor es ausreichend erprobt ist. Das korrespondiert im Übrigen mit der Wahrnehmung, dass unsere Erinnerung nicht sicher vor das dritte Lebensjahr zurückreicht. Das egozentrische Weltbild verliert sich erst um den Schulbeginn herum, abstraktes Denken wird erst möglich, sobald die Koordination zwischen den verschiedenen Gehirnregionen optimiert ist. Viele und entscheidende Jahre unseres Lebens basiert unsere Orientierung in der Welt auf nonverbaler Kommunikation und Rückversicherung durch einen Blick auf andere. Sind sie ruhig, bleiben wir es auch.

Die Entwicklung des Gehirns und die der Kooperation von Denker*in und Häschen ist störanfällig und bedarf der stetigen Unterstützung und Regulation von außen durch die erwachsenen Bezugspersonen. Ein Baby merkt nicht, dass es Hunger hat. Das, was wir später Hunger nennen, überfällt es unangekündigt und Schreien ist sein einziger Ausweg. Hoffnung hat eine Vorstellung von Zukunft zur Voraussetzung, sodass die Abhängigkeit von der zügigen und angemessenen Beantwortung des Schreis absolut ist. Relativierung kann es nur geben, wenn man Unterschiede ausmachen kann. Wenn niemand kommt, bleiben nur Hilflosigkeit, Einsamkeit und Schmerz. Erst wenn die Beantwortung des Schreis zuverlässig hunderte Male stattgefunden hat, kann die vertraute Stimme aus dem Nebenzimmer („Ich komme gleich“) ein paar Sekunden Innehalten auslösen, bevor der Schrei sich erneut Bahn bricht, weil mehr als Zögern noch nicht geht. Gelingende Selbstberuhigung setzt jahrelanges Training voraus, und die Qualität der Trainer*innen ist, wie wir wissen, hier entscheidend. Wir lernen nur am Beispiel, wie das Häschen beruhigt werden kann.

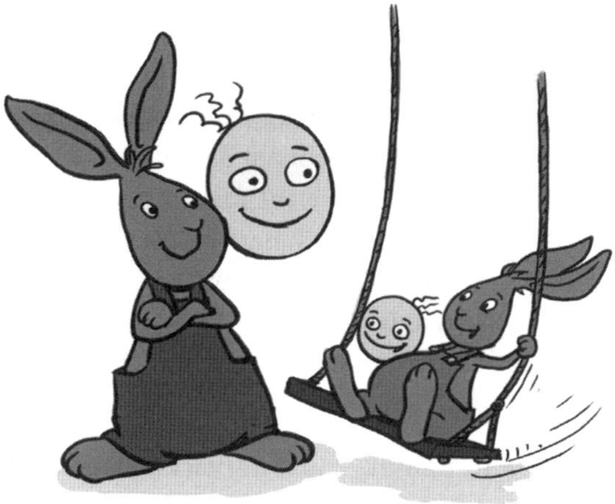

Abbildung 8: Das Häschen beruhigen (aus: Hantke & Görges 2012; Grafik: Kai Pannen)

Der Ressourcenbereich eines Menschen ist wie bei jedem Säugetier im Kindesalter von der Qualität der Versorgung abhängig. Eine Regulation von Spannung und Affekten ist für Babys und Kleinkinder zunächst nur von außen möglich, durch fürsorgliche Erwachsene oder größere Kinder. Selbstberuhigung oder eigene Anregung ist auf ein Schaukeln des Körpers, das Fingerlutschen oder Schreien beschränkt. In dem Maß, wie die Erwachsenen die Aufgabe der Regulierung übernehmen, lernt das Kind, sie auf sich selbst anzuwenden, wenn es weit genug entwickelt ist. Die Denker*in entwickelt sich genauso, wie die Reaktionen des Säugetierkörpers sich an die jeweilige Normalität anpassen. Im besten Fall wächst ein breiter Ressourcenbereich. Doch jede Notfallreaktion macht ihn wieder schmaler.

Je besser die Zusammenarbeit zwischen Denker*in und Häschen funktioniert, desto eher kommen wir auch in komplexen Lebenssituationen mit den Anforderungen zurecht. Empathie, die Fähigkeit, mich in das Erleben meiner Supervisand*innen einzufühlen, setzt zunächst voraus, dass mein Körper in der Lage ist, die Signale von außen aufzugreifen, die Häschen-zu-Häschen-Kommunikation herzustellen. Habe ich diese Einstimmung selbst früh erfahren, so wird mein Körper automatisch Signale meines Gegenübers auffangen, die im nächsten Schritt durch meine Denker*in bewusst interpretiert werden. Ich werde unterscheiden, ob diese Reaktion ein altes Schema meinerseits darstellt oder eine nonverbale Botschaft der Supervisandin oder des Supervisanden sein mag, die ich dann verbal erfragen kann.

Sprechen Sie einen Tag lang auch dann nicht, wenn Sie angesprochen werden.

Was Zeit- und Raumwahrnehmung angeht, so sind wir bei unserer Geburt ein völlig unbeschriebenes Blatt. Säuglinge existieren im Zustand des absoluten Erlebens oder der absoluten Dissoziation. Nur wir Erwachsenen können die Existenz von kleinen Kindern als Zentrierung im Hier und Jetzt erleben, weil wir andere Zeitwahrnehmungen kennen. Kleinkinder nehmen das wahr, was sie jeweils spüren, sehen, schmecken, hören, riechen und vielleicht auch ahnen. Aber sie ordnen nicht in jetzt und nachher ein, sie kennen keine Zeit danach, keinen anderen Ort, an den sie sich wünschen können. Das zu entwickeln, dauert lange fünf bis sieben Jahre und ist in der Theorie des Egozentrismus (siehe Kap. 3.3) von Piaget gefasst und durch viele Forscher*innen nach ihm in neue Zusammenhänge gestellt und differenziert worden.

Wenn wir ressourcenorientiert an die frühe Entwicklung von Menschen herantreten, dann muss diese extreme Verletzlichkeit und Unvoreingenommenheit der ersten Jahre unserer Art zu etwas nutze sein. Und schnell werden wir die Antwort in Kultur, Sprache, Ausdifferenzierung und Komplexität menschlicher Weltpassung finden: Um all das mit aufnehmen zu können, um die unterschiedlichen Habitate bewohnen zu können, in denen Menschen überleben, um die kulturellen Leistungen nachvollziehen zu können, die in den unterschiedlichen Lebensräumen entwickelt wurden, braucht es eine lange Zeit der Einführung und Erprobung. Nicht nur die des Körpers (wird er überleben?), sondern auch die des Geistes: Welche Tugenden und Geisteskräfte werden hier gefordert? Welche Gesellschaft sucht hier ihre Fortführung? Welches Ziel ist mit dem Dasein verbunden?

Das alles sind keine Lehrinhalte, die auf Großhirnrindenebene eingespeist werden könnten wie verschiedene Seiten einer Wissenssammlung, sondern elaborierte Programme zur Beherrschung von Kälte, Atmung, Konzentration, Gedächtnis, Kontakt, Sprache, Anbautechniken, Naturverständnis usw. Sie werden zusammen mit der Sprache der Körper zum ersten Mal absorbiert. Und in Lautsprache übersetzt differenzieren sie Wahrnehmung und Bewertung.

Unsere Sprache ist die Vermittlerin zwischen Individuum und Kultur, sie formt durch Grammatik und Art ihrer Konstruktion unsere Wahrnehmung der Welt und verändert durch diese Wahrnehmung gleichzeitig Welt und Sprache. Mithilfe der Sprache, die in unserer Umgebung gesprochen wird, wachsen wir in die uns umgebende Kultur und deren Regeln. Tabus sind Sachverhalte und Regeln, für die es keine Worte gibt, weil sie verschwiegen werden. Jede*r weiß um sie, doch keine*r kann sie benennen. Was besprochen wird, was begriffen werden kann, erfahren wir im Spracherwerb, in enger Verknüpfung zwischen der entstehenden Denker*in und dem sich ausdifferenzierenden Häschenkörper.

Ich werde also in diesen ersten Jahren sehr wesentlich Teil der mich umgebenden Strukturen. Und werde mich mein Lebtag nicht gänzlich daraus befreien können. Ich mag die Inhalte tauschen, den Kontext verändern, die alten Werte über Bord werfen, mich gegen Gewordenheiten auflehnen. Unter normalen Umständen wird mein Körper sich entspannen, wenn ich die mir vertraute Sprache höre, werden meine Füße das Gras meiner Kindheit an den Füßen wiedererkennen und ich werde schmunzeln, wenn ein Marmeladenglas der Marke gleicht, die ich als Kind heimlich aus dem Vorrat geholt habe. Selbst da, wo frühe Gewalt den Alltag strukturiert hat, bleibt doch die Anpassungsleistung des Körpers, der überlebt hat, die Grundlage meines Wohlgefühls. Das Vertraute ist es, das uns unwillkürlich anzieht – nicht immer zu unserem Nutzen.

Es ist also nicht unbedeutend, was uns in den ersten Jahren umgeben, man sagt auch oft: geprägt hat. In den ersten Jahren wird unsere Raum-/Zeitwahrnehmung zusammen mit der Substanz gebildet, die dafür in unserem Gehirn zuständig ist, dem Hippocampus. Was wir in diesem Zeitraum erlebt haben, werden wir suchen, wird unser Körper als vertraut wahrnehmen, wird sein Bezugssystem.

Ich habe in meinen ersten fünf Jahren mit fünf Menschen auf 50 Quadratmetern gewohnt. Wir drei Kinder hatten ein gemeinsames Zimmer, meine Eltern schliefen im Wohnzimmer, das in der Nacht umgebaut wurde. Man musste leise sein, weil die Nachbarn sonst mit dem Besen an die Decke klopften. Unser Mobiliar bestand fast nur aus Obstkisten, und mein Bruder kannte alle Kennzeichen der Autos, die auf dem Platz neben dem Haus parkten.

Inzwischen habe ich sehr viel mehr Platz zur Verfügung, und ich liebe es, allein zu sein. Aber am liebsten kuschele ich mich in eine Ecke, wenn meine Familie zusammenkommt. Bei einem Streit mache ich noch immer die Fenster zu. Bei einem Auto fällt mein erster Blick aufs Nummernschild und ich kann es schwer aushalten, nicht zu wissen, welche Stadt damit bezeichnet wird. Ich kann feststehendes Mobiliar nicht leiden, alles muss beweglich sein und viele Möglichkeiten der Nutzung aufweisen.

Und es fällt mir immer noch schwer, nicht wütend zu werden, wenn Gegenstände oder gar Essen sorglos behandelt werden.

Was dürfte in Ihrer Supervision auf keinen Fall passieren? Stellen Sie sich vor, es passiert.

Das Missverständnis der Idee einer frühen Prägung ist deren angebliche Unveränderbarkeit. Selbstverständlich können wir diese unwillkürlichen Vorlieben und Impulse verändern. Allein, es braucht einen langen Atem dafür und viel Engagement. In Krisen greifen unsere Hasenkörper gerne auf die alten Sichtweisen zurück. Oft ist es schmerzhaft oder lästig, mit den alten Mustern konfrontiert zu sein, wenn das Häschen doch wieder schneller als die Denker*in ist. Machen wir uns auf die Suche nach den Ressourcen in den alten Reaktionen, sie sind ja Teil unserer Krisenkompetenz.

3.3 Egozentrismus

Es ist ein merkwürdiges und im Erwachsenenalter kaum einsichtiges Phänomen, wie Kinder bis zum Vorschulalter die Welt wahrnehmen. Noch bis ins sechste, manchmal siebte Lebensjahr hinein sind sie unfähig, die Perspektive anderer vollumfänglich einzunehmen.

Vielleicht protestieren Sie nun angesichts der hochintelligenten, wachen und sprachlich elaborierten Wohlstandskinder, die Sie umgeben: Meine Tochter kann das, natürlich kann sie unterscheiden, was ich von meinem Platz aus sehe und wie sich das von ihrer Wahrnehmung unterscheidet. Suchen Sie doch einfach mal im Internet unter den Stichworten „Drei-Berge-Versuch“ und „Egozentrismus“. Dort finden Sie immer wieder Eltern, die versuchen zu beweisen, dass ihre Kinder intelligent genug sind, die gestellte Aufgabe zu erfüllen. Und doch ist das vor dem Alter von ca. fünf bis sechs Jahren nicht zu schaffen. – Um welche Aufgabe geht es?

Auf einem Tisch stehen drei Berge, davor und daneben unterschiedliche kleine Tiere und Spielsachen, sodass die Figürchen nicht von allen Plätzen aus gleichzeitig wahrgenommen werden können. Das Kind kann das Modell von allen Seiten betrachten, sich auch auf die verschiedenen Stühle setzen und beschreiben, was es jeweils wahrnimmt. Dann wird es wieder auf seinen Ausgangsstuhl platziert, der*die Erwachsene nimmt einen anderen Stuhl ein und fragt das Kind, was es von seinem eigenen Platz aus sieht. Natürlich weiß es das und berichtet dementsprechend. Fragt man es jedoch, was denn der*die Untersucher*in von ihrem*seinen Platz aus wahrnimmt, benennt es bis zum Alter von ca. fünf bis sechs Jahren aber durchweg nur die eigene Sichtweise.

Es gibt eine ganze Forschungsrichtung, die sich mit dem Übernehmen fremder Perspektiven und der Konzeptbildung bei Kindern beschäftigt, die Theory of Mind.

Was sagt uns das? Es lässt uns erahnen, wie eng verknüpft die Wahrnehmung von anderen mit unserer eigenen Perspektive auch später, vor allem in Krisenzeiten, bleiben muss. Wie wesentlich es ist, den eigenen Standpunkt zu bestimmen – und das Relativieren dieses Standpunkts zur täglichen Übung zu machen. Und es hat weitere Implikationen, die wir im nächsten Kapitel betrachten.

3.4 Ausgangspunkt Familiendynamik – das Traumaviereck

Ein Teil der alten Gewordenheit sind die Dynamiken, die wir selbst in unseren Herkunftskontexten erlebt haben. Wir nehmen sie zusammen mit unseren supervisorischen Tools mit in den Beratungsalltag, und sie treffen dort auf die Dynamiken der Supervisand*innen, die wiederum die Spannungsmuster der Klient*innen aufgenommen haben und in die Supervision tragen. Prämisse für den Ausstieg aus diesen Dynamiken (den wir später in Teil III beschreiben) ist, uns über die eigenen Gewordenheiten und Spannungsmuster klarzuwerden, um Traumadynamiken verstehen und nutzen zu können.

In meinen Supervisionsprozessen passiert es mir immer wieder, dass ich am liebsten alles hinschmeißen und weglaufen würde. Immer dann, wenn sich im Team die Rollenverteilung in den Konfliktmustern wiederholt, muss ich sehr an meinem Außenkontakt arbeiten, damit ich nicht in Hilflosigkeit, fast einem Gefühl von Agonie versinke. Ich weiß schon, dass ich da lange Abende im Familienkreis vor mir sehe, in denen Flucht verboten und Brettspielen erzwungen war. Aber ich komme nur dagegen an, wenn ich an diesen Stellen sofort aufstehe und alle sich umsetzen lasse. Am besten suche ich mir dann einen Platz am Flipchart. Der Kleinen in mir signalisiert das erwachsene Überlegenheit.

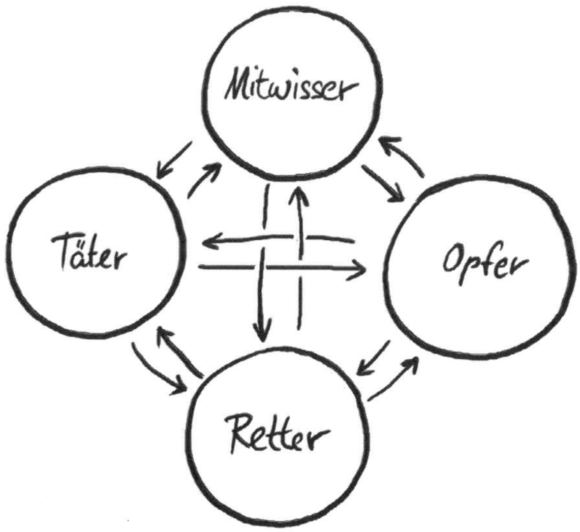

Abbildung 9: Traumaviereck (aus: Hantke & Görges 2012; Grafik: Kai Pannen)

In Bezug auf die eigenen, in der Kindheit strukturierten und in späteren Ereignissen weiterentwickelten Spannungsmuster beziehen wir uns auf das Modell des Traumavierecks, um durch Notfallreaktionen und Hochspannungssituationen entstandene Muster zu beleuchten. Und darin finden wir ein Schema, die Verwicklungen des eigenen Körper-Geist-Zusammenhangs mit anderen Körper-Geist-Zusammenhängen im Raum zu beschreiben, Dynamiken zu erfassen und damit eine Grundlage zu gewinnen, auf der wir uns distanzieren und eine neue Position einnehmen können. Um dann neu zu entscheiden: Was will ich tun? Ich welche Richtung will ich mich bewegen, ohne mich von der Familie, Gruppe, Dynamik zwingen zu lassen?

Teil unseres Gewordenseins ist die Art der Beziehungsgestaltung, die wir im Kontakt mit unseren ersten Bindungspersonen bzw. der sie umgebenden Welt gelernt haben. Hier geht es zum einen um die Art der Beziehung, die wir erlebt haben, die Art der Bindung, die wir haben aufbauen können. Zum anderen, und das ist die enger traumasensible Betrachtungsweise, die wir hier vorschlagen, geht es um die Dynamiken, die wir erlebt haben, die Art und Weise des Umgangs und die Rollenverteilung in Spannungssituationen. Wenn wir Ihnen hier das Traumaviereck vorstellen, damit Sie sich selbst darin verorten, dann geht es nicht darum, dass Sie sich nun die Traumata ansehen müssen, die Sie – vielleicht – innerhalb der Herkunftsfamilie erlitten haben. Es gibt auch dann, wenn Sie eine nette und bergende Kindheit erlebt haben, sich wiederholende Situationen, in denen Sie eine bestimmte Rolle eingenommen haben, die mit den Positionen in diesem Analyseschema beschreibbar sind. Es geht also eher um eine offene Betrachtung von Spannungsmustern und Einladungen, die Ihre Reaktionen geprägt haben: Gehen Sie eher in die Ober- oder in die Unterspannung? Ducken Sie sich eher weg oder regen Sie sich auf? Welche Rolle nehmen Sie innerhalb einer Gruppe ein?

Wir speichern als Kinder alle Umgebungsstrukturen als Teil unserer eigenen Erfahrung: Das haben wir in der kurzen Erklärung zum Egozentrismus betrachtet. Und wir speichern sie nicht als etwas, das unterschiedlichen Akteuren zugeordnet ist, sondern nehmen alles auf, wir selbst stehen im Mittelpunkt. Wir passen uns körperlich, emotional und sprachlich, im Fragen, im Austausch, in intensiver Beschäftigung mit einem Buch, mit einem Bild, im eigenen Spiel und kreativen Tun in unsere Umwelt und die dortigen Gepflogenheiten ein. Wir nehmen sehr lange nicht wahr, dass andere Menschen andere Motive haben als wir, dass Handlungen nicht auf uns bezogen sein können, dass etwas, was in unserer Welt existiert, nicht überall genauso ist. Wir wachsen in unsere Umwelt hinein, passen sie uns an, passen uns ihr an. Akkommodation und Assimilation hat Jean Piaget, der Schüler Pierre Janets, das genannt (Piaget 1959).

Schon die ruhigen Formen des sozialen Lernens bilden Verhalten und Muster aus. Kommen Gefahr, Abruptheit, Unvermitteltheit in Kombination mit Unsicherheit, Angst und Hilflosigkeit hinzu, so wird dieses Muster genauso abgespeichert wie die individuelle Reaktion auf eine belastende Erfahrung. Oft ist diese Spannungsdynamik im ruhigen Alltag gar keine Option. Im Moment der Krise und der Verunsicherung kommt sie aber urplötzlich und oft unerwartet zum Tragen.

Färben Sie Ihr Haar bunt.

In Familie Sonnenschein sind Mama, Papa, der große Tim und die kleine Lucy im Allgemeinen ein gutes, eingespieltes Team. Mama ist beruflich außer Haus, Papa viel im Homeoffice, das Kochen übernimmt meist er, und Lucy hilft dann gerne. Tim zieht sich lieber zurück und ist genervt, wenn Lucy seine Bücher durch die Wohnung trägt. Aufs Abendessen freuen sie sich alle, und hinterher kommt sogar Tim aus seinem Zimmer und genießt die Spiel- und Planungsatmosphäre vor dem Schlafengehen.

Wenn Mama zu Hause bleiben muss, weil Lucy krank ist oder der Arbeitgeber mal wieder auf Kurzarbeit umstellt, ändert sich das Bild. Mama fühlt sich eingesperrt, Papa macht nichts mehr richtig. Und warum zieht sich Tim immer zurück? Lucy hängt ihr zu eng am Bein und Papa könnte auch mal den Mund aufmachen! Je stärker Mamas Spannung steigt, desto höher wird auch Lucys. Papa und Tim stellen sich tot, was Mamas Anspannung verstärkt. Letztlich ist es meist Lucy, die ihre Spannung nicht mehr regulieren kann, sich an einer unscheinbaren Stelle verweigert. Mama hält dagegen, Papa stellt sich dazu, weiß aber nicht, was er machen soll. Mama schreit, Tim kommt aus dem Zimmer und zerrt Lucy weg, schon fängt er sich eine Ohrfeige. Mama erschrickt, Tim stapft heulend in sein Zimmer, Mama stellt sich davor, halb flehend, halb begründend schreit sie weiter durch die Tür. Lucy weint, Papa nimmt sie auf den Arm.

Na ja, Sie kennen das. Und Sie können sich vorstellen, dass es einen Unterschied macht, ob Sie als Supervisor*in in Krisensituationen Tims Vorgeschichte haben oder die von Lucy.

Bezeichnen wir die Position der Mutter in dem kleinen Drama als die **Täterin**. Lucys, aber auch die Tims Rolle ist die des **Opfers**, mit sehr unterschiedlichen Reaktionen. Tim ist aber zunächst auch **Retter** für Lucy, wobei der Vater vor allem eine hilflose Randposition einnimmt. In unserem Bild wäre er der **Mitwisser**, der – aus welchem Grund auch immer – die Dynamik laufen lässt und hinterher die Scherben aufsammelt (Lucy auf den Arm nimmt).

Stellen wir einige Hypothesen darüber auf, was passieren könnte, wenn diese vier Personen Supervisor*innen werden würden – einmal nur von dieser Situation ausgehend. Und natürlich ist das in keiner Weise zwangsläufig, sondern einfach ein Gedankenspiel. Sie werden an sich selbst überprüfen, welche Rollen Sie „gerne" einnehmen und womit das zusammenhängen könnte.

Die *Mutter* – woher auch immer sie die eigene Not im Umgang mit Spannung und fehlender Fluchtmöglichkeit hat – würde in einer angespannten und unübersichtlichen Situation vielleicht eher mit erneuter Anspannung reagieren und könnte sich im Vorfeld unklarer Supervisionssituationen um die eigene Entspannung und um Gelassenheitsübungen kümmern.

Der *Vater* würde vielleicht gar nicht Supervisor werden. Seine Bereitschaft, sich mit Spannungsfeldern auseinanderzusetzen, scheint nicht so sehr ausgeprägt. Falls er dennoch diese Laufbahn einschlägt, wird er das Team eher machen lassen und dafür sorgen, dass alle gut versorgt aus dem Raum gehen.

Tim hätte in Krisensituationen sicher eher mit widersprüchlichen Impulsen zu kämpfen, Fluchttendenzen könnten sich mit schnellen Parteinahmen abwechseln. Und *Lucy* würde sich beim Auftauchen der Teamleitung, die versucht, den Ablauf an sich zu reißen, so sehr anspannen, dass sie zu keinem klaren Gedanken mehr fähig ist.

Ist klar geworden, was wir mit dieser Übung bezwecken?

Wir sollten uns unserer erlernten Positionen bewusstwerden und vorbauen, um sie nicht in Endlosschleifen zu reproduzieren, wenn wir als Erwachsene in ähnliche Muster geraten. Bei uns, den Supervisand*innen oder deren Kund*innen. Denn Spannungsmuster sind die Währung der Häschen. Und die stehen in regem Austausch, auch wenn die Großhirnrinden-Denker*innen noch meinen, die Metaebene nie verlassen zu haben. 70 % der Interaktion, auf die wir reagieren, ist nonverbal … (siehe auch Hantke & Görges 2019, S. 47).

Es sind die klassischen Rollen antiker Dramen, in die wir da eingeladen werden. Wir nennen sie Täter*in, Opfer, Retter*in und Mitwisser*in, die vier Ecken unseres Traumavierecks. Der neuzeitliche Hintergrund dieser Bezeichnung stammt aus der Transaktionsanalyse, in der Stephan Karpman im Dramadreieck drei Rollen beschrieb: Verfolger, Opfer und Retter.[16]

Wir haben die Mitwisser*in dazugenommen, weil sie uns gerade in Supervisionen innerhalb von Institutionen immer wieder begegnet: die Position derer, die sich

16 Karpman (1968): (Fairy tales and script drama analysis. Transactional Analysis Bulletin 7 (26), S. 39–43, zitiert nach ↗ https://de.wikipedia.org/wiki/Dramadreieck, 10.8.2018.

raushalten, die lieber nichts gewusst haben. Das vielleicht, und oft sicher, aus eigenem Opfererleben oder / und der Angst heraus, etwas Falsches zu tun. Uns hat die Position an den Nationalsozialismus in Deutschland erinnert, und wir nehmen sie vor allem auch deshalb mit ins Analyseschema, damit es nicht wieder heißt, wir hätten nichts gewusst.

Die Opfer-Position ist durch Hilflosigkeit gekennzeichnet. Das Gefühl von Kontrolle ist entglitten, Ohnmacht und Ausweglosigkeit sind bestimmend. Der Atem wird flach, wir sind gefangen in der Situation. Die Spannung mag sehr niedrig sein, dann verharren wir eher. Sie kann aber auch hochschnellen, ohne Möglichkeit der Entladung. Der Wechsel in die Täter*innen-Position passiert im Nachgang dann schnell, sind beide doch eng verbunden.

In der Täter*innen-Position steigt die Spannung über das normale Maß; Körper und Muskeltonus zeigen das an. Manchmal merken wir es selbst erst dann, wenn unser Gegenüber sich verspannt, ängstlich oder genervt reagiert. Es ist die Position desjenigen, der mittels Anspannung und Machtaufbau versucht, die Situation unter Kontrolle zu bringen, und dem es in dem Moment egal ist oder gar nicht auffällt, dass andere dabei auf der Strecke bleiben.

Stellen Sie eine Stunde lang einen Radiosender mit einer Ihnen unbekannten Sprache ein und versuchen Sie herauszufinden, worum es geht.

Ohne Opfer kein Täter und umgekehrt. Vor allem dann, wenn diese Muster früh abgespeichert wurden, wechseln sie auch schnell untereinander hin und her. Denken Sie etwa an die Supervisionsgruppe, die Sie noch zusätzlich übernommen haben, obwohl Sie eigentlich gar keinen Platz mehr hatten. Und die nun so furchtbar fordernd ist! Vor allem, wenn der Abteilungsleiter dabei ist, würden Sie am liebsten weglaufen oder reinschlagen. Es sind eben auch zwei nah nebeneinander liegende Verhaltensvarianten in der Notfallreaktion.

Die **Retter*in**nen-Position ist die Paraderolle der psychosozialen Arbeit. Man sollte einmal eine Studie entwerfen, um herauszufinden, wie hoch hier der Prozentsatz von Geschwistern ist, die versucht haben, die Mutter vor dem Vater, die Schwester vor der Mutter, die Kleine vor dem großen Bruder zu bewahren. Damals ist es vermutlich nicht gelungen, aber vielleicht schaffen sie es jetzt.

In der **Mitwisser*in**nen-Position weiß man etwas, wovon man gar nichts wissen will. Man hätte so gerne, dass es nicht passiert. Und wenn man nicht drüber redet, dann ist es vielleicht auch nicht so schlimm. Weil nach dem Ereignis ja alles wieder rund läuft. Es hat doch gar keine Spuren hinterlassen, das Kind mag die Mutter doch immer noch, und sie hat sich ja entschuldigt. Aber jenes Krisenwissen wird nur in Krisen abgerufen, und die „Normalität" sagt nichts über die unverarbeitete Belastung aus. Es fühlt sich besser an, das so zu denken. Denn oft haben die Mitwisser*innen selbst erfahren, wie es sich anfühlt, Opfer zu sein. Und niemand hat etwas gesagt.

Die Rollen sind nicht fest verteilt und wechseln je nach Situation, das sei hier festgehalten. Zum einen erzwingt jeder Kontext, jede neue Situation die Einnahme anderer Rollen. Zum anderen sind all diese Rollen als Teil einer Situation gespeichert. Vor allem dann, wenn wir beim Erleben des Prototyps noch im Vorschulalter oder jünger waren. Wir speichern die gesamte Situation ohne die Möglichkeit, die Positionen voneinander zu trennen. Natürlich kann auch ein dreijähriges Kind schon sagen: „Der hat mich gehauen!" Aber es wird ohne mit der Wimper zu zucken in der nächsten Situation mit gleicher Wucht zuschlagen, weil das der andere Teil der Information ist, den der Körper abgespeichert hat. Zwischen Opfer und Täterschaft passt kaum ein Blatt, verarbeitungstheoretisch betrachtet. Das ist die Erklärung, mit der wir informierter an die Welt herangehen und Verantwortung übernehmen können.

Wenn Sie also in Spannungsfeldern oder Krisensituationen sich wiederholende Rollen einnehmen, so hat das in unserer Theorie damit zu tun, dass Sie diese Position aus frühem Erleben wiedererkennen und nun in die entsprechende Rolle geraten, um das bekannte Spannungsmuster wiederherzustellen. Ändern sich also die Körper- und Kräfteverhältnisse, so werden aus Opfern leicht Täter*innen oder Mitwisser*innen. Die Rollen sind nicht festgelegt, aber die Szene ist aufgebaut.

Ob wir mitspielen und welche Rolle wir einnehmen, hängt davon ab, ob wir das Bühnenbild erkennen und uns entscheiden können. Oder hineinschlüpfen, wie ein Kind auf den Schoß der Eltern, und uns einfach nur zu Hause fühlen.

Als kleines Kind übernehmen wir passenderweise die Rolle des kleinen Kindes, oft als klassisches Opfer. Sind wir aber erwachsen, so bietet sich eher die Täter*innen- oder Mitwisser*innen-Rolle an. Erst dann allerdings, wenn eine jüngere, schwächere Person die ursprünglich uns zugedachte Opferrolle glaubhaft übernehmen kann. So erklärt sich, wie aus Opfern so schnell und häufig Täter werden können. Sándor Ferenczi hat diesen Vorgang – noch ohne jeden Zugriff auf die neueren Forschungen zur Neurophysiologie – mit der Konzeption des Täterintrojekts schon 1933 sehr treffend beschrieben (Ferenczi 1933).

3.5 Wo stehen Sie also?

Wir sehen: Die ersten Jahre sind beherrscht vom Lernen in Mustern, in Webteppichen aus Formen, Nähe-Distanz-Bewegungen, Interpretationen, die wir erst nur mittels der sie übersetzenden Taten verstehen. Wir lernen Bewegung und Tanz der Personen, mit denen wir aufwachsen, und werden aufgehoben, aus dem Spiel gelassen, einbezogen, mitgezogen, ausgesetzt, versichert, verängstigt und wieder aufs Neue eingeordnet in eine Gruppe, in der wir eine Rolle übernehmen. Viele Rollen, wenn wir die Vielzahl der Gruppen betrachten, denen wir angehören. Stationen im Leben, Verschiebungen in der Geschwisterreihe, neue Notwendigkeiten in Flucht, Tod, Scheidung, Umzug, was auch immer unsere Leben prägt.

In diesen Jahren ist der Vorrang des Häschens, des Säugetiers noch so deutlich in uns, dass wir dessen Erfahrung oft vergessen, wenn wir älter geworden sind und uns als Erwachsene über unsere Vernunft definieren. Die Zeit der Orientierung an Spannungsmustern, Vorbildern und Rollenvorgaben scheint vorbei, die Zeit der Impulse, der Schutzsuche und der Einpassung in das, was uns eben zur Verfügung steht. Bei genauerer Betrachtung unserer eigenen Geschichte wird deutlich, weshalb unsere Körper sich eher schnell verspannen oder wie tot in der Ecke liegen, wenn die Wogen um uns hochschlagen. Es sind früh gelernte Muster, die wir auch aufrufen, wenn später wieder einmal Verunsicherung eintritt.

Fällt Ihnen im Revue-passieren-Lassen der Protagonist*innen Ihrer Geschichte eine Person ins Auge, die Sie geerdet hat? Die anders als die anderen einfach nur da war und Ihnen selbst in Momenten, in denen sie nicht da war, Orientierung gab? Vielleicht kann sie auch Vorbild sein für das, was in der Krisenbegleitung nun Ihre eigene Rolle sein wird: präsente Orientierung und gelebte Einladung zu sein, mit Ihnen zusammen einen gemeinsamen Raum einzunehmen und darüber nachzudenken, was die nächsten Schritte sein können.

Teil II

Trauma- und krisensensible Standards

4. Entwicklung der Standards

Die Arbeit mit traumatisierten Menschen hat eine lange Geschichte, deren Entwicklung in den letzten 50 Jahren wohl am treffendsten von Bessel van der Kolk beschrieben wurde. Wir möchten hier explizit auf den Überblick dieses Vorreiters der neuen Traumatheorie und -therapie in seinem Buch *Verkörperter Schrecken* verweisen (van der Kolk 2015).

Im Zentrum des Umgangs mit traumatisierten Menschen standen sehr lange ausschließlich die psychischen Folgen der erlebten Hilflosigkeit und Gewalt. Das ist zunächst oft ein vollständiger Verlust jeder Orientierung und Gewissheiten, begleitet von Erniedrigung und Verrat, dem Verlust von Menschen, Bezügen, Erwartbarkeit. Es ist der Verlust von körperlicher und psychischer Integrität oder das Aufwachsen und Dahinvegetieren in Unsicherheit, Bedrohung, Depression, Hass, Schmerz und Leid. Was immer man sich als schrecklichstes Erleben vorstellen mag: hier hat es seinen Platz.

Entsprechend vorsichtig, umsichtig, bemüht um Dauer und Kontinuität, um Berücksichtigung aller wichtigen Aspekte und Absicherung der Umstände tastete sich die Traumatherapie an das neue Sujet heran. Viele Warnschilder und Vorsichtshinweise wurden aufgestellt, und vor allem war klar: Die Arbeit mit Traumatisierungen gehört in die Hände der Therapeut*innen, mit hochexplosivem Material können nur Minenentschärfer umgehen.

Einer der wichtigsten Standards in diesem Unterfangen war folglich Sicherheit. Es sollten zunächst sichere Räume geschaffen und die Bedingungen so abgeklärt werden, dass nicht neue Einbrüche in die Verarbeitung befürchtet werden müssen. So konnte sich auch der Grundsatz etablieren, dass Traumatherapie nur dann möglich sei, wenn Täterkontakte abgebrochen werden und die Bedrohungen nicht mehr andauern. Ein nötiges Repertoire, wenn das Ziel die Heilung in einem sicheren Rahmen ist.

Fahren Sie an einen Ort, den Sie nicht kennen, und finden Sie heraus, wo Sie kostenlos essen können.

Dann kam die Zeit der breiteren Anerkennung der Traumafolgestörungen vor dem Hintergrund einer inzwischen anerkannteren Diagnostik und der Reformulierung vieler anderer Störungsbilder als posttraumatisch. Die Verhaltenstherapeutin Francine Shapiro entwickelte das EMDR und plötzlich erschien die Aufarbeitung von Traumatisierungen schnell und einfach möglich. Man stritt sich über Sinn und Zweck, Einsatzgebiete und Retraumatisierungsgefahren, verteilte Pfründe und Forschungsgelder.

Inzwischen sind noch einmal 30 Jahre mit Neuentwicklungen, Erarbeitungen von Leitfäden und Anerkennung neuer Verfahren vergangen und wir blicken auf eine sehr breite, heterogene, inzwischen weniger zerstrittene Landschaft von traumatherapeutischen Ansätzen, die sich eher pragmatisch ergänzen. Hinzu kommt in den vergangenen 20 Jahren eine immer stärker verankerte Berücksichtigung traumainduzierter Störungen in Pädagogik und Beratung. Traumatisierung wird als Teil unseres Erlebens normalisiert.

4.1 Übertragung auf die Arbeit mit Kindern und Jugendlichen

Hier ist es das Verdienst von Wilma Weiß (2004) und einigen Kolleg*innen im traumapädagogischen Netzwerk, dass sie für den pädagogischen Umgang mit traumatisierten Menschen Standards aufgestellt haben, die dem Feld jenseits der therapeutischen Arbeit seitdem Orientierung geben (siehe Lang et al. 2013): *Das Prinzip des sicheren Ortes,* mit dem sie das Prinzip Sicherheit aus dem traumatherapeutischen Setting auf das stationäre Setting der Kinder- und Jugendhilfe übertragen. Auch hier geht es um eine Sicherung des Lebens- und Arbeitszusammenhangs. Mit der Übertragung in den Lebenskontext der Kinder und die Ausdifferenzierung in Variablen der Mitarbeiterorientierung, der Ausgestaltung der Räumlichkeiten und Kontakte etc. gelingt aber eine viel grundlegendere Etablierung des Prinzips und seiner sozialen Anforderungen.

Spaß und Freude ist ein Prinzip, das Wilma Weiß vor dem Hintergrund jahrhundertelanger schwarzer Pädagogik in deutschen Landen und dem vorherrschenden Prinzip von Disziplin, Strenge, Gehorsam und Strafen aufstellt. Und ja, hier findet aus gesellschaftspolitischem Engagement der Einbezug einer Basis für bessere Verarbeitung statt.

Das Motiv des guten Grundes: Alles, was ein Kind tut, hat letztlich einen guten Grund. Und dieser Grund ist im doppelten Wortsinn zu verstehen. Zum einen gibt es einen Grund, aus dem heraus das Kind jetzt so handelt. Zum anderen ist dahinter ein tiefer Grund der eigenen Gewordenheiten zu sehen, aus dem diese Verhaltensweisen erwachsen sind. Es geht im pädagogischen Handeln also zunächst darum, die Verhaltensweise akzeptierend zu begleiten und dann nach der Grundlage dieses Verhaltens zu fahnden, um es für alle versteh- und damit veränderbar zu machen.

Transparenz: Die wertschätzende Haltung gegenüber den Kindern und Jugendlichen vermittelt sich dadurch, dass Pädagog*innen ihr eigenes Handeln erläutern und damit den Kindern oder Jugendlichen die Gründe darlegen und die Handlungsweisen so auch hinterfragbar machen.

Partizipation: Die Teilhabe am gemeinsamen Leben soll jetzt beginnen. Die Kinder und Jugendlichen sollen ihren Fähigkeiten und ihrem Alter entsprechend in alle Prozesse des täglichen Lebens, aber auch in die längerfristigen Entscheidungsprozesse soweit möglich und nicht selbst wieder überfordernd mit einbezogen werden.

Die traumapädagogischen Standards waren zum Zeitpunkt ihrer Formulierung gesellschaftspolitische Forderungen vor dem Hintergrund entwicklungspsychologischer Anforderungen. Mittlerweile sind sie in vielen Einrichtungen angekommen und strukturieren den Alltag einer neuen Sichtweise.

4.2 Etablierung dissoziationstheoretischer Konzepte

Inzwischen werden unwillkürliche Reaktionen auf Belastungen immer öfter in die Normalität der Beschreibung von Lebensereignissen einbezogen. Hier spielen die Pragmatik der Hirnphysiologie und die zunehmende Etablierung dissoziationstheoretischer Konzepte eine wesentliche Rolle. Beides erscheint auch heute noch – allein terminologisch – kompliziert, hat die Akzeptanz und Verbreitung traumasensibler Sichtweisen jedoch sehr erleichtert. Die Hirnphysiologie kann für sich in Anspruch nehmen, ähnlich wie die Anatomie einige Jahrhunderte zuvor, Klarheit durch Einblick zu schaffen. Wo man beobachten kann – hier im MRT oder dem Kernspintomographen –, muss nicht mehr interpretiert werden.

Zeitgleich war mit den Arbeiten von Gilligan (1995), van der Hart, Nijenhuis und Steele (2008), Perry (2008), aber auch Hantke (1999), Scharfetter (1999) und Fiedler (2006) die Diskussion um den sperrigen Begriff der Dissoziation eröffnet. Es stellte sich heraus: Durch Einbezug dieses Begriffs wurde ein neues Feld eröffnet – die Fokussierung auf die Verarbeitung selbst war nun möglich.

In welcher Tradition, in welchem soziopolitischen Zusammenhang, welchen Diskriminierungserfahrungen haben Sie sich erlebt?

Dissoziation beschreibt einen sehr allgemeinen und grundlegenden Mechanismus, der bei Überlastung des Systems ausgelöst wird. Es ist ein passives, vollkommen automatisiertes Geschehen, das uns erlaubt, das Funktionieren auch dann aufrechtzuerhalten, wenn wir mit vehementen Emotionen konfrontiert sind. Das Auslösen der Dissoziation hat aber Folgen – in der frühen Strukturierung von Gedächtnis und Identität ebenso wie in den Symptomatiken, die wir als posttraumatisch bezeichnen. Flashbacks, plötzliche Gefühlseinbrüche und die Übernahme alter Spannungsmuster in Kontakten etwa sind physiologische Folgen der Schaltung dieses Notfallmechanismus.

Ob das Erleben dieser Symptomatik uns später erneut in Panik und Hilflosigkeit stürzt, ist zentral abhängig davon, wie wir das Wiederauftauchen all dieser Bruchstücke bewerten. Wenn wir sie als Teil eines Geschehens nachträglicher Bearbeitung verstehen, können wir unseren Umgang darauf konzentrieren, sie solange auf Abstand zu halten, bis wir uns stark genug fühlen, sie zu beobachten, einzuordnen und zu versorgen. So verhindern wir die Chronifizierung posttraumatischen Erlebens. Das heilt nicht die Wunden. Es hebt die Wichtigkeit des Umgangs mit dem Zusammenbrechen der eigenen Welt, mit Schmerzen, Leid und Verlust kein bisschen auf. Verstehen ist wichtig, Aushalten, Ringen und Atmen.

Es verhindert aber das ständige automatisierte Wiedererleben, die neu entstehenden Schwierigkeiten in Kontakten, die wir mit angestauten Aggressionen überziehen, die Hilflosigkeit angesichts des eigenen nicht steuerbaren Erlebens: Es lindert die Alpträume und macht uns Entspannung zugänglich. Es schafft Selbstvertrauen, Selbstwirksamkeit, Zuversicht, weil Erleben wieder kontrollierbar wird. Mittlerweile sind wir sicher, dass dies die Voraussetzung für alle weitere Arbeit ist.

Die Dissoziationstheorie hat in die spezielle Traumatherapie der Langzeitstörungen längst Einzug gehalten. Doch an der Basis der Begegnung, im Kontakt, in der Stabilisierung und im grundlegenden Verständnis dessen, was in und nach nicht verarbeiteten Belastungen passiert, wird das Potenzial dieses Konzepts nicht ausgeschöpft. Noch verstehen wir Verarbeitung und Notfallreaktion, Integration und Dissoziation nicht hinreichend als Mechanismus unserer Organismen.

Die Anwendung im Alltag ist einfach und hat sichtbare Auswirkungen. Wir formulieren hier Standards, die wir in 20 Jahren dissoziationstheoretisch geleiteter Arbeit in Therapie, Beratung, Pädagogik und nicht zuletzt in der Supervision herausgebildet haben. Sie verändern das Vorzeichen Ihrer Arbeit um ein kleines, wichtiges Detail, das wir hier ausbuchstabieren: Präsenz. Alles andere bleibt wichtig, manches wird neu beleuchtet. Schwierig ist es nicht, aber wesentlich.

4.3 Haltung und Präsenz

Unser Vorschlag verändert zweierlei: Ihre eigene Haltung. Und die Bewertung all dessen, was nach dem Trauma in Wahrnehmung und Verhalten passiert. Wenn unkontrollierbare Symptome nun die Herrschaft übernehmen, Hilflosigkeit verbreiten, Angst und Depression, weil der zentrale Eindruck ist: Ich bin verrückt geworden, verstehe mich selbst nicht mehr. Dabei ist es so einfach zu erklären. So einfach letztlich damit umzugehen, wenn wir die grundlegenden Voraussetzungen für Verarbeitung wiederherstellen.

Für uns als Helfer*in ist es entscheidend, selbst zu wissen, wie das geht: **präsent zu sein**. Für mich zu sorgen. Mich transparent und wohlwollend anzubieten. Auszusteigen aus alten Spannungsmustern. Die anderen **einladen** können **ins Hier und Jetzt** und zu erklären, weshalb das für die gemeinsame Arbeit wichtig ist. **Den Raum zu halten und zu öffnen**, fürs Einordnen, für neue Orientierungen, fürs Sammeln von Ressourcen und den Umgang mit den eigenen, unverständlichen Reaktionen. Dafür zu sorgen, dass der Raum offen bleibt; das, **was zu viel ist, auf Distanz zu bringen**, heißt dafür zu sorgen, dass Verarbeitung gelingt.

Im Sinne eines klaren Orientierungsrahmens haben wir diese wesentlichen Elemente traumasensibler Arbeit auf der Basis der Dissoziationstheorie in trauma- und krisensensiblen Standards zusammengefasst. Sie sind Grundlage aller traumasensiblen Arbeit und sollen als Orientierungshilfe und Überblick dienen, aus denen wir im Folgenden Tools für die alltägliche supervisorische Praxis entwickeln.

5. Trauma- und krisensensible Standards

5.1 Orientierung geben: als Profi präsent sein

Wenn wir eingedenk der Bedürfnisse und der Lernerfahrung unseres Häschenkörpers in Krisen und Belastungssituationen hilfreich sein wollen, müssen wir eine Orientierung bieten, die dem Häschen der Klient*innen so viel Sicherheit gibt, dass eine Zusammenarbeit aller Gehirnregionen für sie wieder möglich wird. Die Basis hierfür sind unsere eigene Präsenz und unser Wissen um die Möglichkeiten, im Hier und Jetzt verankert zu bleiben. Dazu gehören:

1. Wissen um Verarbeitung und Dissoziation
2. Wissen um nonverbale Kommunikation in der Krise
3. Umgang mit dem Machtgefälle zwischen mir und den Klient*innen
4. Übergabe von Kontrolle und Selbstwirksamkeit
5. Einnehmen der Profiposition
6. Spannungsregulierung
7. Ausstieg aus eigenen Traumadynamiken
8. Orientierung in der Zeit
9. Selbstfürsorge

Welche Privilegien genießen Sie am meisten? Welche sollten Sie mehr genießen?

Wissen um Verarbeitung und Dissoziation

Was?

- Wissen um Verarbeitungsdynamiken, um Dissoziation und Notfallreaktion
- Wissen um deren Auswirkung auf die Zusammenarbeit der verschiedenen Hirnstrukturen (Häschen und Denker*in) und das Erleben von Zeit
- Wissen um die Notwendigkeit von Spannungsregulierung

Voraussetzungen:

Die Entscheidung, sich dieses Wissen anzueignen und es auch anzuwenden. Zunächst auf mich selbst und dann im Kontakt, um es gemeinsam zu validieren.

Wozu?

Nur wenn ich die Dissoziationstheorie selbst angewandt und als hilfreich erlebt habe, kann ich sie auch nutzbringend mit meinem Gegenüber einsetzen.

Mehr dazu:

Kapitel 2 und 3 in diesem Buch
Hantke, L. & Görges, H.-J.: Handbuch Traumakompetenz
↗ http://www.be-here-now.eu

Wissen um nonverbale Kommunikation

Was?

Mindestens 70 % unserer Kommunikation geschieht nonverbal, in unseren Worten: auf Häschenebene. Diese Kommunikation wird nicht primär sprachlich oder kognitiv vermittelt.

In Krisensituationen ist der Vorrang nonverbaler Kommunikation noch deutlicher. Nonverbale Kommunikation unterliegt jenen Regeln, die der Gehirnstrukturierung und den Gruppenerfahrungen in der frühen Kindheit zugrunde liegen.

Voraussetzungen:

Die Bereitschaft, die Dominanz unserer Großhirnrinde infrage zu stellen und die eigene nonverbale Kommunikation zu verbessern.

Wozu?

In der Krise reagiert das Häschen, das Säugetier in uns. Es sucht Orientierung in unseren nonverbalen Aussagen. Diese gilt es zu überprüfen und zu schulen.

Mehr dazu:

Kapitel 2.3, 3.2 und 3.4 in diesem Buch
Hantke, L. & Görges, H.-J.: Handbuch Traumakompetenz

Umgang mit dem Machtgefälle im Setting

Was?

Ein klarer und offener Umgang mit dem Machtgefälle, das in jedem Kontakt entsteht, in dem Unterstützung angefragt wird. Verstärkt wird das Machtgefälle im Krisenkontext durch die Orientierungslosigkeit der Denker*in und das oft vorherrschende Gefühl von Hilflosigkeit.

Voraussetzungen:

- Reflexion der Position als Supervisor*in / Berater*in
- Bereitschaft, die eigene Kompetenz der Reorientierung nur dazu zu nutzen, Klient*innen wieder in den Zustand der Entscheidungsfähigkeit zu versetzen
- Bereitschaft, jeden Arbeitsschritt von den Klient*innen überprüfen zu lassen

Wozu?

- Die Stärkung von Kontrollerleben und Selbstwirksamkeit aufseiten der Klient*innen
- Klarheit darüber, wer jeweils die Entscheidungen trifft und die Verantwortung wofür hat
- Machtstrukturen, die nicht gemeinsam reflektiert werden, bieten zum einen Halt, verankern aber im Opfererleben und können starke Trigger sein, da sie die Belastungssituationen wiederholen. Den Klient*innen soll im Gegensatz dazu ermöglicht werden, aus der Opferrolle herauszutreten, Verantwortung für sich zu übernehmen und gut für sich zu sorgen. Dafür braucht es Klarheit darüber, wer wann was entscheidet.
- Die Fähigkeit, Grenzen zu setzen, wird gefördert.

Mehr dazu:

Anliegen neu definieren (S. 112)
Umgang mit Macht (Seite 196)
Beispiel sein (Seite 124)

Kontrolle und Selbstwirksamkeit

Was?

- Sich klar sein, dass die Kontrolle bei dem*der Berater*in liegt, solange der*die Klient*in nicht im Hier und Jetzt orientiert ist, sondern im Krisenerleben alte Muster wiederholt. Als eigenen Auftrag etablieren, dass die Kontrolle (wieder) bei dem*der Klient*in liegen soll. Dafür sorgen, dass der Übergang stattfinden kann.
- Die Beratung so gestalten, dass Supervisand*in / Klient*in das Erleben von Kontrolle und Selbstwirksamkeit immer wieder erlangt.
- Erklären von zugrunde liegenden Modellen.

Voraussetzungen:

- Eigene Kontrollfähigkeit genießen und Kontrolle abgeben können; Selbstverliebtheit als altes Muster erkennen; keine „geheimen Zauber“ anwenden, sondern vermitteln, wie was funktioniert.
- Helfen, einen guten Denker*in-Häschen-Kontakt bei allen Beteiligten herzustellen

Wozu?

Zum einen ist Kontrollverlust bzw. Ohnmachtserfahrung ein zentrales Kriterium der nicht verarbeiteten Situation. Aber auch in unserer Zusammenarbeit kann das Erleben aus der belastenden Situation wieder aufgerufen werden. Stattdessen nutzen wir alle Möglichkeiten, die den Supervisand*innen Gefühle von Kontrolle und Selbstwirksamkeit geben und stärken so die Arbeitsbeziehung und den Denker*in-Häschen-Kontakt bei allen Beteiligten.

Mehr dazu:

- Eigene Hier-und-Jetzt-Orientierung (Seite 88)
- Reorientierung (Seite 90)
- Kontrolle und Selbstwirksamkeit ermöglichen (Seite 139)
- Verdeutlichung der Unterscheidungsbildung mittels Erklärung der Verarbeitungstheorie und Etablierung von Überprüfungsmöglichkeiten: Ressourcenbarometer, Spannungsregulation, Atmen (Seite 200)

In welcher Position im Traumaviereck haben Sie sich zu Hause gefühlt?

Profiposition einnehmen

Was?

- Die eigene optimale Arbeitshaltung identifizieren und verlässlich einnehmen; eventuell unterschiedlich nach Kontexten
- Gute Erinnerbarkeit und leichte Wiederauffindbarkeit dieser Haltung sicherstellen
- Signale für Notwendigkeit einer Nachbesserung der Haltung wahrnehmen und ihnen folgen

Voraussetzungen:

- Wissen um die zentrale Rolle der eigenen Positionierung im (Krisen-)Kontakt
- Bereitschaft, diese Positionierung immer wieder neu zu erarbeiten und einzunehmen

Wozu?

- Durch eine sichere und selbstverständliche eigene Positionierung im Hier und Jetzt des Arbeitskontextes die Zusammenarbeit aller Funktionen (Häschen und Denker*in) sicherstellen
- Dadurch den Zugang zu den eigenen Ressourcen sichern, mich kompetent und wohlfühlen
- Den anderen Orientierung und Beispiel sein

Mehr dazu:

Profiposition ausbalancieren (Seite 145)
Beispiel sein (S. 124)

Spannungsregulierung

Was?

Die eigenen Spannungsmuster und -zustände wahrnehmen und willentlich verändern können.

Voraussetzungen:

- Spannung wahrnehmen, im Sinne von Wahrnehmung von Veränderung der Atmung, des Muskeltonus, der Stimme, der Handlungsbereitschaft
- Wissen, wie ich das verändern kann

Wozu?

Im Krisenmodus reagieren vor allem die Häschen, also die unwillkürlichen Mechanismen der Körper, aufeinander. Es ist unsere Aufgabe als Profis, diese Reaktionsketten zu durchbrechen, indem wir zunächst unsere eigene Spannung beobachten und verändern. Damit verändert sich auch die Spannung im Raum und wir können auch mit den Klient*innen die Veränderung teilen und üben.

Mehr dazu:

Den Zielzustand (z. B. Profiposition, Seite 145) kennen
Ressourcenbarometer (Seite 160)
Spannungsregulation (Seite 177)
Reorientierung (Seite 152)
Beispiel sein (S. 124)

Ausstieg aus eigenen (Trauma-)Dynamiken

Was?

- Die aktuelle Arbeitssituation von alten Belastungssituationen und Mustern unterscheiden
- Herstellen einer im Hier und Jetzt nach innen und außen angemessenen Profiposition, die stabil und gut verankert ist

Voraussetzungen:

- Wissen um die eigenen Spannungsmuster und Lieblingspositionen in traumaassoziierten Dynamiken (Traumaviereck)
- Etablieren einer klaren und immer wieder auffindbaren Profiposition, geankert in Ihrem aktuellen Lebensalter

Wozu?

Das Wissen um den Ausstieg aus eigenen (Trauma-)Dynamiken erleichtert die Prophylaxe von sekundärer Traumatisierung oder Burn-out. Statt aktuelle mit alten, nicht verarbeiteten Situationen zu verwechseln, können erwachsene Ressourcen bereitgestellt werden.

Muster der Klient*innen können besser erkannt und Ihre Wahrnehmung kann zur Verfügung gestellt werden.

Mehr dazu:

Trainieren der Wahrnehmung eigener Spannung (Seite 175)
Selbstanalyse der Spannungsmuster und deren Hintergründe (Seite 84)
Einnehmen der Profisituation (Seite 83)
Beispiel sein (S. 124)

Stellen Sie sich vor, Sie sind alleinerziehend und zu Hause warten vier Kinder auf Sie. Wie würde das Ihre Sicht verändern?

Orientierung in der Zeit

Was?

- Sich klarmachen, aus welcher Zeit die aufgerufene Spannung, das assoziierte Gefühl stammen
- Die aktuelle Zeit danebenstellen und ankern
- Vorher und Nachher wiederherstellen, eventuell aufzeichnen (Zeitstrahl)

Voraussetzungen:

- Wissen um alte Spannungsmuster
- Wahrnehmung der eigenen Spannung und alter Emotionen als Indikatoren für Zeitsprünge
- Wissen, dass es in Krisen schneller zu Zeitsprüngen und dem Verlust von Vorher und Nachher kommt

Wozu?

Wenn ich mich in einer anderen als der mit den Kund*innen geteilten Zeit befinde, lade ich sie in diese andere Zeit ein. Will ich im Vollbesitz meiner aktuellen professionellen Fähigkeiten sein, muss ich mich im Hier und Jetzt befinden.

Die Einordnung mithilfe des Zeitstrahls fördert die raum-zeitliche Verarbeitung.

Mehr dazu:

Zeitstrahl
Profiposition (Seite 145)
Spannungswahrnehmung (Seite 175)
Reorientierung (Seite 152)

Selbstfürsorge

Was?

Im psychosozialen Kontakt sind Geist und Körper unsere zentralen Arbeitsmittel. Diese aktiv, flexibel und anwendungsfähig zu halten, ist die wichtigste Voraussetzung unserer Arbeit. Dafür müssen wir im Auge behalten, ob unser Körper, was unsere Hier-und-Jetzt-Orientierung oder die Spannungsregulierung, was den Umgang mit Emotionen oder die Nähe-Distanz-Regulierung angeht, angemessenes Funktionieren oder Handlungsbedarf zurückmeldet.

Voraussetzungen:

- Wissen um Rückmeldestellen in Körper und Denken (sogenannte Schwachstellen)
- Wissen um Regulierungsmöglichkeiten
- Flexible Zeitwahrnehmung
- Wissen um Reorientierung und sie anwenden können

Wozu?

- Verbesserung der Arbeitsfähigkeit
- Professionell bleiben, gerade in der Arbeit mit hochbelasteten Klient*innen
- Ein Modell für die Klient*innen sein
- Langfristiger Erhalt der Arbeitskraft
- Guter Umgang mit Traumadynamiken
- Vermeidung von Burn-out und Sekundärer Traumatisierung

Mehr dazu:

Selbstfürsorge (S. 170)
Atmen (S. 116)
Kompetenzerleben (S. 136)
Profiposition (Seite 145)
Beispiel sein (S. 124)
Dinge, die mich während der Arbeit erfreuen, mich unterstützen und mir guttun
Hantke, L. & Görges, H.-J. (2019): Ausgangspunkt Selbstfürsorge

5.2 Ins Hier und Jetzt einladen

Um eine erfolgreiche Zusammenarbeit zu ermöglichen, brauchen wir eine Übereinkunft über einen gemeinsam geteilten und wahrgenommenen raum-zeitlichen Bezugspunkt, den wir als gemeinsames Hier und Jetzt definieren. Dorthin einzuladen und diese Einladung zu begründen, ist Aufgabe der präsenten Profis. Bestandteil sind:

1. Den Hier-und-Jetzt-Bezug herstellen
2. Ihn überprüfbar aufrechterhalten
3. Reorientierung
4. Vorhandene Ressourcen aufnehmen
5. Spannung akut und dauerhaft regulieren

Hier-und-Jetzt-Bezug

Was?

Gemeint ist der Zustand, in dem ich die mich aktuell umgebende Wirklichkeit mit möglichst vielen Sinnen wahrnehmen und mich atmend als Teil dieser Realität erleben kann.

Der funktionierende Hier-und-jetzt-Bezug der Berater*innen ist die Voraussetzung für den Hier-und-jetzt-Bezug der Kund*innen / Klient*innen / Supervisand*innen.

Voraussetzungen:

- Eine Definition des Hier-und-Jetzt-Bezugs: genau jetzt, im Moment der Abfrage; genau hier, im Miteinander des Kund*innenkontakts oder für mich allein in der Vorbereitung
- Andere Zustände davon unterscheiden zu können
- Auch im Notfall (also im Krisenerleben, das eigentlich einen Säugetierreflex auslöst) die ausgelösten Reflexe wahrnehmen und aushalten können, bis ich qua Wille, Wissen und Atmung für meinen Körper wieder einen Zustand hergestellt habe, der ihn im Hier und Jetzt ankommen lässt
- Diesen Gegenwartsbezug mit anderen Menschen abgleichen zu können

Wozu?

Den gemeinsamen Bezugspunkt klarzumachen, ist die einzig gemeinsam überprüfbare Möglichkeit, Wahrnehmung zu definieren, miteinander abzugleichen. Dieser Bezugspunkt gibt uns die Möglichkeit, Handeln in seinen Auswirkungen jetzt, im Beratungskontakt, zu überprüfen.

Mehr dazu:

Atmen
Reorientierung
Wir empfehlen: das Ressourcenbarometer (Seite 160)

Aufrechterhaltung des Hier und Jetzt

Was?

Eine Überprüfungsmöglichkeit für die Aufrechterhaltung der jeweiligen Gegenwartsorientierung etablieren

Voraussetzungen:

Reorientierung aller Beteiligten

Wozu?

Um überprüfbar zu machen, wie der Bezug zum Außen, zum eigenen Körper und zu den eigenen Ressourcen bestellt ist

Mehr dazu:

Atmen
Reorientierung
Ressourcenbarometer (Seite 160)

Tragen Sie einen Tag lang ein Kopftuch oder eine Kippa.

Reorientierung

Was?

Die (Wieder-)Herstellung eines Hier-und-Jetzt-Bezugs von Berater*in und Klient*in – des gesamten Beratungssystems. Reorientierung ist eine Querschnittaufgabe, die oft wiederholt werden sollte, da es aus verschiedensten Gründen häufig zu Abschweifungen kommt.

Reorientierung ist ein wesentliches Element zur Unterbrechung eines inneren (imaginativen, sprachlichen und an der Körperspannung ablesbaren) Verhaftet-Seins in einer Zeit, die nur durch die (wieder-)erlebende Person mit dem gegenwärtigen Moment verknüpft ist, ansonsten aber jetzt keinen direkten Bezug zum geteilten Raum oder der gemeinsamen Zeit hat.

Es gilt, Klient*innen / Supervisand*innen zu unterbrechen, wenn sie das Hier und Jetzt verlassen, und sie hierher zurückzuholen.

Voraussetzungen:

- Eigene gute Orientierung im Hier und Jetzt und Vertrautheit mit der Unterscheidung eigener anderer Zustände (Abschweifen, Wut, Anspannung, Fluchttendenzen …)
- Kriterien für eine Wahrnehmung der Veränderungen im Hier-und-Jetzt-Bezug meines Gegenübers
- Wissen um die Anwendungsmöglichkeiten von Reorientierungstools
- Die Erlaubnis an sich selbst, Reorientierungen, wenn nötig, auch direktiv anzuwenden und damit den gewohnten Ablauf eines Kontakts zu unterbrechen
- Wissen um die Begründung meines Handelns und meiner Vermittlungsstrategien

Wozu?

Die Reorientierung gewährleistet durch die Wiederherstellung des gemeinsam wahrnehmbaren Hier und Jetzt ein gemeinsames Arbeiten. Nur im reorientierten Zustand sind die Urteilsfähigkeit und der Zugriff auf die eigenen Ressourcen optimal möglich, weil nur hier die verschiedenen Ebenen des Gehirns und des Körpers zusammenspielen. Nur auf dieser Grundlage gibt es ein informiertes Einverständnis und eine Begegnung auf Augenhöhe.

Mehr dazu:

Atmen (Seite 116)
Reorientierung (Seite 152)
Bewegung (Seite 126)
Ressourcenbarometer (Seite 160)

Ressourcen als Ausgangspunkt

Was?

Das Auffinden vorhandener Ressourcen ist ein wichtiger Ausgangspunkt im traumasensiblen Handeln. Es geht um die Fähigkeiten, Stärken, Kompetenzen, Kontakte …, die schon vorhanden sind und zu anderen Zeiten und im eigenen Leben gute Dienste geleistet haben. Dazu gehören, neben den für uns nachvollziehbar positiven Erfahrungen wie der Tasse Tee zum Frühstück, auch Suchtmittel („Was genau hat deren Anwendung erleichtert? Welches Gefühl hat es vermittelt?") oder Beziehungen mit weniger stabilisierenden Seiten (z. B. der Freund, der auch gewalttätig wurde).

Voraussetzungen:

- Ein offener, möglichst wenig wertender Blick auf das Erleben der Klient*innen und ihre oft nicht in allen Facetten hilfreichen Bewältigungsstrategien
- Das Sichtbarmachen all dessen, was die Klient*innen stärkt und in welchen Zusammenhängen, aus welchen Beschäftigungen sie Kraft und Energie ziehen

Wozu?

Jeder Mensch hat Ressourcen. Nur durch die Mobilisierung von Copingstrategien, das Herstellen von Kontakten und die Nutzung zugänglicher Möglichkeiten, können wir Krisen und andere Zustände von Verwirrung, Krankheit und Leid überleben. Die Ressourcen aufzufinden, die Klient*innen im Lauf ihres Lebens nutzen konnten, gibt uns eine Vorstellung davon, welche Energien sie beflügeln, welche Spannungszustände ihnen gut tun, wie sie auf Menschen, Situationen und Umstände reagieren. All das ist wichtig, um Spannungsregulation auch in der aktuellen Situation, möglich zu machen und das Selbstwirksamkeitserleben zu stärken.

Mehr dazu:

Was hat Ihnen geholfen? Es ist egal, wie Sie das jetzt bewerten.
Was genau war daran hilfreich? Welcher Aspekt hat Sie unterstützt?
Welches erwünschte Gefühl hat das bei Ihnen ausgelöst?
Wie wäre dieses Gefühl wieder herstellbar? Wo könnten Sie suchen? Was könnte Sie unterstützen?
Ressourcen genauer erkunden (Seite 155)

Spannungsregulierung akut

Was?

Die Spannung der Kund*innen beobachten und bei Bedarf Impulse und Anleitungen geben, wie sie so reguliert werden kann, dass die Klient*innen wieder eine optimale Zusammenarbeit zwischen Denker*in und Häschen wahrnehmen und Zugang zu all ihren Ressourcen haben.

Voraussetzungen:

- Eigene Reorientierung
- Den Blick dafür schulen, die Spannung anderer und eigene Spannungsveränderung im Kontakt wahrzunehmen
- Wissen um Möglichkeiten der Spannungsregulierung

Wozu?

Nur im optimalen Miteinander aller Hirnareale sind alle Ressourcen verfügbar. Abweichungen und Regulationsbedarf werden durch erhöhte oder zu niedrige Spannung angezeigt. Durch eine Aktivierung des Körpers kann die Spannung verändert werden. Ignorieren wir den Regulationsbedarf, ist eine Verschlechterung der Zusammenarbeit die Folge, weil Anspannung oder ein zu geringer Tonus die Zusammenarbeit zwischen den verschiedenen Hirnarealen verhindern und die Konzentration sinkt, die Teilnehmenden unruhig oder müde werden.

An welchen biografischen Erfahrungen entlang haben Sie Krisenkompetenz entwickelt? (Z. B. Gewalterfahrungen als Kind, Miterleben von Gewalt, Verlust von Menschen, Heimat, Haus, gesellschaftliche Missachtung, Außenseiterdasein in der Schule, sprachliche Diskriminierung, Ächtung aufgrund Ihres Aussehens, Ihrer Art, sich zu bewegen …)

Mehr dazu:

Bewegung (S. 126)
Reorientierung (S. 152)
Spannung (S. 175)
Spannungsregulation (S. 177)

Spannungsregulierung chronisch

Was?

Ausarbeitung eines Programms niedrigschwelliger Stimulierung für Klient*innen. Weil der Hirnstamm nur durch langfristige und hochfrequente neue Reize umlernt, geht es hier um längerfristige Interventionsplanung.

Voraussetzungen:

Zeit für die individualisierte Planung der Intervention und die Bereitschaft einiger Personen im Umfeld der betreffenden Klient*innen, einen Teil der (einfachen) Aufgaben über einige Monate zu übernehmen. Diese Intervention benötigt Zeit, Bereitschaft und Planung, sie ist aber nicht schwierig. Das Wissen um die Arbeitsweise des durchlässigen Gehirns nach Bruce Perry ist hier wesentlich.

Wozu?

Auf der Grundlage meist langfristiger oder früher Traumatisierungen ist die Hirnstammregulation oft nicht optimal für die Bewältigung des Alltags eingestellt. Es geht dann um die Neujustierung der Hirnstammregulierung. Mithilfe eines niedrigschwelligen Programms rhythmischer, häufig auftretender und, wo möglich, auch haltender, bergender Reize kann die Hirnstammregulierung verändert und so auch eine Beeinflussung von Sozialverhalten und kognitiven Fähigkeiten erreicht werden. Gerade im Bereich der Arbeit mit frühen Traumatisierungen, chronischen Überspannungsreaktionen (schnelles Ausrasten) oder depressivem, bewegungsarmem Verhalten ist diese Arbeit sehr wirksam.

Mehr dazu:

Neurosequentielle Entwicklung des Gehirns nach Bruce Perry (vgl. Hantke & Görges 2012, S. 118 ff)
Bewegung (S. 126)
Reorientierung (S. 152)
Spannung (S. 175)
Spannungsregulation (S. 177)

5.3 Raum und Zeit verfügbar machen

Im Belastungs- und Krisenerleben, ebenso wie im Wiederaufbrechen traumaassoziierter Erinnerungen, geht die Orientierung in Raum und Zeit verloren. Die Einordnung auf der Zeitachse kann nicht vorgenommen werden, solange der Bezugspunkt des sicheren Hier und Jetzt fehlt. Wenn alle Beteiligten im Hier und Jetzt angekommen sind, beginnt die Arbeit daran, die Möglichkeiten zu erweitern und die Einordnung auf dem Zeitstrahl zu ermöglichen. Wichtig sind hier:

1. Transparente Information über Vorgehen und Theorie
2. Die individuelle Definition von Sicherheit
3. Einbezug andauernder Belastung
4. Imagination als Ersatz für Kopfkino
5. Der Umgang mit dissoziativer Struktur
6. Partizipation möglich machen
7. Regeln traumasensibel gestalten
8. Einordnung auf der Zeitachse

Transparenz und Information

Was?

- Klient*in / Supervisand*in die Modelle und Theorien anschaulich erklären, die der gemeinsamen Arbeit zugrunde liegen (Normalisierungsintervention). Dafür Sprache und Medien (Flipchart, Zeichnungen, Piktogramme) zur Visualisierung benutzen. Diese Erklärung situationsangemessen regelmäßig wiederholen und für die Veranschaulichung der jeweiligen Schritte im Prozess nutzen.
- Ideen und Kritik von Klient*in / Supervisand*in einbeziehen (Partizipation)

- Information darüber, dass ich den Prozess / das Gespräch immer dann unterbrechen werde, wenn ich selbst meine Spannung neu regulieren muss oder mir das beim Gegenüber nötig erscheint. Einholen der Erlaubnis dafür, dass ich unterbrechen und reorientieren werde, bevor ich nachfrage, ob das auch angemessen ist. Erklären, warum das notwendig ist (mögliche Dissoziation zunächst stoppen).

Voraussetzungen:

- Denker*in-Häschen-Kontakt bei allen Beteiligten
- Wissen, nach welchen Modellen ich arbeite und was mir im Prozess wichtig ist
- Übung in der niedrigschwelligen Erläuterung und Visualisierung meiner Arbeitsmodelle
- Bereitschaft, herkömmliche Konventionen der kognitiven Absprache (nach Erlaubnis) zu verletzen und direktive Intervention als Arbeitsmittel zu setzen
- Bereitschaft, jeden Arbeitsschritt von der Klient*in überprüfen zu lassen
- Die eigene Spannung und Denker*in-Häschen-Kontakt im Auge behalten

Wozu?

- Die eigene Verhaltensweise bricht mit Konventionen, wenn wir uns herausnehmen, direktiv vorzugehen und nicht in jedem Arbeitsschritt das Einverständnis der Kund*innen einzuholen. Wir müssen das für uns und die Klient*innen erklären und das informierte Einverständnis vorab, also vor dem gemeinsamen Prozess, einholen. Die Kontrolle für dissoziative Prozesse wird so vorübergehend an die Profiposition delegiert, im weiteren Verlauf geht sie immer mehr in die Verantwortung der Klient*innen über. Wir übernehmen in Absprache Verantwortung für den Umgang mit dissoziativen Prozessen.
- Die Klient*innen werden eingeladen, Grenzen zu setzen und Vorschläge anzunehmen oder abzulehnen.
- Informiertes Einverständnis wird möglich.
- Die Klient*innen werden eingeladen, deutlich die eigenen Impulse, Gefühle und Wahrnehmungen von denen der Supervisorin / des Supervisors zu unterscheiden.

Mehr dazu:

Eingeübte Erklärung der Modelle
Sprache und Medien (Flipchart, Zeichnungen, Piktogramme, Kopien unserer Grafiken …) zur Visualisierung
Transparenz (S. 187)
Verarbeitung erklären (S. 200)

Individuelle Definition von Sicherheit

Was?

- Sicherheit ist eines der zentralen Konzepte in der Arbeit mit traumatisierten Menschen: Der Verunsicherung, der Hilflosigkeit und Ohnmacht im überwältigenden Erleben muss etwas entgegengesetzt werden.
- In Krisenzeiten und unter Bedingungen andauernder Bedrohung muss Sicherheit situativ und individuell definiert werden. So wird es möglich, differenziert auszuloten, wann und unter welchen Umständen Bedrohung vorhanden ist, welcher Bereich als sicher erlebt wird und wie dieses Erleben auszudehnen ist.
- Wesentlich ist das Aufrufen, Sichern und Generalisieren des Gefühls von Sicherheit als Körpererleben, um so die Selbstwirksamkeit zu verstärken. Das Erleben von Selbstwirksamkeit und Kontrolle wird zum Indikator individuell erlebter Sicherheit.

Voraussetzungen:

- Unbedingt: stabile und immer wieder überprüfte Hier-und-Jetzt-Orientierung aller Beteiligten
- Wissen um Reorientierung und Dissoziationsstopps im Kontakt mit dem Thema Unsicherheit
- Bereitschaft, sich auch auf kleine, unscheinbar wirkende Situationen zu konzentrieren, die das Gefühl von Geborgenheit auslösen

Wozu?

Das Gefühl von Sicherheit wird verbunden mit Geborgenheit, Abwesenheit von Gefahr und wird oft als Zielzustand formuliert. Aus dissoziationstheoretischer Sicht ist primär nicht der Umfang sicherer Strukturen wesentlich, sondern die Erlebbarkeit des Gefühls. Finde ich in der Begegnung mit der*dem Berater*in dieses Gefühl auf und kann es im Körper erlebbar und wiederherstellbar machen, so schaffe ich eine erste Voraussetzung für Selbstwirksamkeit. Das damit verbundene Gefühl von Kontrolle steht nun innerpsychisch zur Verfügung und gibt Sicherheit. Die erlebte Selbstwirksamkeit fördert Mut und Zuversicht für das Erwirken anderer Sicherheitsbereiche.

Mehr dazu:

Konzentration auf sogenannte Kleinigkeiten als Träger des wichtigen Gefühls Kompetenzerleben (S. 136)
Profiposition ausbalancieren (S. 145)
Sicherheit – die individuelle Definition finden (S. 172)

Was können Sie gar nicht? Tun Sie es.

Einbezug andauernder Belastung

Was?

Im Kontext von Krisen und andauernder Belastung muss nach Konzepten von Sicherheit gesucht werden, die die Lebensrealität der Menschen einbeziehen. Dafür ist eine Gefahrenanalyse aus der Hier-und-Jetzt-Orientierung heraus wichtig.

Voraussetzungen:

- Hier-und-Jetzt-Orientierung
- Vertrautheit mit dem Zeitstrahl
- Reorientierung und Dissoziationsstopps

Wozu?

Unsicherheit ist gerade in Krisenzeiten eine dauerhafte Komponente unseres Handelns. Umso wichtiger ist es, differenziert auszuloten, wann und unter welchen Umständen es Bedrohung gibt und wie die anderen Bereiche auszudehnen sind. Von hier aus sind Überlegungen zur Handhabung von Gefahr möglich.

Mehr dazu:

Umgang mit andauernder Belastung (S. 192)
Verarbeitung erklären (S. 200)
Gefahrenanalyse

Imaginationen statt Kopfkino

Was?

Positive Vorstellungen, Bilder, Ideen als Geschichten, Erzählungen, Gegenstände, Vertonungen, Theater, Hörspiel, Vorlesungen oder Gespräche einbauen und in Auftrag geben

Voraussetzungen:

- Lust zum Fantasieren, Spielen, Miteinsteigen in positive Bilder, Geschichten, Verknüpfungen
- Wissen um die Wirkweise für die Zusammenarbeit der verschiedenen Funktionsbereiche

Wozu?

Positive Vorstellungen schaffen Suchbewegungen und Verknüpfungen, die neben den traumassoziierten Ideen und Bildern neue neuronale Netzwerke entstehen lassen. Sie beziehen sowohl die Großhirnrinde (Planung, Sprache, Strukturierung) der Denker*in mit ein als auch die bildhaft und emotional wahrnehmenden Teile des Häschens (Gefühle, Bilder, Gerüche, Geräusche …) und beschäftigen beide. Sie lenken die Aufmerksamkeit in Zusammenhänge positiver Assoziationen. Das Körpererleben kann einbezogen werden, was je nach Anwendung beruhigende bzw. belebende Funktionen hat.

Mehr dazu:

Schutzhülle (S. 167)
Zwischenlager (S. 210)
Fürsorglicher Planet (S. 134)
Kompetenzerleben (S. 136)

Umgang mit dissoziativer Strukturierung

Was?

Die „Unvollständigkeit" persönlicher Aussagen akzeptieren. Kein Beharren auf Vollständigkeit oder zeitüberdauernder Kongruenz. Arbeit mit dem, was mir angeboten wird. Bereitschaft, wechselnde Aussagen und Verhalten zu integrieren.

Voraussetzungen:

Wissen um die dissoziative Strukturierung nach dem (frühen) Erleben von Gewalt und nicht verarbeiteter Belastung. Somit auch Wissen darum, dass dissoziative Strukturbildung ein Schutz ist, der in dem Maße aufgegeben werden kann, wie Kontrollerleben und Überblick über die Zeitstruktur entstehen.

Wozu?

Im Beratungssetting haben wir manchmal und im dahinterliegenden klinischen Kontakt oft mit Menschen zu tun, die (über einige Zeit hinweg betrachtet) scheinbar widersprüchliche Aussagen machen und widersprüchliches Verhalten zeigen. Wenn wir mit ihnen zusammenarbeiten wollen, tun wir gut daran, das jeweilige Verhalten *wahr*zunehmen und nicht auf Vollständigkeit zu drängen. So stellen wir eine akzeptierende Arbeitsgrundlage her, die gleichzeitig die Grundlage weiterer Entwicklungen ist.

Mehr dazu:

Teile-Sprech und Teile-Kollektion (Seite 183)
Problem- / Lösungsportrait (S. 142)
Abstandshalter (S. 112)
Reorientierung (S. 152)

Was würde jemand, der eines Ihrer Privilegien nicht hat, über Sie sagen?

Partizipation ermöglichen

Was?

Vor der Absprache von Regeln oder Entscheidungen in Teilhabeprozessen dafür Sorge tragen und gemeinsam abgleichen, dass/ob bei allen Beteiligten ein guter Denker*in-Häschen-Kontakt besteht. Im Bedarfsfall bei auftauchender Überlastung entsprechend reorientieren.

Voraussetzungen:

- Wissen um Reorientierung
- Etablierung des Ressourcenbarometers oder entsprechender Außenorientierungen
- Wissen darum, dass für eine Partizipation (= kognitive Teilhabe) die Zusammenarbeit von Häschen und Denker*in gegeben sein muss

Wozu?

Partizipation ist ein Konzept, das auf die kognitive und interaktive Teilhabe der Betreuten abzielt. Es geht darum, alle in die Prozesse gemeinschaftlicher Entscheidungen einzubeziehen. Wenn wir ein Auseinanderfallen der kognitiven und emotionalen Funktionen in dieser belastenden Situation vermeiden, so können wir davon ausgehen, dass Wünsche und Ziele auch benannt und erklärt werden können.

Mehr dazu:

Kontrolle und Selbstwirksamkeit ermöglichen (S. 139)
Reorientierung (S. 152)

Regeln traumasensibel gestalten

Was?

- Regeln, Regelverstöße sowie Diskussionen über die Konsequenzen des Verstoßes ausschließlich im allseitigen Hier-und-Jetzt-Kontakt besprechen, aushandeln oder mitteilen. Das schließt Konsequenzen, Absprachen und Streitgespräche im dissoziierten (Erregungs-)Zustand aus.

- Übersichtliche Visualisierung von Abläufen, (Wechsel der) Zuständigkeiten und Regeln sind eine wesentliche Hilfe zur Strukturierung der Informationsaufnahme.

Voraussetzungen:

- Wenn man um die dissoziative Verarbeitung von belastenden Reaktionen weiß, kann man sich unschwer erklären, dass Regelerarbeitung genau wie deren Einhaltung und die Einsicht in Auswirkungen der Nicht-Befolgung eine potenzielle Belastung sind und dementsprechend gestaltet werden müssen. Es ist also wichtig, Regelverletzung auch als Konsequenz einer emotionalen Überreaktion im Zustand von Hochspannung zu verstehen.
- Verstehen, dass Regeln nur mit der Denker*in vereinbart und nur von ihr eingehalten werden können. Das Häschen braucht eine andere Form der Regulierung.

Wozu?

Regeln sind in jedem kommunikativen Prozess eine Voraussetzung für dessen Gelingen. Dies ist vor allem dann von Belang, wenn wir mit Menschen arbeiten, die sich selbst immer wieder unter hoher Belastung erleben und zudem unter zeitlichem Druck arbeiten. Stress erhöht die Spannung und der zeitliche Überblick wird ebenso eingeengt wie die Fähigkeit, über das Übliche hinausgehende Informationen aufzunehmen. Für traumatisiertes oder belastetes Klientel sind somit die übersichtliche Visualisierung von Abläufen sowie (ein Wechsel der) Zuständigkeiten und Regeln wesentliche Hilfen zur Strukturierung der Informationsaufnahme und Reduktion von Durcheinander.

Mehr dazu:

Regeln (S. 148)
Transparenz (S. 187)
Umgang mit Macht (S. 196)
Kontrolle und Selbstwirksamkeit ermöglichen (S. 139)
Reorientierung (S. 152)
Profiposition ausbalancieren (S. 145)
Ausstieg aus Traumadynamiken (S. 121)

Einordnung auf der Zeitachse – Gedächtnisbildung ermöglichen

Was?

- Die Einordnung in Zeit und Raum nachvollziehbar machen und immer wieder ermöglichen
- Klärung, wo welche Erlebnisse und Gefühle hingehören und Visualisierung dieses Platzes im Abstand zum Hier und Jetzt
- Einbezug einer einfachen Zeitlinie, die – je nach kultureller Prägung, was die Richtung angeht – Vergangenheit, Hier und Jetzt und Zukunft anzeigt

Voraussetzungen:

Die Bereitschaft, immer wieder auf diese Einordnung zurückzukommen und den Zeitstrahl prozessbegleitend aufs Flipchart zu zeichnen

Wozu?

- Klare Orientierung in der Zeit, statt Zeitlosigkeit zu erleben
- Altes Erleben von aktuellem Erleben trennen helfen
- Klären: Wann war was?
- Flashbacks und Dissoziationen verringern oder stoppen
- Denker*innen beruhigen, damit diese wiederum Häschen beruhigen können
- Das Hier und Jetzt als klare Orientierung und Ausgangspunkt setzen

Mehr dazu:

Verarbeitung erklären (S. 200)
Umgang mit andauernder Belastung (S. 192)
Zeitstrahl aufmalen, mit verschiedenen Farben arbeiten, siehe Storyboard (S. 180)

5.4 Distanzieren, was zu viel ist

Dissoziation ist ein automatischer Mechanismus unseres Körper-Geist-Zusammenhangs, der bei Überlastung zum Tragen kommt. Der Organismus dissoziiert Unerträgliches bzw. das, was er momentan nicht verarbeiten kann. Es ist ein Abschaltmechanismus, der sich selbst verstärkt, die Dissoziationstendenz nimmt zu. Wir müssen also vermeiden, zusätzlich Situationen zu schaffen, in denen wir Dissoziation hervorrufen. Was aber tun, um mit den belastenden Situationen umzugehen? Wir nehmen uns ein Vorbild am körpereigenen Mechanismus der Dissoziation und führen eine aktive Distanzierung zu deren Prophylaxe ein. Möglichkeiten hierfür sind:

1. Überlastung vermeiden, im Ressourcenbereich bleiben
2. Distanzierung statt Dissoziation
3. Ressourcenorientierte Arbeit mit Bodenankern / Plätzen
4. Teilearbeit, Nicht-Ichs und DIS – Umgang mit körpereigenen Distanzierungsmöglichkeiten

Im Ressourcenbereich bleiben

Was?

- Unsere Interventionen so gestalten, dass die Spannung beim Gegenüber nur so weit wächst oder abfällt, dass er sie noch gut abfangen kann
- Orientierung am Ressourcenbereich und dessen Flexibilität
- Keine Problembefragung ohne Abfrage, auch die der Körperreaktionen und deren Regulierung

Voraussetzungen:

- Wissen, wie ich jemandem helfen kann, im Ressourcenbereich zu bleiben
- Begleitender Einsatz des Ressourcenbarometers
- Wissen um Dissoziation und ihren Nutzen im System

Wozu?

Die Verarbeitung findet nur dann integriert weiter statt, wenn alle Hirnregionen zusammenarbeiten und keine Überflutung durch belastende Gefühle bzw. Dissoziation stattfindet. Deshalb darf die Belastung durch unsere Interventionen nicht dazu führen, dass jemand mit Über- oder Unterspannung reagiert. Dissoziation ist kein aktiv eingesetzter Mechanismus, sondern ein fragiler Überlastungsschutz.

Schalten Sie für eine Woche alle elektrischen Geräte aus – auch den Kühlschrank.

Mehr dazu:

Spannung (S. 175)
Verarbeitung erklären (S. 200)
Ressourcenbarometer (S. 160)
Reorientierung (S. 152)
Ressourcen genauer erkunden (S. 155)
Problembefragung nur mit sicherer Verankerung im Hier und Jetzt

Ressourcenorientierte Arbeit mit Bodenankern / Plätzen im Raum

Was?

Falls Sie mit Aufstellungen, externalisierten Teilen / Inneren Kindern, Stühlen etc. arbeiten, lassen Sie die Klient*innen diese nicht mit negativ aufgeladenen Plätzen assoziieren. Negativ besetzte Anker lassen Sie nur von außen beschreiben.

Voraussetzung:

Die Bereitschaft, im Interesse verträglichen Vorgehens auf spektakuläre und mit starker Erregung verbundenen Interventionen zu verzichten

Wozu?

Die Assoziation mit negativ belegten Erinnerungen, als problematisch erlebten Inneren Kindern, den Plätzen von misshandelnden oder unklar übergriffigen Familienangehörigen etc. ist geeignet, die schützende Dissoziation in Sekundenschnelle zu durchbrechen. Was nicht-informierten Kolleg*innen als Zugriff auf verdrängte Gefühle erscheint, ist eine Retraumatisierung. Diese Kunstfehler sollten mit dem Wissen um dissoziative Prozesse tunlichst vermieden werden.

Mehr dazu:

Die Klient*innen ausschließlich in positiv konnotierte Positionen stellen, setzen … lassen. Alles andere von einem gut etablierten und mit dem Ressourcenbarometer kontrollierten neutralen Punkt aus betrachten und besprechen lassen.

Distanzierung statt Dissoziation

Was?

Einen situationsangemessenen Ersatz für Dissoziation finden bzw. geplant Abstand zum belastenden Erleben einbauen, um Überlastung zu vermeiden.

Voraussetzungen:

- Sammlung von Distanzierungsmöglichkeiten und ein wenig Training in der Anwendung
- Die eigene Erlaubnis, Distanzierungstechniken einzuführen und zu erklären, warum

Wozu?

Wenn die Belastung zu hoch wird, tritt automatisch eine leichte oder stärkere Form von Dissoziation ein, wodurch die Verarbeitung unterbrochen wird. Wird dann aktiv und selbstbestimmt Distanz eingeführt, ersetzt diese den passiven organismischen Prozess und vermittelt Kontrolle und Selbstwirksamkeit. Gleichzeitig spüren Klient*innen, wie die Belastung durch die Distanzierung abnimmt.

Mehr dazu:

Abstandshalter (S. 112)

Arbeit mit inneren Anteilen, Nicht-Ichs, DIS

Was?

- Strukturierungs- und Orientierungsmöglichkeit bezüglich der inneren Landschaft durch Erstellen von Landkarten
- Klarheit herstellen über Funktion und Alter innerer Anteile
- Versorgung bedürftiger innerer Anteile

Voraussetzungen:

- Wissen um dissoziative Prozesse und darüber, wie durch Erleben von Gewalt die Wahrnehmung innerhalb der ersten Lebensjahre strukturiert wird
- Guter Denker*in-Häschen-Kontakt im Hier und Jetzt
- Gute Spannungsregulation

Wozu?

Der dissoziationstheoretische Blick macht klar, wie voraussetzungsreich die Entwicklung einer integrierten Identität ist. Sie bleibt immer Aufgabe, ist kulturell geprägt und wird nie vollständig sein. Wir haben es in Alltag und Arbeit durchweg mit einer Vielzahl von Tendenzen, Wünschen, inneren Anteilen, widerstrebenden Bedürfnissen, gegeneinander gerichteten Durchsetzungsstrategien, selbstverletzendem Verhalten und sehr diversen Identitäten zu tun. Auch die Wahrnehmung, sich selbst kaum als Ich beschreiben zu können und jede derartige Aussage für falsch zu erachten, gehört dazu. All das ist völlig normal. Wenn wir dies im Auge behalten und davon Abstand nehmen, Einheitlichkeit herstellen zu wollen, werden wir besser in Kontakt treten können.

Mehr dazu:

Teile-Sprech und Teile-Kollektion (S. 183)
Jede weitere Behandlung des Themas würde hier den Rahmen sprengen. Mehr dazu z. B. bei Huber 2011, Scharfetter 1999.

Teil III

Praxis der trauma- und krisensensiblen Supervision

6. Themen und Tools

In den vorhergehenden Kapiteln haben wir trauma- und krisensensible Standards auf der Basis unseres theoretischen Hintergrunds beschrieben, um eine einfache Orientierung in der alltäglichen psychosozialen Arbeit zu ermöglichen. Im nächsten Schritt geht es um die praktische Umsetzung. Was heißt es, nach diesen Standards zu arbeiten? Wie geht das genau, was ist praktisch zu beachten, wo liegen die Fallstricke und was braucht mein besonderes Augenmerk?

Wir gehen in allen Themen und Übungen nach demselben Schema vor: Zunächst überlegen wir, wie Sie als Supervisor*in die Thematik für sich umsetzen, beleuchten dann die Anwendung in der Supervision und fokussieren danach die Ebene der möglichen Vermittlung in den Klient*innenkontakt durch Ihre Supervisand*innen. Der Schwerpunkt der Darstellung liegt dabei auf dem supervisorischen Kontext selbst.

Die Themen und Tools sind alphabetisch geordnet, in den Standards finden Sie jeweils die Verweise zur passenden Anwendung. Natürlich sind das nur Beispiele von Anwendungsmöglichkeiten, die Ihnen helfen sollen, Ihre eigenen Techniken traumasensibel einzuordnen und zu nutzen.

Lassen Sie uns aber zunächst noch auf zwei Aspekte eingehen, die in der Anwendung von Interventionen durchweg eine Rolle spielen: die Wirkung von Imaginationen und die Rolle von Nähe und Distanz. Sie finden dazu weitere Ausführungen in den Standards (S. 98 und S. 105). Hier möchten wir noch einmal Ihr Augenmerk darauf lenken, diese Prinzipien in der Umsetzung all Ihrer Tools zu berücksichtigen.

Die Wirkung von Imaginationen

Um neues Erleben zu ermöglichen oder auch nur, um einen Überblick über das supervisorische Ziel zu gewinnen, nutzen wir die Vorstellungskraft unserer Kolleg*innen und mobilisieren ebenso die eigene. Ein Gemeinplatz. Aber die Anwendung der eigenen Imagination hat Auswirkungen.

Unser Körper reagiert sofort auf das, was wir uns vorstellen. Unser Säugetierkörper kann nicht zwischen Fantasie und Realität unterscheiden, die Muskeln werden im gleichen Maße angeregt und die Nerven stimuliert – ob die Situation nun real oder in meinem Kopf stattfindet. Die meiste Zeit des Tages sind wir mit Dingen beschäftigt, die nicht im Hier und Jetzt stattfinden. Mit dem ärgerlichen Streit von gestern, der Supervisionsgruppe von heute Morgen, mit der Sitzung nächste Woche; damit, uns die Dynamiken der Netflix-Serie auszumalen oder die neuesten Nachrichten zu bebildern. Wir stellen uns ständig etwas vor.

Die Gedanken an einen Streit führen dazu, dass sich die Muskulatur unwillkürlich anspannt, der Atem flach wird. Wenn wir stattdessen an einen Strandspaziergang denken, vertieft sich der Atem und ein kleines Lächeln stiehlt sich ins Gesicht. In der Arbeit mit traumatisierten Menschen spricht man bei expliziten Fantasiereisen gemeinhin von Imagination, was vermutlich darauf zurückzuführen ist, dass die Anfänge der Hypnotherapie und Imaginationsarbeit in der Traumatherapie in den USA und Kanada lagen. Und *imagination* heißt ja nichts anderes als Vorstellung. Indem wir eine Situation, eine Herausforderung oder Menschen imaginieren, sie uns vorstellen, holen wir die damit verbundenen Bilder, Gedanken und Gefühle ins Hier und Jetzt. Dann profitieren wir von den Auswirkungen oder leiden unter ihnen. Diese Kraft der Imagination können und sollten wir nutzen, wenn wir mit Menschen arbeiten.

Vor jeder Übung ist es wichtig, dass zunächst Sie selbst und diejenigen, die Sie zu einer Imagination einladen, einen guten Häschen-Denker*in-Kontakt im Hier und Jetzt haben. Das gilt für Ihr gesamtes traumasensibles Handeln, noch expliziter aber für Übungen, in denen Sie die Imagination Ihrer Kund*innen explizit in andere Richtungen lenken. Reorientierung hat im Kontakt mit traumatisierten oder belasteten Menschen immer Vorrang, weil sonst die Gefahr besteht, dass sich unangenehme Bilder einschleichen und Ihr Gegenüber irgendwo landet, wo Sie ihn*sie gar nicht hinleiten wollten. Am einfachsten lässt sich das vermeiden, wenn Sie mit Ihren Supervisand*innen gleich üben, die Vorstellungen aufzurufen, während sie die Augen offen halten. Das ist zunächst ungewohnt, weil wir Fantasiereisen mit dem Eintauchen in ein Erleben verbinden. Das ist auch richtig so, funktioniert aber sehr gut auch im Alltagskontakt. In der Arbeit mit traumatisierten Menschen ist dies generell vorzuziehen, weil so ein Abdriften in Problemtrancen, also ungeahnte und oft unangenehme Sphären, verhindert wird.

Fragen Sie Ihre Kund*innen auch gerne nach Details, wobei Sie bitte auf eine offene, Freiwilligkeit betonende Einladung achten, wenn Sie mit mehreren Personen arbeiten. Diese Außenorientierung hält die Menschen im Hier und Jetzt. Manchmal sind die fantasierten Bilder dann schemenhaft, sie werden aber intensiver, wenn sie die Fantasie gemeinsam ausschmücken – wie bei einem Erfragen der Ferienerlebnisse. Die Übungen sind für eine Übertragung in die Alltagspraxis gedacht, für das Team, die Supervision, die U-Bahn. Und da sollten die Augen ja offenbleiben!

Ein viel gehörter Einwand gegen Imaginationen ist, das sei doch alles nur vorgegaukelt, nicht wirklich wahr und deshalb auch nicht hilfreich. Wir fragen dann unser Gegenüber, ob er*sie sich einen Moment lang vorstellen kann, dass der nächste Urlaub ausfällt und komplett gestrichen wird. Es braucht dann keine langwierigen Ausführungen mehr dazu, wie Fantasien wirken. Sie sind machtvolle Instrumente. Wenn sie dazu eingesetzt werden, die persönlichen Kompetenzen zu nutzen, das eigene Sicherheitsgefühl zu erhöhen oder die Kontrolle über die eigenen Gedanken und inneren Bilder zu verstärken, dann ist viel erreicht.

Was fürchten Sie am meisten? Angst, Schmerz oder Tod?

Die Rolle von Nähe und Distanz

Distanz ist wichtig, um etwas sehen zu können, sich zu orientieren, den Kontext einzubeziehen. In der Supervision nehmen wir immer wieder die Meta-Ebene ein, eine bewusst distanzierte oder distanzierende Perspektive, die es uns erlaubt, Zusammenhänge wahrzunehmen und unsere oft allzu schnellen Bewertungen infrage zu stellen.

Im Kontext der Arbeit mit Traumatisierungen ist aber immer noch oft die Rede von der Notwendigkeit, dem Erlebten nicht auszuweichen, die Gefühle betrachten zu müssen oder die Klient*innen mit den Erfahrungen zu konfrontieren. Der Hang zur Konfrontation findet sich oft in Kleinigkeiten wieder: einem empathischen Nachfragen, einer Fokussierung auf die Ursachen oder einfach nur einer Diskreditierung gefühlsneutralisierender Sprechtechniken. Das Einführen von Meta-Ebenen, die Betrachtung des eigenen Vorgehens aus der Distanz, eine humorvolle Herangehensweise werden dann als Vermeidung oder Widerstand interpretiert. Im dissoziationstheoretisch begründeten traumasensiblen Handeln verstehen wir genau dies als notwendigen Schutz vor einer Überflutung durch ein Übermaß an Emotion. Der passive und automatisierte Mechanismus der Dissoziation muss zunächst durch eine aktive Möglichkeit der Distanzierung ersetzt werden, um Überlastung zu vermeiden. So schaffen wir mithilfe der Distanzierung die Voraussetzung für die Integration, weil der Körper nicht mehr das Notfallprogramm aufrufen muss, wenn das Erlebte in seine Nähe rückt.

Sonst ist Flucht die erste Form, Distanz zu schaffen. Oft die einzig machbare, eine letzte Möglichkeit, das Überleben zu sichern. Ausweichen ist eine weitere Form, den Kontakt zu vermeiden – den Kopf in den Sand stecken oder eben: sich innerlich auf Abstand halten, um mit den belastenden Fakten nichts zu tun zu haben. Für andere ist der Angriff die Variante der Wahl. Oder eben der Totstellreflex, die Lähmung, die innere Erstarrung, die Müdigkeit.

Was also bleibt, ist die drohende Dissoziation, sobald das Erleben ungefiltert wieder aufgerufen wird. Dissoziation, wir haben es gesehen, ist ein sehr schneller Mechanismus. Ebenso schnell überfluten die Emotionen jemanden, wenn wir achtlos ins Unverarbeitete orientieren, wir katapultieren den Menschen schutzlos ins alte Erleben zurück.

Wesentlich ist, uns immer wieder klarzumachen, dass die Rede über Details, die Nachfrage nach Einzelheiten, das Aufrufen von belastenden Erzählungen in jedem einzelnen Fall begründet sein muss und ausschließlich aus einer überprüften Hier-und-Jetzt-Orientierung heraus erfolgen darf. Es geht nicht darum, Supervisand*innen und Klient*innen wie rohe Eier zu behandeln, sondern darum, in Kenntnis des Funktionierens von Dissoziation die Verarbeitungsfähigkeit zu erhöhen.

Als Übungen, die wir für Situationen einführen können, in denen eine Distanzierung nicht möglich ist, empfehlen wir Ihnen die Abstandshalter, Externalisierungen und das Storyboard.

Abstandshalter

Worum es geht

Wenn wir Distanzen schaffen und den Zwischenraum bevölkern, wird das Gefühl gegenüber dem distanzierten Gegenstand schwächer.

Für Supervisor*innen

Es macht viel Spaß, die Gruppe durch einen Regenvorhang zu betrachten oder ein Feuer zwischen einem selbst und nervigen Gruppenmitgliedern anzufachen.

Für Supervisand*innen

Sie können den Trick auch verraten, dann machen die anderen das auch mit Ihnen und sorgen gut für sich. Oder können sich bei der nächsten Teamsitzung besser konzentrieren, weil die Spannung der anderen weniger stört.

Für Supervisand*innen

Wir haben uns die Übungen ursprünglich für Klient*innen vor Gericht oder in Anhörungen ausgedacht. Das ist manchmal die einzige Möglichkeit, es einer Frau in der Nebenklage zu ermöglichen, mit dem Misshandler in einem Raum zu sitzen.

Wie es gehen kann

Abstand im Raum

Betrachten Sie einmal einen Gegenstand, der Ihnen vertraut und lieb ist. Für mich ist es gerade der Hängestuhl hier im Raum. Ich kann mir blitzschnell vorstellen, dass ich darin sitze, mich anlehne und den Computer Computer sein lasse, um mir ein Buch zu nehmen. Mein Rücken entspannt sich, die Schultern werden weicher, das hilft mir sogar beim Schreiben.

Stellen Sie sich einen Moment lang vor, wie das bei einem Gegenstand, einem Tier oder einem Bild ist, das Sie erschreckt, das Ihnen Angst macht, Sie mit Sorge und Trauer überflutet. (Schnell zurück zu dem angenehmen Gegenstand!)

Sie haben gemerkt, wie viel stärker Sie das noch anpackt, wie Sie den Kopf abwenden, sich zurückziehen wollen, Ihr Körper reagiert. Wie viel intensiver muss das sein, wenn jemand über etwas reden soll, das ihn oder sie ins Erleben ziehen will, weil es ein eigenes unverarbeitetes Erleben ist?

Nun gehen Sie mit der Aufmerksamkeit wieder zu dem angenehmen Gegenstand. Nehmen Sie einen, der ein Stückchen entfernt von Ihnen ist. Nun stellen Sie sich einen Schwarm gelber Schmetterlinge vor, die zwischen Ihnen und dem Gegenstand auftauchen. Schöne Schmetterlinge, nicht wahr!? Aber bei mir klappt die Assoziation mit dem angenehmen Erleben im Hängestuhl nicht mehr so recht, er bleibt auf Distanz.

Nun tun Sie dasselbe mit dem unangenehmen Bild. Lassen Sie dicke Schwärme von Schmetterlingen davor auftauchen, in Ihren Lieblingsfarben. Sind Sie erstaunt? Auch hier funktioniert die Distanzierung, die Gefühle sind milder und vielleicht macht Ihnen die Präsenz dieses Bildes oder Gegenstands nun gar nichts mehr aus. Oder weniger.

Sie können für die „Füllung“ der Barriere beliebiges Material verwenden. Wenn es lebendig und beweglich ist wie die Schmetterlinge, zieht es den Blick stärker auf sich. Feste Materialien wie Wände jeder Art schaffen sicheren Abstand. Feuer oder Wasserläufe nehmen Spannung mit. Probieren Sie es aus!

Abstand am eigenen Körper

Sie können die Barriere auch am eigenen Körper platzieren, das ist für bewegliche Situationen oft besser: Wenn die Kollegin dem Oberarzt ein Anliegen vortragen will, kann sie einen Panzer anlegen, die *Schutzhülle* einrichten, einen Schild mitnehmen, sie kann sich Laseraugen einsetzen … Fragen Sie sie einfach, was helfen könnte und probieren Sie es in der Supervisionsgruppe aus. Sie werden erstaunt sein, wie die anderen reagieren!

Den anderen verfremden

Sie kennen vielleicht noch den Rat Ihres Großvaters, den er Ihnen gab, wenn Sie Angst vor dem Lehrer hatten: Stell ihn dir einfach im Nachthemd vor. Der Nachttopf in der Hand und die Schlafmütze auf dem Kopf haben das Bild noch realistischer gemacht. Und natürlich ist es Ihnen überlassen, ob Sie dem Gegenüber lieber eine Decke überwerfen oder ihn in ganz bunte und zu kleine Klamotten stecken. Was immer Ihnen hilft, ist erlaubt. Doch bevor der Trick zur Anwendung kommt, überprüfen Sie unbedingt, wie er auf Sie selbst wirkt. Wenn Sie sich im Gespräch mit dem Auftraggeber kringeln vor Lachen, ist das vermutlich nicht die erwünschte Wirkung.

Im Kontakt mit Menschen, vor denen jemand Angst hat oder die übergriffig waren (denken Sie neben den Gerichtssituationen auch an Kinder im begleiteten Umgang), hilft es oft, einen Farbfilter vors Gesicht zu legen, die Augen zu übermalen oder die Haare zu verändern. Man kann den anderen auch schrumpfen lassen, den Ton verändern oder ganz leise stellen.

Machen Sie Vorschläge, die Fantasie Ihres Gegenübers wird Möglichkeiten finden.

Anliegen neu definieren

Worum es geht

Die systemische Herangehensweise ist anliegenorientiert. Wir befragen unsere Kund*innen dazu, was sie im Verlauf der gemeinsamen Arbeit erreichen wollen und was Schritte auf dem Weg dorthin sein können. Dann begleiten wir sie auf diesem Weg.

Ein Vorgehen nach den trauma- und krisensensiblen Standards verändert die Herangehensweise, denn aus diesen Standards folgen eigene Anliegen. In der traumasensiblen Supervision ist die Umsetzung der traumasensiblen Standards Grundlage der anliegenorientierten Arbeit. Wie sind diese eindeutig postulierten Grundsätze mit den Anliegen der Supervisand*innen bzw. Klient*innen zu vereinbaren?

Für Supervisor*innen

Es kann eine Herausforderung sein, theoriegeleitete Anliegen vor die eigenen und die der Supervisand*innen zu stellen. Hier kommt es sicher darauf an, nach welchen theoretischen Modellen Sie supervidieren.

Vielleicht sind Sie es ohnehin gewohnt, nach bestimmten Modellen zu arbeiten und diese auch vorzustellen. Dann werden Sie auch hier kein Problem haben, den neuen Kontext zu benennen. Manche Vorgehensweise wird nicht nur für Sie, sondern auch für die Supervisand*innen neu sein. Die Veränderung wird leichter, wenn Sie sich und den anderen immer wieder erklären, was Sie warum tun.

Für Supervisand*innen

Supervisor*innen, die sich nicht primär am Prozess der Supervisand*innen, sondern an theoretischen Modellen und Standards orientieren, sind oft gewöhnungsbedürftig. Das Vorgehen wird jedoch schnell attraktiv, weil die Regeln einfach und nachvollziehbar sind. Wenn die Kriterien offengelegt sind und das Vorgehen damit transparent ist, können die Supervisand*innen sich entscheiden, das Angebot anzunehmen oder abzulehnen.

Die*der Supervisor*in steht als Modell zur Verfügung und die Supervisand*innen können gut unterstützt diese Herangehensweise für die eigene Arbeit mit den Klient*innen erproben und übernehmen. Schließlich sind jene hoch belastet und am eigenen Beispiel wird schnell deutlich, wie die Klient*innen von der klaren Orientierung und den nachvollziehbaren Informationen profitieren können.

Für Klient*innen

Für traumatisierte Klient*innen ändert sich durch die Anwendung der Standards Grundlegendes. Sie werden in die Gestaltung einer gemeinsamen Arbeit eingeladen, die Grundlagen und Regeln sind nachvollziehbar. Ihre Symptome werden als vorhersagbare, regelhafte Folgen von Gewalt und anderen Belastungen beschrieben. Das Verarbeitungsmodell erläutert sehr einfach Hergang, Problemerleben und Lösungsmöglichkeiten. Die eigenen Anliegen werden in diesem Rahmen gemeinsam reframed und verändern sich oft angesichts der neuen Erkenntnisse über sich selbst und die eigene Verarbeitungsfähigkeit.

Wie es gehen kann

In neuen Supervisionskontexten ist es hilfreich, gleich im Vorgespräch, in der Probestunde oder bei der Vorstellung der Einrichtung zu erläutern, auf welchen Grundlagen Sie arbeiten und was die Klient*innen, die Supervisand*innen oder die Auftraggeber*innen erwarten können – und was nicht.

„Sie haben schon auf unserer Website sehen können, dass wir traumasensibel arbeiten. Das hat aus unserer Sicht verschiedene Auswirkungen auf unsere Zusammenarbeit und die Art und Weise der Falldarstellungen und auf die Wege, die wir nutzen, um gemeinsam Lösungen zu finden. Lassen Sie mich das einmal kurz erläutern, damit wir nicht von unterschiedlichen Vorannahmen ausgehen.

Die wichtigste Information: Ich werden Sie immer wieder unterbrechen. Wir werden oft im Stehen arbeiten oder aufstehen, kleine Übungen machen und dann weiterarbeiten. Unterbrechen heißt in der traumasensiblen Arbeit, dass wir die Möglichkeit haben, uns zu überzeugen, ob wir noch optimal verarbeiten können. Die neuere Traumatheorie ist nämlich vor allem eine Theorie der Verarbeitung. Wir wissen inzwischen, was wir tun müssen, um belastende Erlebnisse zu integrieren, und was wir lassen müssen, um neue Überlastung zu vermeiden. Das werde ich Ihnen am besten genau dann erklären, wenn es in unserem Miteinander auftaucht. Dann macht es Sinn und wir können es gleich nutzen."

Atmen

Worum es geht

Atmen wird unterschätzt. Natürlich atmen wir alle, unser Hirnstamm sorgt schließlich dafür (siehe Kapitel 2.2). Es ist ein Automatismus, der auch dann funktioniert, wenn unsere bewusste Aufmerksamkeit ganz woanders ist. Doch je nachdem, was wir erleben, woran wir denken und wie wir uns dabei fühlen, verändert sich der Atem gemeinsam mit der Spannung.

Denken Sie bitte mal ca. eine Minute lang an eine angenehme Situation aus der letzten Zeit. Wo waren Sie? War es draußen oder drinnen, kühl oder warm, waren Sie alleine oder mit anderen dort? Was hören Sie? Was fühlen Sie an Ihrem Körper? Sonne? Luft? Die Wärme Ihrer Kleidung? Vermutlich gibt es auch in Ihnen ein angenehmes Gefühl – wo im Körper genau? Jetzt kommen Sie bitte wieder mit der Aufmerksamkeit ins Hier und Jetzt und achten auf Ihren Atem und auf Ihre Spannung. Vermutlich haben Sie sich ein wenig entspannt und der Atem ist tiefer geworden. Vielleicht haben Sie schon bei dieser kleinen Reorientierung gemerkt, wie ihr Atem stockt oder schneller wird.

Beobachten Sie in den nächsten Tagen immer mal wieder, gerade dann, wenn es Ihnen einfällt, wie sich Ihr Atem anfühlt, ob er tief ist oder flach, langsam oder schnell. Und vielleicht spüren Sie, dass zeitgleich immer auch Ihr Herz den Rhythmus ein klein wenig ändert.

Wenn unsere Spannung abfällt, verlangsamt sich auch der Atem. Wenn die Spannung steigt, wird der Atem schneller, genauso wie die Herzschlagrate. Im Schreck oder der Erwartung halten wir den Atem an. Zwar nur kurz, aber der Organismus ist so bereit, ganz schnell umzuschalten in einen anderen überlebenswichtigen Modus.

Für Supervisor*innen

Achten Sie darauf, dass Sie während der Supervision atmen. Nehmen Sie Veränderungen wahr, machen Sie es sich zum Spiel, ab und zu bewusst mit Ihrem Atem zusammenzuarbeiten.

Für Supervisand*innen

Wenn Sie bewusst atmen, bilden Sie einen Anker für Ihre Supervisand*innen. Nutzen Sie die Wechselwirkung zwischen dem Atmen sowie der Energie und Spannung der im Raum Anwesenden. Sie können lernen, darauf zu achten, den Atem wieder loszulassen. Sie können in Ihrer Rolle als Supervisor*in einfach mal ausatmen, wenn sich die Spannung staut. Tun Sie das ruhig kräftig und verbinden Sie es mit einem Satz wie „Hui, das kann jetzt aber wieder losgelassen werden!“ o. Ä.

Für Klient*innen

Für manche traumatisierten Klient*innen ist tiefer Atem eine Zumutung, denn er bringt Gefühle und Wahrnehmungen hoch, die lieber noch nicht gefühlt werden sollten. Oft macht es dann oft Sinn, das wahrzunehmen und auch zurückzugeben: „Ja, vielleicht ist es noch nicht so gut, da hinzuatmen.“ Der*die Klient*in fühlt sich gesehen und gewertschätzt und kann dann neugierig vielleicht doch ein wenig mutiger dem Atem Raum geben. Forcieren Sie es nicht! Der Atem ist die vielleicht wichtigste Verbindung zwischen den Funktionen unseres Daseins. Und Überflutung hat noch niemandem gutgetan.

Wie es gehen kann

Legen Sie doch einmal eine Hand auf Ihren Bauch und eine auf Ihre Brust. Nehmen Sie wahr, welche Hand sich bewegt, wenn Sie atmen. Denken Sie ans Ausatmen, und achten Sie auf die Bewegung der Hände. Wenn Sie mögen, dann machen Sie die Bewegung ein klein wenig größer. Und wenn sich nur eine Hand bewegt? Das ist in Ordnung! Vielleicht haben Sie Lust, ein wenig zu experimentieren: Was passiert, wenn Sie den Atem zur anderen Hand lenken? Können Sie da eine Veränderung spüren? Muss nicht sein, aber mit ein wenig Übung klappt es meist. Tun Sie das nur, wenn es sich gut anfühlt. Es geht nicht um richtig oder falsch, sondern darum, ob Sie es so wollen und ob es sich für Sie angenehm anfühlt.

Oder probieren Sie den Schlürfatem, den Julie Henderson (2010) anregt: Atmen Sie fünf Atemzüge lang ein, als ob die Luft durch einen Strohhalm kommen würde. Das Ausatmen lassen Sie so wie immer. Dann spüren Sie nach: Hat sich etwas verändert?

Wenn wir einatmen, beschleunigt sich unser Herzschlag ein ganz klein wenig, wenn wir ausatmen wird er ein wenig langsamer. Diesen Unterschied in der Pulsfrequenz kann man messen und er hat auch einen Namen: Herzratenvariabilität. Aus diesem Grund schlägt Bessel van der Kolk (2015) vor, bei Stress oder Aufregung das Ausatmen zu verlängern. Sie könnten also einmal probieren, wie es ist, auf vier Schläge einzuatmen und auf sechs Schläge auszuatmen. Machen Sie das eine Minute lang und nehmen Sie wahr, was passiert.

Wenn wir uns mit der Aufmerksamkeit woanders hin verirrt haben, kann unser Atem uns zurückbringen ins Hier und Jetzt. Dann hilft es, den Atem tief und ruhig zu halten. Fangen Sie mit dem Ausatmen an, das Einatmen kommt von alleine hinterher. Und wenn Sie mögen, dann legen Sie doch immer mal wieder eine Hand auf den Bauch oder auf die Brust oder eine hierhin und eine dorthin und schauen Sie, was passiert. Und atmen Sie.

Was haben die Kleidungsstücke gemeinsam, die Sie zur Supervision anziehen? Lassen Sie genau das weg.

Wichtig dabei: Sie entscheiden! Ruhiger Atem kann dafür sorgen, dass Sie ganz da sind. Sie bekommen dann vielleicht mehr mit von sich selbst und von den anderen um Sie herum. Das ist nicht immer nur angenehm. Entscheiden Sie daher selbst, wann ein paar tiefe, ruhige Atemzüge genau das Richtige für Sie sind.

Aushalten

Worum es geht

Mach's weg. Was gibt es dagegen? Was kann ich mir Gutes tun? Ich könnte mir mal ein neues T-Shirt gönnen. Oder ein paar Schuhe? Kauf dir doch einfach ein paar Blumen. Denk mal an was Schönes, was dir in der letzten Woche passiert ist.

Was könnten Sie stattdessen tun? Wo hat es schonmal funktioniert? Was daran könnte gut sein?

Wir haben nicht viel Erfahrung mit dem Aushalten. Es ist keine Kernkompetenz für Menschen aus dem digitalisierten 24-Stunden-Kaufhaus Europa. Auch keine, die in Supervisionsfortbildungen einen zentralen Platz hat. Unser Job ist Veränderung, Suche nach Möglichkeiten, Überbrückung bis zum nächsten Mal. Dabei gibt es viele

Situationen, die erst einmal ausgehalten sein wollen. Die sich vielleicht verändern, wenn man sie akzeptiert, vielleicht auch nicht. Die uns nur dann erlauben, wieder einen vollen Atemzug zu tun, wenn wir für einen Moment aufhören, dagegen anzukämpfen. Und mit dem neuen Atemzug stärker sind.

Aushalten ist noch dazu verpönt. Man stellt den Kampf ein. Flieht nicht mehr. Aber man stellt sich auch nicht tot, die Opferposition ist nicht gemeint. Aushalten ist Resultat einer Entscheidung. Aushalten heißt wahrnehmen und atmen. Nicht steckenbleiben. Nicht, die Luft anzuhalten und sich wegzuducken. Wahrnehmen und atmen. Trotz allem noch verarbeiten. Dem Organismus Raum schaffen, damit er nachher weitermachen kann und nicht mit der Verarbeitung des Angestauten beschäftigt ist.

Für Supervisor*innen

Wie halten Sie aus? Persönliche Krisen und Nöte, Rückschläge und Krankheiten? Wie gehen Sie mit unlösbaren Problemen um? Wie können Sie im Aushalten gut für sich sorgen? Was bedeutet Aushalten für Sie?

Für Supervisand*innen

Stellen Sie die Fragen, die wir Ihnen stellen, auch Ihren Kund*innen. Vielleicht braucht es einen Anlass. Vielleicht kann es eine Übung sein, die Sie ihnen geben: Wie könnte Patientin X das aushalten? Wie kann Supervision helfen, etwas auszuhalten?

Für Klient*innen

Traumatisierte Klient*innen sind Expert*innen im Aushalten. Schmerzen, Angst, Gedächtnisstörungen, Schlaflosigkeit, Vergessen, Erinnern, soziale Isolation, Rassismus, Diskriminierung. Im Aushalten liegt sehr viel Kraft. Hier finden wir das Atmen und viele zentrale Werte, die wir nur erfahren, wenn wir fragen. Aushalten kann warten heißen oder vorbereiten, sich sammeln für den nächsten Schritt.

Wie es gehen kann

Wenn wir nicht wissen, wo es hingeht, nicht wissen, was der nächste sinnvolle Schritt ist, werden wir zunächst mit alten Mustern reagieren: Wir werden wütend. Wir ziehen uns zurück. Wir suchen die Nähe zu Vertrauten. Wir igeln uns ein. Wir fangen an zu essen. Wir horten. Wir werden aggressiv. Wir bekommen Angst. Uns wird schwindelig. Wir verleugnen, dass sich etwas geändert hat …

Was heißt Aushalten im Kontakt? Ertragen. Mitatmen. Abwarten. Eine gemeinsame Grundlage im Nicht-Tun, Nicht-Reden, Nicht-Weglaufen finden. Darauf warten, dass durch Bleiben etwas anders wird.

Den Fokus enger setzen. Auf die eigene Atmung konzentrieren. Das wahrnehmen, was geht. Meine Atmung, mein Blick nach draußen, der Wind in den Bäumen. Der Kühlschrank im Hintergrund. Das Grummeln in meinem Magen – oder ist das Entspannung? Die Fliege an der Wasserflasche. Meine Kiefermuskulatur, deren leise Anspannung mich daran erinnert, dass ich sie entspannen, einfach ein bisschen mehr loslassen kann, mit jedem Atemzug. Ein tieferer Atemzug. Nichts sagen, warten. Lauschen, wer als Erste*r etwas sagen wird.

Sie könnten Aushalten als Ziel mit aufnehmen. Warum sollte ein Teamkonflikt immer gelöst werden? Stellen Sie doch einmal die Aufgabe, die Kontrahenten mögen versuchen auszuhalten, was da passiert. Sie dürften allerdings dann nicht aggressiv werden, fliehen oder so tun, als wären sie nicht da. Schlagen Sie Protokolle vor: Welche Strategien wurden angewandt, die Notfallreaktionen zu vermeiden? Welche waren hilfreich? Was hatten sie für Konsequenzen?

So finden Sie vielleicht heraus, dass Aushalten viel Hier-und-Jetzt-Bezug erfordert. Denn für die Verarbeitung heißt das ja: die Denker*in muss regulieren, was das Häschen an Überlebensreaktionen einfordert.

Wie schaffen es die Kolleg*innen, dabei gut im Hier und Jetzt zu bleiben? Sie könnten die sinnvollste Strategie für jede*n Einzelnen herausfinden, für den Fall, dass der zentrale Konflikt nicht gelöst wird. Wenn so transparent und ohne Veränderungsabsicht darüber gesprochen wird, lassen sich vielleicht noch ganz andere Arten des Umgangs mit dem Konflikt entwickeln.

Krisen im Großen wie im Kleinen haben ihren Ursprung nicht im Hier und Jetzt. Ein Beharren auf der Frage nach den Verursachern blockiert uns manchmal für die wirklich wichtigen Fragen:

- Was ist jetzt sinnvoll, es zu tun oder zu lassen?
- Wie können wir auf der Stelle damit anfangen?
- Wer kann voraus gehen, wer braucht Unterstützung?
- Welche Regeln müssen verändert oder aufgestellt werden, damit es für alle leichter wird?
- Wie können wir gemeinsam lernen, das auszuhalten, was wir nicht verändern können?
- Wo macht Engagement Sinn, um das zu verändern, worauf wir Einfluss haben?
- Wie können wir unseren Einfluss erweitern?

Ausstieg aus Traumadynamiken – Traumaviereck und Profiposition

Worum es geht

Wir haben im Vorhergehenden beschrieben, wie die vier Positionen des Traumavierecks uns in alte Spannungsmuster zwingen wollen, wenn wir mit einem Trigger konfrontiert sind (siehe S. 63 ff.). Wir sind dann nicht mehr gut im Hier und Jetzt verankert, unsere Spannung verändert sich, die alten Dynamiken wirken in den aktuellen Kontext hinein.

Entscheidend ist der Umgang damit. Wenn ich wahrnehme, dass ich in ein mir bekanntes Spannungsmuster gehe, kann ich das ändern und in die Profiposition zurückkehren. Dafür brauche ich klare Markierungen und Anker, Leuchtfeuer im Nebel, die mir Orientierung geben.

Für Supervisor*innen

Es ist und bleibt eine Herausforderung, den Ausstieg aus Traumadynamiken, aus den Positionen des Traumavierecks sicher für sich zu gestalten. Die alten Geister überfallen uns am liebsten völlig unerwartet, beim Auftauchen einer neuen Thematik oder einer unvertrauten Person. Letztlich begegnen wir hier alten Bekannten, nun aber in der Verkleidung unserer Supervisand*innen oder von deren Klientel. Es macht dann Sinn, bereits vorher den Ausstieg geübt zu haben.

Für Supervisand*innen

Im Supervisionskontext bietet es sich oft an, das Traumaviereck als Analyseinstrument für das Verhalten im Team gegenüber einzelnen Klient*innen einzubringen. So lassen sich die entstehenden Teamdynamiken im Zusammenhang mit einer Fallanalyse auflösen. Es gilt also, ein Modell zu vermitteln und zu nutzen. Im Team können Traumaviereck und Profiposition helfen, Verstrickungen zu benennen und sich daraus zu lösen. Voraussetzung ist eine klare Reorientierung in der Besprechung des Modells.

Wie Sie das einführen können, zeigen wir Ihnen unten.

Für Klient*innen

Im Fall des Traumavierecks ist die Vermittlung in die direkte Arbeit mit den Klient*innen über die Anwendung in der Supervision eher mühsam. Es bietet sich theoretisch dort gut an, wo alte Dynamiken sich im Alltag der Klient*innen reproduzieren, um ihnen einen Ausstieg zu ermöglichen. In der Regel sind hier aber andere Techniken (der Distanzierung oder Externalisierung) angebrachter.

Wie es gehen kann

Wie können Sie das Traumaviereck und die Profiposition[17] in die Supervision einbringen? Vielleicht mit der Erklärung, ein Analyseinstrument für Dynamiken bei Einzelnen und Teams vorstellen zu wollen. So könnten Sie das einführen. Vielleicht im Anschluss an eine Konfliktsituation im Team, die Sie durch *Reorientierung* erst einmal aufgelöst haben.

Nehmen Sie sich fünf Blätter oder Moderationskarten und beschriften Sie je eine mit einem dicken Stift und den Worten Opfer, Täter*in, Retter*in und Mitwisser*in. Auf die fünfte Karte schreiben Sie „Profi". Bitten Sie die Supervisionsgruppe, auf eine Seite des Raumes zu kommen. Lassen Sie alle einmal deutlichen Bodenkontakt aufnehmen und das *Ressourcenbarometer* skalieren, um sicher zu sein, dass auch alle gut reorientiert sind. Auf der gegenüberliegenden Seite legen Sie die Karten aus, die Profi-Karte ein wenig abseits.

Bitten Sie nun die Supervisand*innen, sich von ihrem jeweiligen Standort aus die Karten anzuschauen und sie einen Moment auf sich wirken zu lassen. Wer mag, kann sich kurz auf eine der Karten stellen, soll dann aber jeweils in den gemeinsamen Profi-Raum zurückkommen und das Ressourcenbarometer für sich wieder einrichten. Sie können das auch bei jeder*jedem einzelnen neu abfragen, falls es noch nicht so selbstverständlich gut gelingt.

Bitten Sie die Kolleg*innen alle in die Profizone und sammeln Sie gemeinsam, was die Eindrücke hier sind. Sie werden zunächst auf Erstaunen stoßen. „Normal" ist eine übliche Reaktion. Was genau macht das „Normal" aus, wie fühlt es sich an, in der Profiposition zu stehen? Wie ist der Blick, wie der Stand? Und wie ist die Wahrnehmung der anderen? Sammeln Sie all diese Eigenschaften auf dem Flipchart unter „Profiposition".

Nun sammeln Sie jeweils in einem klar begrenzten Zeitraum die Eindrücke aus den verbliebenen vier Positionen, jeweils nacheinander, mit einer Ressourcenbarometerabfrage zwischendrin. Sie sammeln also jeweils die Eindrücke auf den Plätzen „Opfer", „Täter*in", „Retter*in" und „Mitwisser*in". Fragen Sie jeweils nach:

---

17 Bei der Einführung des Modells haben wir als fünfte, alternative Position (die deshalb auch nicht in die Zählung eingeflossen ist, da sie kein Teil der traumaassoziierten Dynamik ist) die Position der empathischen Zeugin benannt. Die Haltung dieser Position soll die der wahrnehmenden, begleitenden und mitfühlenden Zeugin sein. Mittlerweile beschreibt für uns die *Profiposition* die Haltung einfacher und deutlicher – daher die Namensänderung gegenüber älteren Publikationen.

- Spannung
- Macht / Ohnmacht
- Handlungsfähigkeit
- Selbstbestimmtheit

im Erleben der Position. Nun lassen Sie noch einmal überlegen, ob ein grundsätzlicher Unterschied zwischen den vier Positionen und der Profiposition auszumachen ist.

Lassen Sie alle zurück auf Ihre Plätze kommen und erläutern Sie kurz: „Dies ist ein Modell, um die Dynamiken zu beschreiben, mit denen wir alle mehr oder weniger deutlich aufwachsen. Sie bilden aber auf jeden Fall wesentliche Positionen im Erleben traumatisierter Menschen aus. Wir übernehmen sie nicht willentlich, sondern als Teil von Kindheitserfahrung. In etwa so, wie wir ganz selbstverständlich den Pullover genauso anziehen wie Mama oder Papa. Und es kommt hinzu: Auch wenn wir niemals jemandem dabei geholfen haben, wissen wir doch ganz genau, wie das geht, weil wir es hundert Mal an uns selbst erfahren haben.

Der Vergleich mag hinken, wichtig ist: Wir übernehmen die Situationen, die wir früh erleben, als Gesamtheit. Die Trennung in Positionen vollziehen wir nachträglich, nämlich genau dann, wenn wir eine davon einnehmen. Jede*r von Ihnen wusste, wie sich die Täter*innenposition anfühlt, oder? Vollkommen angespannt, voll Macht und doch nicht wirklich selbstbestimmt zum Beispiel. Obwohl Sie selbst vielleicht noch nie jemanden geschlagen haben. Aber Sie haben es tausende Male erlebt, gesehen. Die Opferposition ist eng damit verbunden und fühlt sich nicht gut an. Sie haben es beschrieben. Spüren Sie alle noch Ihre Füße, nur mal so? Sie könnten auch mal alle aufstehen und sich in der Profiecke wieder richtig gut reorientieren, ja? Ich spreche währenddessen weiter. Die Retter*innenposition kennen Sie sicher alle, Sie sind es ja oft selbst. Es ist auch nicht verkehrt oder nur einer Kindheitspflicht geschuldet, dass Sie, wo immer möglich, helfen wollen, einschreiten, sicherstellen. Nur macht es viel mehr Sinn, das mit dem engagierten Kopf der Profiposition zu tun. Da können Herz und Hirn zusammen überlegen, was am sinnvollsten ist.

Vielleicht fällt es Ihnen noch etwas schwer, den*die Mitwisser*in einzuordnen. Das ist die Position derjenigen, die – oft aus eigenem Opfererleben – meinen, nicht einschreiten zu können. Die hoffen, dass das alles schnell vorbei geht, dass es so schlimm schon nicht sein wird und der*die Täter*in doch sonst ganz nett ist. Oft ist diese Position in Institutionen wie Ihrer zu finden, wenn irgendwo ein Fehler passiert. Weil man nicht weiß, wie man damit umgehen soll, um nicht zum Denunzianten oder zur Denunziantin zu werden. Oft finde ich, das ist die schwierigste Position …“

Sie könnten nun überlegen: „Viele von uns kennen alle vier Positionen gut, doch oft gibt es sozusagen Lieblingspositionen, in die wir Klient*innen gegenüber rutschen. Welche sind das bei Ihnen?“

Benennen Sie gerne Beispiele aus Ihrer eigenen Arbeit. „Die größte Anziehungskraft haben natürlich die Rollen, die wir von früher gut kennen. Die wir in unseren Herkunftskontexten schon immer gespielt haben oder die uns von dort vertraut sind.“

Was und wer hat Ihnen geholfen?

Als Abschluss lassen Sie alle noch einmal in die Profiecke gehen, die Füße auf dem Boden spüren, den Ressourcenbarometerstand benennen. Jede*r soll nun einen Begriff suchen, den er oder sie sich mitnimmt als Erinnerung an diese Profipositon. Die schreibt er*sie auf eine Karte und nimmt diese mit.

Online können Sie die räumlichen Distanzierungen folgendermaßen umsetzen:

- Sie nutzen den jeweiligen Sitzplatz der Supervisand*innen als Profiposition (natürlich können Sie auch einen anderen Ort wählen).
- Das Traumaviereck präsentieren Sie mithilfe der Bildschirmfreigabe als vier miteinander verbundene Positionen.
- Sie bereiten fünf Bilder vor (wir nehmen dafür gerne PowerPoint): das erste ohne farbliche Markierung, zur allgemeinen Reflexion.
- Die folgenden in unterschiedlich farblichen Markierungen, für jede Position eine andere Farbe. Bieten Sie diese zum Hineindenken in die Position immer nur kurz an, dann geben Sie den Bildschirm wieder frei und reorientieren alle auf ihre Profipositionen.
- Das leibhaftige Wechseln in die vier Positionen lassen Sie hier weg, weil Sie mögliche dissoziative Prozesse nicht beobachten und nicht reagieren können. (vgl. auch Ressourcenorientierte Arbeit mit Bodenankern / Plätzen im Raum, Kap. 5.4.2).

Beispiel sein

Worum es geht

Ich bin mein Arbeitsmittel. Auf der Grundlage nonverbaler Häschen-zu-Häschen-Kommunikation sind meine Körperspannung, Haltung, Bewegung und Rollenübernahme das zentrale Statement im Kontakt. Zunächst gilt es also, diese Aussage zu verfeinern. Erst dann kann ich mich um die Zustände der anderen kümmern.

Wir sind zudem Modell für traumasensibles Arbeiten, Selbstfürsorge und Spannungsregulation, für Fehlerfreundlichkeit, Ressourcenorientierung und Transparenz.

Abweichende, im Supervisionskontext von uns nicht erwünschte Aussagen unseres Körpers – etwas bei Müdigkeit oder Stress im Privaten – sollten wir professionell markieren.

Für Supervisor*innen

Prüfen Sie Ihren Denker*in-Häschen-Kontakt, Ihre Spannung und Ihre Verortung im Hier und Jetzt vor und während jeder Supervision. Bessern Sie nach. Arbeiten Sie im Stehen.

Für Supervisand*innen

Während der Supervision sind Sie ein Modell für die Menschen, mit denen Sie arbeiten, ob Sie es wollen oder nicht. In der traumasensiblen Arbeit nutzen wir diesen Umstand und machen unsere Kund*innen zu Verbündeten auf einem gemeinsamen Weg. Zudem wirkt sich Ihre Spannung sofort auf den Supervisionsprozess aus; ein guter Grund, diese im Blick zu haben und gegebenenfalls zu thematisieren.

Für Klient*innen

Als professionelle*r Unterstützer*in deutlich machen, dass man erst bei sich schaut und dann bei den Klient*innen – das macht einen nicht nur zum Modell, sondern erleichtert auch den Aufbau eines guten Arbeitsbündnisses. Ein weiterer Vorteil ist, dass sich diese Art zu arbeiten deutlich von den Vorerfahrungen in den Kontexten unterscheiden, in denen die Traumatisierungen ihren Ursprung haben.

Wie es gehen kann

Lassen Sie uns das Pferd von hinten aufzäumen: Wir haben gesehen, dass sich in der Traumadynamik – wir könnten auch sagen: in der Spannungsdynamik – die Interaktion von Körpern in einem Raum nicht auf Einzelwesen beschränken lässt. Sie ist da, sobald Menschen einen gemeinsamen Raum betreten.

Für uns als Supervisor*innen ist es essenziell, diese Spannungen wahrzunehmen und damit zu arbeiten. Jede Theorie von Supervision hat hierfür Werkzeuge: etwa die Interpretation der Übertragungs- / Gegenübertragungsphänomene, die Verstörung von Beziehungen und Energien durch Wechseln der Sitzplätze, Lüften, Aufstehen, Herumgehen oder die Umwandlung in gemeinsame Übungen wie die Einführung von Runden (mit oder ohne Ball, mit oder ohne leeren Stuhl, mit oder ohne Befindlichkeit, Satzanfänge usw.) oder Spielen, der Wechsel in Kleingruppen oder im Raum umherwandernde Gemeinschaften. Wir nehmen die Spannung wahr, erleben sie als angenehm oder unangenehm, belebend oder ermüdend, konstant oder wechselnd.

Als traumasensible Supervisor*innen werden wir sie nutzen, indem wir uns ein gemeinsames Hier und Jetzt erarbeiten: Wir stehen alle auf, verschaffen uns etwas Bewegungsraum, ermöglichen die Außenorientierung durch eine gemeinsame Etablierung des Ressourcenbarometers (siehe Seite 160) und geben damit allen eine Überprüfungsmöglichkeit für die Außenorientierung während der gemeinsamen Besprechung an die Hand.

Erst jetzt können wir sicher sein, dass alle – einschließlich der eigenen Person – im selben Raum (oder in einem Online-Raum oder am Telefon) versammelt sind; dass wir voneinander wissen, wie die jeweilige Verankerung im Raum beschaffen ist (erzählen lassen!) und dass wir die Konzentration auf ein gemeinsames Anliegen richten können. Jetzt können Sie auch erklären, warum Sie all das getan haben und dass Sie den gemeinsamen Raum als Überprüfung der Wirksamkeit des Besprochenen nutzen wollen.

Das Prinzip ist: Wir beginnen bei uns. Mit der Reorientierung, dem Atmen und der Bewegung. Weil wir wissen, dass wir Sinn machen. Dass wir kommunizieren und dass das Zusammensein mit uns einen Unterschied macht.

Bewegung

Worum es geht

Das Initiieren von Bewegung ist das einfachste Mittel, entstehende Spannungen und Dynamiken zu unterbrechen und somit zu reorientieren. Wenn jemand sehr belastet oder das Team in einem hocherregten angespannten Zustand ist, bietet es sich auch an, die gesamte Zeit im Stehen und in Bewegung zu arbeiten.

Für Supervisor*innen

Supervision ist in der Regel ein sitzendes Geschäft, was für unsere Körper ein extrem belastender Dauerzustand ist. Bequemes Sitzen benötigt unser Körper als Unterbrechung von Belastung, als Möglichkeit der Erholung. Soll er in diesem Zustand konzentrative und kreative Höchstleistungen erbringen, ringt er mit unterschiedlichen Informationen gleichzeitig. Sie kennen es vermutlich längst selbst, dass Sie sich nicht nur besser fühlen, sondern auch mehr Energie haben, wenn Sie im Stehen oder Gehen arbeiten. Die Flipchart-Orientierung der meisten Supervisor*innen spricht da Bände. Erlauben Sie das doch auch Ihren Kund*innen. Mit der Verarbeitungstheorie können Sie es sogar noch traumasensibel begründen.

Für Supervisand*innen

Die Konzentration auf ein interessantes Thema führt bei vielen Menschen dazu, dass sie sich kaum bewegen, womöglich gar die Luft anhalten. Es kann aber auch sein, dass sich die so angestaute Spannung im Lauf der Stunde in Konflikten entlädt oder die Unterspannung dazu führt, dass Sie nur noch mit einigen wenigen arbeiten, während die anderen längst Dienstpläne oder Einkaufslisten schreiben. Je weniger Reize wir durch das Vermeiden von Bewegungsimpulsen setzen, desto schwieriger machen wir es den Supervisand*innen, gut im Hier und Jetzt zu bleiben.

Für Klient*innen

Bewegung macht Beratungen und Betreuungen lebendiger, verträglicher und hält alle im Hier und Jetzt.

Wie es gehen kann

Vielleicht stellen Sie einen Erinnerungston auf dem Handy ein, der Sie alle 20 Minuten kurz daran erinnert, sich zu bewegen und einen tiefen Atemzug zu nehmen egal, was Sie gerade tun. Sie werden schnell merken, ob Sie diese Störung nach und nach als Unterstützung empfinden. Sie können auch zu Beginn der Sitzung jeweils eine Person als Bewegungsbeauftragte*n und für Lüftung Zuständige*n benennen. Die Übungen müssen nicht „passen", sie müssen auch nicht immer neu sein, sie sollen nur einfach dem Körper Verarbeitungsimpulse geben.

Situationen, die sich dafür anbieten:

- Die Gruppe ist träge, obwohl die Pause gerade erst vorbei ist.
- Einige Supervisand*innen schlafen gleich ein.
- Die Arbeit war intensiv und jetzt steht ein neues Anliegen an.
- Die Situation ist verfahren, es geht nicht weiter.
- Die Gruppe ist unruhig und unkonzentriert.

Stehen Sie doch einfach mal auf und lassen Sie auch alle anderen durch den Raum gehen. Tun Sie das, was Ihnen gerade selbst als angenehm erscheint und geben Sie das dann weiter an die nächste Person. Jede*r sucht eine Bewegung aus, die alle anderen mitmachen.

Sie werden sehen, das Aufstehen allein macht schon einen Unterschied. Und wenn sich alle gemeinsam bewegen, wird der Unterschied noch größer. Ob Sie jetzt die

Schultern kreisen lassen, sich dehnen, die Arme schwingen oder einfach durch den Raum gehen, spielt dabei eine untergeordnete Rolle. Vielleicht folgen Sie den eigenen Impulsen oder Sie machen Ihre Lieblingsübungen. Eine Vielzahl von Anregungen dazu finden Sie bei Julie Henderson (2010) oder in den sehr anregend (nach Hendersons Vorbild) aufgemachten Büchern von Claudia Croos-Müller (2011, auch als App: body2brain).

Es lohnt sich, anschließend zu fragen, was jetzt anders als vorher ist und um die Nennung von Kleinigkeiten zu bitten. Oft werden Sie hören, einige seien wacher, würden ihren Körper oder einzelne Bereiche davon deutlicher wahrnehmen, könnten sich besser konzentrieren. Die Abfrage des Ressourcenbarometers vor und nach einer solchen Unterbrechung macht ebenfalls deutlich, dass die Skalenwerte gestiegen sind.

Auch für die Arbeit im Sitzen (oder *online*) gibt es Bewegungsübungen, nur ist die Auswahl hier geringer. Doch die Schultern kreisen zu lassen, die Beine abzuklopfen oder sich zu strecken, all das geht auch auf dem Stuhl. Vor dem Monitor steigt die Gefahr, am Stuhl festzukleben und mit dem Bildschirm zu verwachsen. Doch auch bei der Online-Arbeit sind alle Übungen durchführbar. Zwar sieht man einander nicht, aber die Abfrage in Zweiergruppen kann hinterher schnell zu Ergebnissen führen, die alle in den Chat geschrieben oder über den geteilten Bildschirm kommuniziert werden.

Und während der Supervision am *Telefon* können Sie regelmäßig daran erinnern, aufzustehen und das Gespräch im Gehen weiterzuführen. Sie können sich beschreiben lassen, was jemand in seiner unmittelbaren Umgebung sieht und wie sich diese Wahrnehmung verändert.

Jede Veränderung der Haltung, jede Bewegung macht uns wacher und klarer im Hier und Jetzt.

Leihen Sie sich einen Rollstuhl und lassen Sie sich durch die Straßen schieben.

Empathie

Worum es geht

Empathie ist ein schönes Werkzeug, das aber im Kontext mit traumaspezifischer Arbeit neu beleuchtet werden sollte. Wir haben alle gelernt, dass Empathie eine der zentralen Fähigkeiten im psychosozialen Umgang ist, keine Beraterschule, keine therapeutische Richtung, keine supervisorische Arbeit scheint ohne Empathie auszukommen.

Lassen Sie uns kurz definieren, was hier gemeint ist: Wikipedia definiert, Empathie sei „die Fähigkeit und Bereitschaft, Empfindungen, Emotionen, Gedanken, Motive und Persönlichkeitsmerkmale einer anderen Person zu erkennen, zu verstehen und nachzuempfinden".[18] Andernorts finden wir die Zusammenfassung, eine Person solle mittels Empathie möglichst ganzheitlich erfasst werden und es wird darauf verwiesen, dass Empathie sich mit dem Begriff des Einfühlungsvermögens decke (von Sigmund Freud und Theodor Lipps definiert). Freud definierte die Einfühlung als ein „‚Erschließen' des immer unerkennbar bleibenden ‚Realen'". Abgegrenzt hiervon wird die Gefühlsansteckung, also die ungefilterte Übernahme der Gefühle der*des anderen[19]. Diese ungefilterte Übernahme haben wir bereits mithilfe der vier Positionen des Traumavierecks betrachtet.

Figley (2002) beschreibt als Gefahr von zu viel Mitfühlen die Mitgefühlserschöpfung (compassion fatigue), was in etwa dem Phänomen des Burn-out entspricht. Ein hoher Prozentsatz von Profis, die hauptsächlich mit traumatisierten Menschen arbeiten, bekommt über kurz oder lang Symptome einer Posttraumatischen Belastungsstörung, ohne im eigenen Leben außerhalb der Arbeit schwere Belastungen erlebt zu haben. Die Symptome der sogenannten Sekundären Posttraumatischen Belastungsstörung sind mit den Symptomen der PTBS identisch. Kolleg*innen gehen in Vermeidungsreaktionen, leiden unter Flashbacks und Übererregung oder träumen die Alpträume ihrer Klient*innen (siehe Stamm 2002).

Für Supervisor*innen

Ist Empathie eine Ihrer Stärken oder eher eine Baustelle? Glauben Sie an das, was Sie bei anderen wahrnehmen oder sehen Sie es eher als Ausgangspunkt für eine Frage? Wie geht es Ihnen, wenn jemand anders Ihnen Empathie entgegenbringt?

---

18 ↗ https://de.wikipedia.org/wiki/Empathie, abgerufen 18.10.2020.

19 ↗ https://www.coaching-report.de/lexikon/ampathie.html, abgerufen 18.10.2020.

Für Supervisand*innen

Die fünfte Position im Traumaviereck hieß früher „empathische Zeugin". Erlauben Sie sich in der Supervision beides: Empathie und Distanz. Wechseln Sie zwischen Einfühlung und Meta-Ebene und nehmen Sie die Supervisand*innen dabei mit.

Für Klient*innen

Für traumatisierte Menschen kann ein empathischer Blick sehr irritierend sein. Manche Täterpersönlichkeiten arbeiten genau mit dieser Haltung: „Du kannst dich auf mich verlassen, ich weiß doch, was du brauchst." Verbinden Sie einfühlsame Neugier mit Humor und Selbstironie, das gibt oft mehr Raum.

Wie es gehen kann

Empathie braucht unsere Verankerung im Hier und Jetzt, um das Erleben und die Gefühle der anderen wahrnehmen zu können, sie aber nicht mit den eigenen Gefühlen zu verwechseln. Auch dafür ist es wichtig, Supervisand*innen zu unterbrechen, wenn sie im Versuch, eine Klientin / einen Klienten in der Supervision zu beschreiben, aus dem eigenen Hier und Jetzt verschwinden. Zumal wir in der Regel gar nicht so viele Details über die Klient*innen wissen müssen, um gute Supervision zu machen. Jede Information wird durch unsere Wahrnehmung gefiltert und verändert. Jede Information wird außerdem von unserem Gehirn bebildert. Distanz gehört nicht zum Aktivitätsspektrum der Spiegelneuronen. Wissenschaftlich ist unstrittig, dass allein das ungefilterte Anhören einer Beschreibung einer bedrohlichen und überfordernden Situation bei uns Traumasymptome auslösen kann. Oft rücken wir anderen außerdem zu nah mit einer Empathie, die auch als übergriffig empfunden werden kann.

Es ist der Tanz zwischen empathischer Nähe und einer Distanz, die Überblick und Sicherheit bietet, der uns auch mit hoch belasteten Menschen traumasensibel arbeiten lässt. Es geht also ums Gefühl und damit um den Einsatz unseres Häschens. Da brauchen wir viel Übersicht, Kenntnis und Flexibilität, das Eigene vom Fremden zu unterscheiden. Wir müssen wissen, welche Trigger das Häschen in alte Muster katapultieren und was wir dann tun können. Wir müssen wissen, dass sie auftauchen werden, und dass wir uns ernsthaft Sorgen machen sollten, wenn dem nicht so ist. Wir haben im Abschnitt 2.2 *(Verarbeitung und Notfallreaktion)* betrachtet, was das Wesen der Nicht-Verarbeitung in Belastungssituationen ist. Dissoziation (auch unserer eigenen Gefühle!) ist dabei wesentlich. Uns mit der Berufswahl als Supervisor*innen wohl zu fühlen, könnte nahelegen, dass Distanz ein Mittel ist, das wir gerne nutzen.

Als Folge dessen ist außerdem klar geworden: Nicht verarbeitete Bilder oder Gefühle sind nicht mit anderen Erlebensmomenten verknüpft und insofern nicht durch anderes Erleben abgemildert. Oft sind sie noch nicht einmal erinnert. Viele – gerade frühkindliche – Erlebenssequenzen sind zwar mit heftigen Gefühlen verbunden, aber nicht aktiv erinnerbar.

Was heißt das für die Einfühlbarkeit? Gerade schwer und komplex traumatisierte Menschen begegnen uns oft mit „wenig Gefühl", im dystonen Reden über Zusammenhänge, scheinbar kaum betroffen. Wir haben es mit dissoziierten Gefühlen zu tun. Oft weniger dissoziiert als die starken überschwemmenden Gefühle von Verlust, Verrat, Angst, Einsamkeit und Ohnmacht sind die überlebensstärkeren Affekte von Wut, Hass, Rationalisierung, Ruhelosigkeit, Kontrollzwang. Wollten wir uns darin einfühlen, so würden wir zunächst in ähnliche Gefühle stürzen.

Mit genügend Erfahrung im Kontakt mit traumatisierten Menschen könnten wir die anderen Gefühle dahinter erahnen. Was aber passiert, wenn wir Menschen dort, wo Dissoziation ein System überlebensfähig hält, mit Interpretationen der eigenen Ableitungen konfrontieren? Wie hoch ist die Wahrscheinlichkeit, dass wir mehr als generalisierte Annahmen über unser Gegenüber ableiten, wenn die „vehementen Emotionen" dissoziiert sind? Im besten Fall ernten wir Unverständnis, Abwertung, Misstrauen. Im schlimmsten Fall lösen wir durch ein von uns aufgerufenes starkes Gefühl erneut eine Notfallreaktion aus und riskieren eine Retraumatisierung.

Die Konfrontation der Klient*innen mit Annahmen über ihr emotionales Erleben kann also das fragile Gleichgewicht zwischen Selbstwahrnehmung und Dissoziation stören. Dies ist jedoch ein Bereich, der nicht „verstört" werden sollte, wie es in manchen systemischen Schulen heißt. Über die Notwendigkeit der Aufrechterhaltung von Dissoziation muss allein das innere System der Klient*innen entscheiden.

Was nun aber tun mit den Affekten und Emotionen, die Sie empathisch wahrzunehmen glauben? Merken Sie sich, was da in Ihnen ausgelöst wurde, glauben Sie nicht, irgendwas verstanden zu haben, lassen Sie es in Ihre Hypothesenbildung einfließen und ermöglichen Sie den Supervisand*innen Kontrolle und Selbstwirksamkeitserleben.

Externalisierungen

Worum es geht

Externalisierungen erlauben das Sichtbarmachen innerer Vorgänge durch Projizieren in den Raum. Das schafft Distanz, verändert die Wahrnehmung und wirkt erleichternd, wenn im Bedarfsfall *Abstandshalter* zur Distanzierung eingesetzt werden. Es bietet sich an, diese Arbeit humorvoll zu nutzen. Externalisiert werden können Gefühle, Körpersensationen wie Schmerz oder Unruhe, Symptome oder innere Anteile. Was vorher ein inneres Erleben war, taucht jetzt im Außen auf. Im besten Fall erleichtert das den Zugang zu Veränderungsmöglichkeiten und Variationen im Erleben. Zentraler Zweck ist immer, ein Gegenüber zu gewinnen, mit dem man reden, verhandeln, dessen Perspektive man einnehmen und mit dem man sich im besten Falle auch aussöhnen kann.

Begründer dieser Technik im systemischen Arbeiten war der australische Familientherapeut Michael White (White & Epston 2002, White 2010).

Für Supervisor*innen

Erproben Sie Externalisierungen für sich und finden Sie heraus, wie es Ihnen damit geht, bevor Sie sie mit anderen anwenden.

Für Supervisand*innen

Nutzen Sie Externalisierungen für das ganze Team. So kann z. B. direkt Kontakt mit dem Frust über die unzuverlässige Leitung aufgenommen werden und unter Umständen verwandelt er sich in etwas anderes. Damit ist das Problem nicht gelöst, aber es ist eine oft auch humorvolle Distanzierung gelungen. Gerade in der Gruppe können Externalisierungen bewirken, dass Gefühle an Macht verlieren, die sonst leicht mal „hochkochen", wenn sich unterschiedliche Auffassungen zeigen.

Für Klient*innen

Traumatisierte Klient*innen können jede Art von Distanzierungsmöglichkeit gebrauchen, um Dissoziation zu vermeiden. Achten Sie hier besonders auf ausreichenden Abstand, verlegen Sie den Ort der Wahl gerne auch imaginativ in den Hinterhof oder auf einen Baum an der Straße.

Wie es gehen kann

Bevor Sie beginnen, kontrollieren Sie Ihren Denker*in-Häschen-Kontakt mit dem Ressourcenbarometer. Wenn Sie gut im Hier und Jetzt sind, dann stellen Sie sich vor, die Sorgen, die Sie sich um eins Ihrer Supervisionsteams machen, hätten eine Gestalt und diese befände sich mit Ihnen im Raum. Was nehmen Sie wahr? Sind die Sorgen eher wie ein Stein oder wie ein Geist, wie ein Tisch oder eher wie ein trompetender Elefant?

Sobald Sie ein Bild gefunden haben, das sich stimmig anfühlt, schauen Sie, wo sich die Gestalt / der Gegenstand jetzt im Raum befindet. Stehen Sie ruhig auf und gehen mal näher heran oder nehmen mehr Distanz ein. Wie reagiert Ihr Gegenüber? Mögen Sie mal *Hallo* sagen? Wenn Sie sich bedrängt fühlen: Könnten Sie das formulieren und um mehr Abstand bitten? Sie werden staunen, wie oft die Gestalten Ihnen antworten oder auf Ihre Bitten eingehen. Dadurch verändert sich das innere Erleben. Was vorher ein unangenehmes Gefühl im Bauch war, ist jetzt ein Elefant am anderen Ende des Raums, der sich hingesetzt hat, als Sie ihn darum gebeten haben. Kontrolle und Selbstwirksamkeit steigen, das Gefühl von Ausgeliefertsein lässt nach.

Einige Fragen, die Sie zur Externalisierung in der Supervision nutzen können:

- Wenn die Angst / Wut / Enttäuschung / Genervtheit ... hier im Raum wäre, wo wäre sie am ehesten zu finden? Auf welchem Stuhl? Oder eher in der Ecke oder hier bei uns?
- Wie sieht sie / er / es aus?
- Ist der Abstand so in Ordnung?
- Mögen Sie es / ihn / sie bitten, ein wenig zurückzugehen? Und? Wie reagiert er / sie / es? (Natürlich können jederzeit Abstandhalter oder Schutzhüllen genutzt werden.)
- Mögen Sie einmal Hallo sagen?
- Wofür ist er / sie / es in Ihnen zuständig? Was ist sein / ihr Job? Wofür ist er / sie / es da?
- Wie verändert sich die Gestalt, während wir über ihn / sie / es bzw. mit ihm / ihr reden?
- Was braucht es / sie / er von Ihnen, damit es / sie / er sich weniger lästig verhält?

Eine Variante besteht darin, Bilder wörtlich zu nehmen und zu externalisieren. So könnten Sie eine Supervisandin, die sich gerade am liebsten eine Decke über den Kopf ziehen möchte, fragen, was das für eine Decke ist, welche Farbe sie hat, aus welchem Material sie besteht, usw. Dann könnten Sie überlegen, wie sie die Decke hier und jetzt in der Supervisionssitzung nutzen kann. Ob sie sich einkuschelt oder sie mal probehalber über den Kopf zieht und ausprobiert, welche Wirkung das hat. So kann aus dem Ausgangsgefühl von Hilflosigkeit und Überforderung eine Handlungsoptionen für Kontrolle und Selbstwirksamkeit werden. Die anderen haben in der Zwischenzeit sicher selbst etwas gefunden, das ihnen guttut, der Suchprozess läuft ja für alle. Fragen Sie auf jeden Fall nach!

Fürsorglicher Planet

Worum es geht

Diese Übung soll Ihnen und den Supervisand*innen helfen, Menschen und deren Schicksale loslassen zu können, wenn die Arbeit vorbei ist. Es geht um eine Art Zwischenlager für Klient*innen, das aber Versorgungscharakter hat. „Aber die sind doch nicht versorgt", werden Sie vielleicht sagen. Aber Sie können gerade auch nichts anderes tun, als ihnen gute Gedanken zu schicken. Genau dafür ist die Übung da.

Für Supervisor*innen

Der Arbeitstag ist beendet, doch die Supervisand*innen sind noch da. Jedenfalls in Ihrem Kopf. Sie nehmen sie mit, in den Laden, auf den Spaziergang, nach Hause. Nicht absichtlich, um noch über etwas nachdenken zu können, sondern versehentlich. Nutzen Sie in diesem Fall die Möglichkeit, die Supervisand*innen an einen angenehmen Ort zu geleiten und sich dort von ihnen zu verabschieden, sodass sie dortbleiben und Sie alle Ihrer Wege gehen können. Getrennt.

Für Supervisand*innen

Manche Supervisand*innen beschreiben es drastisch. Die Klient*innen verfolgen sie regelrecht. Nicht im äußeren Hier und Jetzt, sondern innerlich. Es ist, als ob der BEW-Klient, von dem sich der Kollege gerade verabschiedet hat, in dessen Auto Platz nimmt. Die Jugendliche aus der Wohngruppe wartet schon in der Küche der Betreuerin. Es handelt sich nicht um eine wahnhafte Störung, sondern um eine Frage der Aufmerksamkeit, die noch nicht von der Klientin, dem Klienten gelöst werden konnte. Auch in diesen Fällen machen fantasierte, getrennte Orte Sinn, um endlich Feierabend machen zu können.

Für Klient*innen

Für Klient*innen ist diese Übung auf den ersten Blick nicht geeignet. Obwohl – haben nicht alle Menschen manchmal im Privatleben Kontakte, die ihnen im wahrsten Sinne des Wortes nachgehen?

Wie geht es dem Kind im Umgang mit dem Vater, vor dem es weggelaufen ist? Wie kommt die Freundin mit der Diagnose zurecht? Hier ist der Gedanke an den Planeten tröstlich und hilfreich, auch für Klient*innen.

Wie es gehen kann

Nehmen Sie sich ein paar Minuten Zeit und sorgen Sie zunächst für eine gute Erdung und fließenden Atem und verankern sich so im Hier und Jetzt. Stellen Sie sich einen Planeten vor. Er ist sehr weit weg, aber für Sie doch erreichbar. Es ist ein kleiner Planet, ein bisschen größer als der des kleinen Prinzen aber schon. Das Besondere an diesem Planeten ist, dass alle Menschen zufrieden sind, die sich auf ihm befinden. Klar, dass das nur in der Fantasie funktioniert, aber da ist es eben möglich. Der Planet passt sich an und verändert sich – je nachdem, wer ihn betritt. Für den einen hat er große Gärten mit sonnigen Wiesen, für die andere findet sich der geliebte Stadtteil mit den kleinen Läden. Sie können Ihre Fantasie nutzen für die Ausgestaltung, doch auch ohne Ihr Zutun wird sich der Planet auf die jeweilige Person einstellen. Je nach Bedarf gibt es Essen und Trinken, Musik oder Ruhe, Natur, Wildnis, Dorf oder Stadt. Alles, was die Person braucht, die Sie dort hinbringen.

Denn das ist der nächste Schritt. Sie fliegen, fahren oder schweben gemeinsam mit dem Menschen, der Ihnen nicht aus dem Kopf geht, zu dem Planeten, der sich sofort auf den*die neue Bewohner*in einstellt. Stellen Sie sich die gemeinsame Reise vor, in Ihrem alten Auto, in einer luxuriösen Rakete oder doch lieber mit dem fast endlosen Fahrstuhl. Seien Sie gespannt, wie sich der Planet dieses Mal bei der Ankunft zeigen wird, denn er hat sich bereits auf Ihre*n Mitreisende*n eingestellt. Die*den setzen Sie nach der Landung ab und verabschieden sich. Sie selbst steigen nicht aus, sondern bleiben in Ihrem Fahrzeug in der Sicherheit, dass es ihm*ihr auf dem Planeten an nichts fehlen wird.

Nun winken Sie noch einmal, wenn das nötig ist, treten sofort die Rückreise an und landen wieder sicher im Hier und Jetzt. Auf ein andermal.

Falls Sie auf der Suche nach weiteren Methoden und Tipps sind, die helfen, den Arbeitstag gut zu beenden und den Übergang in die Freizeit klar zu gestalten, möchten wir Ihnen das entsprechende Kapitel in unserem Buch zum Thema Selbstfürsorge ans Herz legen (Hantke & Görges 2019).

Wenn Sie eine Kollegin mit anderen Privilegien wären, was würden Sie tun?

Kompetenzerleben

Worum es geht

Wir alle kennen diese Momente oder Phasen, in denen wir uns nicht so gut, nicht leistungsfähig, nicht kompetent genug fühlen. Das passende gute Gefühl immer dabei zu haben und unterwegs bei Bedarf auspacken und nutzen zu können, das wäre was. Zumal sich das Gefühl dann durch jede Nutzung noch vertieft. Dafür ist es nötig, das erwünschte Gefühl zu beschreiben, es sich vorzustellen und es so ins Hier und Jetzt zu holen. Wenn dieses Gefühl gut geankert ist und das Aufrufen regelmäßig geübt wird, lässt sich ein gerade nicht so angenehmes Gefühl nach Bedarf in jeder Situation verbessern.

Natürlich lösen Sie mit dieser Übung nicht das Problem, die Supervisand*innen sind nicht sofort motivierter und die Institution nicht arbeitnehmerfreundlich. Doch um Bedingungen zu ändern, braucht es Kraft und Energie. Es braucht Menschen, die im Hier und Jetzt den Zugang zu einem positiven Selbsterleben, zu ihren Kompetenzen haben und sie für Veränderungen einsetzen. Dazu kann diese Übung einen Beitrag leisten.

Für Supervisor*innen

Sie sind kompetent, gut ausgebildet, erfahren. Doch es gibt Tage oder Momente, da fühlt es sich nicht so an. Da schleichen sich Unzufriedenheit, Sorgen und Zweifel ein und fangen an, Ihre professionelle Selbstsicherheit zu überdecken. Da ist die Supervisionsgruppe, die Sie jedes Mal an den Rand Ihrer Möglichkeiten bringt. Da ist der Coachee, bei dem Sie hinterher immer denken, Sie sollten sich doch einen anderen Beruf suchen. Vielleicht ist es an der Zeit, eine gute Portion Kompetenzerleben auf Vorrat herzustellen, fertig zum Gebrauch für die Momente, wo es nötig ist.

Für Supervisand*innen

Aus der Arbeit mit Ihnen kommen die Supervisand*innen oft gestärkt und von ihrer eigenen Kompetenz überzeugt hervor. Doch manchmal ist die Halbwertzeit dieses Zustands eher kurz. Wäre es nicht eine große Hilfe, ihnen einen Vorrat an ressourcenvollem Selbsterleben für die Arbeit mitzugeben? Kompetenz to go, sozusagen.

Für Klient*innen

Für traumatisierte Klient*innen sind Krisen Alltag. Es wimmelt an potenziell überfordernden Situationen und die Idee, sich in diesem Chaos wohlfühlen zu können, über die eigenen Gefühle und das eigene Erleben bestimmen zu können, klingt für viele absurd. Jedenfalls so lange, bis die Aufmerksamkeit auf die Ressourcen gerichtet wird, auf das, was man*frau schon erreicht hatte und auf die Kraft, die zum Überleben nötig ist. Dann scheint es auf einmal gar nicht mehr so unmöglich zu sein, die eigenen Gefühlslagen aktiv zu beeinflussen und mehr Kontrolle im Alltag zu gewinnen.

Wie es gehen kann

Nehmen Sie sich ein paar Minuten Zeit und gerne Zettel und Stift zur Hand. Sorgen Sie dafür, dass Sie gut im Hier und Jetzt orientiert sind, Denker*in und Häschen im Kontakt sind und die Spannung angemessen ist.

Bestimmen Sie die Situation, für die Sie gerne ein anderes Gefühl, eine andere innere oder äußere Haltung, eine neue Kompetenz hätten.

Suchen Sie nach einer Situation in Ihrer Erinnerung, in der Sie genau dieses Gefühl schon einmal hatten – egal in welcher Situation das war. Es muss nur das richtige Gefühl sein. Und natürlich werden Sie es finden. Sie könnten es sich gar nicht wünschen, wenn Sie es nicht schon erlebt hätten.

Falls – auch das kommt vor – Sie sich ein Gefühl wünschen, das Sie einmal bei jemand anderem gesehen haben, probieren Sie es einfach aus. Stellen Sie sich in dessen Position und lassen Sie die Haltung, das Gefühl, das Verhalten entstehen.

Wenn Sie den erwünschten Zustand dann gefunden haben (Sie merken das auch an der körperlichen Reaktion), bleiben Sie dabei und fragen ganz interessiert nach allen Modalitäten des Erlebens:

- Wie genau fühlt sich das an?
- Wo genau fühlen Sie das im Körper?
- Wenn das Gefühl eine Farbe, eine Konsistenz, eine Ausdehnung hätte, wie genau sähe das aus? Wie würden Sie es malen?
- Vielleicht ist es auch ein Ton? Eine Klangfarbe? Ein Rhythmus?
- Welche Körperhaltung nehmen Sie dabei ein? Was genau verändert sich?
- Wie fühlt sich Ihre Atmung an?
- Welches Bild, welcher Geruch, welcher Geschmack passt dazu?
- Welcher Satz beschreibt Sie am besten, wenn Sie das fühlen?
- Was glauben Sie von sich, wenn Sie in diesem Zustand sind?
- Gibt es ein Symbol, das Ihnen spontan dazu einfällt?

Sie müssen nicht alle Fragen beantworten, die sind nur dazu da, das Gefühl zu intensivieren. Wenn Sie gefunden haben, was Ihnen dazu verhilft, bleiben Sie dabei und nehmen Sie das dazu, was Ihnen selbst noch einfällt. Bauen Sie die Punkte aus, an denen das Gefühl am stärksten ist. Beobachten Sie Ihre Atmung und Körperhaltung. Sie sind oft wichtige Anzeichen dafür, dass Sie angekommen sind.

Wenn Sie die Übung mit und für eine andere Person machen: Notieren Sie immer genau das Wort, das dem*der anderen als Erstes in den Kopf kam oder das er*sie als Erstes gesagt hat, auch dann, wenn es im Nachhinein nicht passend erscheinen mag. Genauso, wie eine bestimmte Farbe, eine Körperhaltung oder ein Klang zu dem Gefühl gehören, ist es die spezifische Art der Beschreibung, die einen Zugang ermöglicht. Auch wenn es sich anders „schöner", „besser", „griffiger" anhören mag. Mein Kinderich zum Beispiel sagt immer *Boller* zu Kreisen, und nur mit *Bollern* fühle ich mich wohl.

Die einzige Ausnahme von dieser Regel sind Negativbeschreibungen. Notieren Sie bitte nicht: „Ich möchte mich nicht mehr so angespannt fühlen", sondern fragen interessiert nach, wie es sich anfühlen würde, nicht mehr so angespannt zu sein.

Wie stark ist das gewünschte Gefühl jetzt auf einer Skala von 1 bis 10 spürbar? (1 heißt, das Gefühl ist gar nicht da und 10 heißt, das Gefühl ist ganz da, wo Sie es haben wollen.) Wo auf der Skala ordnen Sie sich ein? Ist das für die betreffende Situation ausreichend? Welche Zahl auf der Skala sollte mindestens erreicht sein?

Üben Sie, in das Gefühl einzusteigen und wieder aus ihm auszusteigen. Denken Sie kurz an etwas anderes, den Einkauf später oder den Gang zum Fahrrad. Wechseln Sie jetzt wieder in Ihr Kompetenzerleben zurück. Lassen Sie sich Zeit anzukommen, bessern Sie nach, merken Sie sich, was Sie gemacht haben.

Wie sind Sie wieder eingestiegen? Welches sind die entscheidenden Assoziationen, mit deren Hilfe Sie zuverlässig wieder in das gewünschte Gefühl kommen? Probieren Sie es aus. Schreiben Sie zwischendrin eine Mail und steigen dann wieder ein. Lesen Sie Ihre Notizen durch. Dafür ist es wichtig, die Antworten aufzuschreiben und stellen Sie sich alles noch einmal vor, bis Sie auf der Skala wieder oben sind. Nehmen Sie sich die Zeit, das Gefühl nicht nur zu erahnen, genießen Sie es in vollen Zügen, während Sie das nächste Telefonat führen. – Dafür war es gar nicht gedacht? Nun, es geht ja nicht kaputt, wenn Sie es öfter anwenden. Es wird nur stärker.

Finden Sie ein Symbol für dieses Gefühl, das Sie in die Situation mitnehmen können und das Sie zuverlässig erinnert. Ein Foto auf dem Smartphone, ein bestimmtes Kleidungs- oder Schmuckstück, ein Stein in der Tasche. Ich habe immer Aufkleber dabei, die ich an jedem meiner Arbeitsplätze dezent auf den Tisch oder an den Computer pappen kann.

Ein Hinweis noch: Wenn in der Arbeit mit Supervisand*innen oder Klient*innen *Kompetenz* nicht der passende Begriff für das gesuchte Gefühl ist, dann ersetzen Sie ihn gerne. Die Übung kann ja vielfältig genutzt werden:

„Was hätten Sie denn gerne für ein Gefühl?
Wie wären Sie da gerne?
Was soll der andere dann sehen und wie fühlt sich das an, wenn Sie es ausprobieren?
Wenn du XY kannst, wie fühlt sich das an?
Wenn du XY machst, wie stehst du dann da? Zeig mal!"

Kontrolle und Selbstwirksamkeit ermöglichen

Worum es geht

Kontrollverlust ist ein zentrales Phänomen von Situationen, in denen die Verarbeitung nicht bzw. nur dissoziativ gelingt. Vielleicht ist es der einzige wirklich durchgehend anzutreffende Parameter. Es wird mir etwas aus der Hand genommen. Jemand anders oder etwas anderes bestimmt über mich und ich kann nichts dagegen tun. Hilflosigkeit und Ohnmacht markieren dieses Erleben.

Nicht immer wird das Übergeben von Kontrolle an eine andere Person als Kontrollverlust in diesem Sinne empfunden. Habe ich die Kontrolle freiwillig abgegeben und kann sie wieder übernehmen? Wenn ich entscheide, neu zu verhandeln, wer sie haben soll, dann wird Kontrolle flexibel handhabbar.

Für Supervisor*innen

Was tun Sie, wenn Sie im Job den Faden verlieren, Ihnen die Kontrolle entgleitet, Sie womöglich einen Moment lang die Übersicht verlieren?

Für Supervisand*innen

Kontrolle abgeben bedeutet, die Supervisand*innen so weit wie möglich in alle Prozesse und Entscheidungen einzubinden und insbesondere die Standards, nach denen Sie arbeiten, und die Regeln, die das zur Folge hat, offen zu thematisieren (siehe Abschnitte „Transparenz", Seite 187 und „Umgang mit Macht", Seite 196).

Für Klient*innen

Die Beispiele lassen sich in den Kontakt mit Klient*innen übertragen. Hier sollten Macht und Funktion aber noch ausdrücklicher als im Supervisionskontext thematisiert werden.

Wie es gehen kann

Die Ermöglichung von Kontrolle und Selbstwirksamkeit ist vor allem eine Frage der Beziehungsgestaltung. Traumasensible Beziehungsgestaltung in der Supervision heißt, den Supervisand*innen mit einer Haltung von Wertschätzung und Transparenz entgegenzutreten. Wir erklären, wie wir arbeiten und auf welche Modelle sich dieser Ansatz bezieht. Wir erklären die Regeln, die bei unserer Arbeit gelten und wofür sie wichtig sind. Wir thematisieren das Machtgefälle und machen unsere Position darin deutlich. Wir machen uns und den Kontext, den wir anbieten, berechenbar, indem wir Abläufe und Vorgehensweisen klären. Wir arbeiten ressourcenorientiert und auf der Basis nachvollziehbarer Standards. Wir orientieren uns am Machbaren, daran, was die Supervisand*innen jeweils für sich oder mit dem Team oder mit den Klient*innen erreichen können. Wir ermuntern dazu, einen selbstfürsorglichen Umgang, insbesondere mit unlösbaren Problemen, zu finden. Wir gestalten die Supervision als einen freundlichen Rahmen und nehmen für jedes Verhalten von Supervisand*innen und Klient*innen gute Gründe an. Wir arbeiten fehlerfreundlich und versuchen, auf Fehler gemeinsame Lernprozesse folgen zu lassen. Wir nehmen Kritik und Beschwerden ernst und fassen sie als wertvolle Rückmeldungen auf, egal in welcher Form und in welchem Ton sie geäußert werden und ob uns diese Form im Hier und Jetzt angemessen erscheint. Wir gehen davon aus, dass wir nicht gemeint sein können, wenn Supervisand*innen sich im Ton vergreifen. Vermutlich ist sie*er in ein altes Erleben hineingerutscht. Ja, so ist das oft.

Hier nun die traumasensible Korrektur: Wenn Gefühle von Hilflosigkeit und Kontrollverlust aufkommen, reorientieren wir uns und alle Beteiligten. Aus diesem Ressourcenzustand analysieren wir gemeinsam, wo das Gefühl herkommt oder hingehört. Oft wird es ein altes Erleben sein, das aufgerufen wurde. Manchmal aber, und das werden wir erst merken, wenn wir uns nicht mehr absolut setzen, wird ein Verhalten innerhalb der Supervision der Auslöser sein. Dann geht es darum, erst einmal *auszuhalten*. Erst dann beginnt die Analyse, die auch die eigene Position infrage stellt. Dass man Lösungsvorschläge einholt und keine sofortige Umsetzung verspricht. Denn traumasensible Supervision bedeutet einen Bruch mit der Ich-mache-doch-alles-richtig-Mentalität. Sie ist eine Suche nach der Möglichkeit gemeinsamen Lernens aus unterschiedlichen Positionen, unterschiedlichen Privilegien und Machtpositionen heraus. Hier tut oft eine Außenperspektive gut, die wir nicht selbst einnehmen, sondern anderen übertragen. Bei Einzelsupervisand*innen können das innere Helfer*innen oder abwesende Kolleg*innen sein. Und auch ich selbst kann ja eine meiner Sichtweisen externalisieren.

*Eine der Supervisand*innen aus einer Einrichtung der Jugendhilfe stellt mich zur Rede. Sie fände es nervig, dass ich immer alles schönreden wolle, es sei nun einmal eine extrem schwierige Situation gerade. Zunächst nehme ich das auf, entschuldige mich für alles, was mit mir zu tun haben könnte und frage dann, ob wir das einmal kurz verarbeitungssensibel anschauen dürfen.*

*Wohl durch die Entschuldigung und den Moment Zeit, den ich ihr lasse, stimmen alle zu. Ich bitte alle aufzustehen, damit wir zunächst wieder den Hier-und-Jetzt-Kontakt gut herstellen können. Wir gehen durch den Raum, machen ein paar Wahrnehmungsspiele und bleiben alle stehen, mit genügend Abstand und jede*r auf einem Platz, der ihr*ihm guttut. „So, Frau S., ist es in Ordnung, erst einmal die Wahrnehmung der anderen zusammenzutragen? Bitte erzählen Sie doch nur, was Sie gehört und gedacht haben. So können wir sammeln und dann gemeinsam überlegen, was zu tun ist." Es folgen nun die Sichtweisen und Hypothesen aller anderen. Dabei wird deutlich: Durch eine etwas flapsige Einlassung meinerseits („Na, das werden Sie doch noch hinkriegen!"), die eigentlich ironisch gedacht war, ist der Eindruck entstanden, ich würde die Lage nicht ernst genug nehmen. Ich weiß, dass meine „Witze" nicht meine Stärke sind und räume das sehr gerne ein. Mir selbst benenne ich den Hintergrund – und nur mir selbst – und verabrede mich mit dem sehr kleinen Teil-Ich, am Abend dazu noch zu arbeiten. Der Inhalt und Hintergrund meines Anteils im Missverständnis bleiben bei mir. Die Form und die Wirkung gebe ich gerne in die Runde. So löst sich das Missverständnis schnell.*

Auch hier können wir erklären, was wir aus traumasensibler Sicht getan haben und warum es wohl nicht funktioniert hat. Wie unsere Spannung sich verändert hat und wir nicht achtsam waren. Wir können Meta-Ebenen wie Traumaviereck oder Zeitlinie anbieten, um die Einordnung der eigenen spannungsinduzierten Reaktionsweise zu ermöglichen. Wir ordnen uns aber nun auch selbst ein. Wir laden die Supervisand*innen ein, sich allein und im Team zu reorientieren, ihre Spannung zu regulieren und im Hier und Jetzt ihren Denker*in-Häschen-Kontakt zu verbessern. Wir erklären Verarbeitung und Dissoziation auch am eigenen Beispiel, um deutlich zu machen, dass dies normale Prozesse und Automatismen sind, die jede*n von uns betreffen.

Wir definieren die vereinbarten Positionen immer wieder neu, so bleiben wir als Gegenüber greifbar und laden zu eigenen Grenzsetzungen und Positionierungen ein.

Wenn wir beschreiben, dass Positionen etwas Menschliches sind, auch in unserem Fall nur von Menschen eingenommen werden, mit Häschen und Denker*in und Spannungsbögen, dann ist das kein Freibrief für Machtmissbrauch, sondern, im Gegenteil, ein Zur-Verfügung-Stellen der eigenen Person als Anschauungsmaterial.

Schreiben Sie eine Weile von rechts nach links (wenn Sie gewöhnlich von links nach rechts schreiben).

Problem- / Lösungsportrait

Worum es geht

Wenn wir davon ausgehen, dass Klient*innen mit noch ausstehender Traumaverarbeitung oft strukturell bzw. akut dissoziativ handeln, fühlen und verstehen, gehen wir im nächsten Schritt auch davon aus, dass die Kontaktaufnahme mit Teammitgliedern zwangsläufig unterschiedlich sein muss, da jedes Mitglied ja unterschiedliche Anknüpfungspunkte bietet, Beziehen erlaubt oder Trigger setzt. Es ist also nicht von ungefähr, dass die Informationen zu einer Klient*in sich in viele Einzelteile aufsplittern, die auch nur bruchstückhaft zusammengetragen werden können, weil jeder Versuch einer Vereinheitlichung nicht der Gewordenheit der Klientin entsprechen kann, die selbst ja noch nach einer Integration strebt oder sie zu vermeiden sucht (vgl. auch Teile-Sprech und *Teile-Kollektion,* S. 183)

Wir brauchen also Möglichkeiten, die Vielfalt aufzunehmen und konstruktiv an einem gemeinsamen Verständnis zu arbeiten, ohne die Komplexität zu sehr zu reduzieren. Hierzu können wir uns im Supervisorischen aus einigen Ansätzen der Arbeit mit traumatisierten Klient*innen bedienen, die allesamt der Vielheit der Bewältigungsansätze im dissoziativen Verhalten Rechnung tragen.

Eine Möglichkeit, die wir in der traumasensiblen Supervisionsarbeit einsetzen, ist das Problemportrait von Malcolm MacLachlan (vgl. Hantke 2008), das auch als Lösungsportrait eingesetzt werden kann, je nachdem, ob es eher um ein Verständnis des vermuteten Hintergrundes des Problems oder eben um Lösungsansätze geht. Es wurde ursprünglich entwickelt, um die kulturspezifische Bedeutung von Symptomen oder Zielen herausarbeiten und zu gewichten und passende Interventionen zu finden.

Für Supervisor*innen

Bei dieser Methode sind Sie nur Moderator*in.

Für Supervisand*innen

Das Problem- / Lösungsportrait ermöglicht es, alle im Team vorhandenen Ideen zum Verständnis des Problems bzw. zur Lösungsfindung zu benennen und zu gewichten, ohne dass die einzelnen Punkte diskutiert werden.

Für Klient*innen

Die Methode ermöglicht dem Team etwas, was die Klient*innen noch nicht schaffen: alle Seiten anzuschauen und daraus Konsequenzen zu ziehen.

Wie es gehen kann

- Stellen Sie sicher, dass alle Beteiligten gut im Hier und Jetzt verankert sind.
- Zeichnen Sie ein Wagenrad ans Flipchart (siehe unten).
- Erarbeiten Sie eine gemeinsame Bezeichnung des Problems oder Lösungsvorhabens, möglichst nur ein Wort, und schreiben Sie in die Mitte des Wagenrads „Umgang mit X“ (das gefundene Wort).
- Tragen Sie jetzt die Namen der Supervisand*innen jeweils an den Speichenenden ein.
- Schreiben Sie in einem kurzen Satz auf, was das jeweilige Teammitglied zur Frage „Wie sollen wir mit X umgehen“ meint. Bitte nutzen Sie immer genau dieselbe Frage, die sich auf den Umgang mit X bezieht. Nur dann erhalten Sie eine Vergleichbarkeit der Antworten im Hinblick auf die Wichtigkeit.
- Bleiben Sie bitte bei den Formulierungen der Kolleg*innen und kommentieren Sie die Sätze nicht.
- Lassen Sie dann alle Supervisand*innen ans Flipchart kommen und an allen Speichen ankreuzen, wie wichtig ihnen die jeweilige Aussage genau jetzt ist. Je wichtiger, desto näher zum Mittelpunkt wird das Kreuz gesetzt.
- Lassen Sie das Bild wirken und überlegen Sie gemeinsam mit dem Team, was das jetzt für die weitere Arbeit mit X bedeutet.

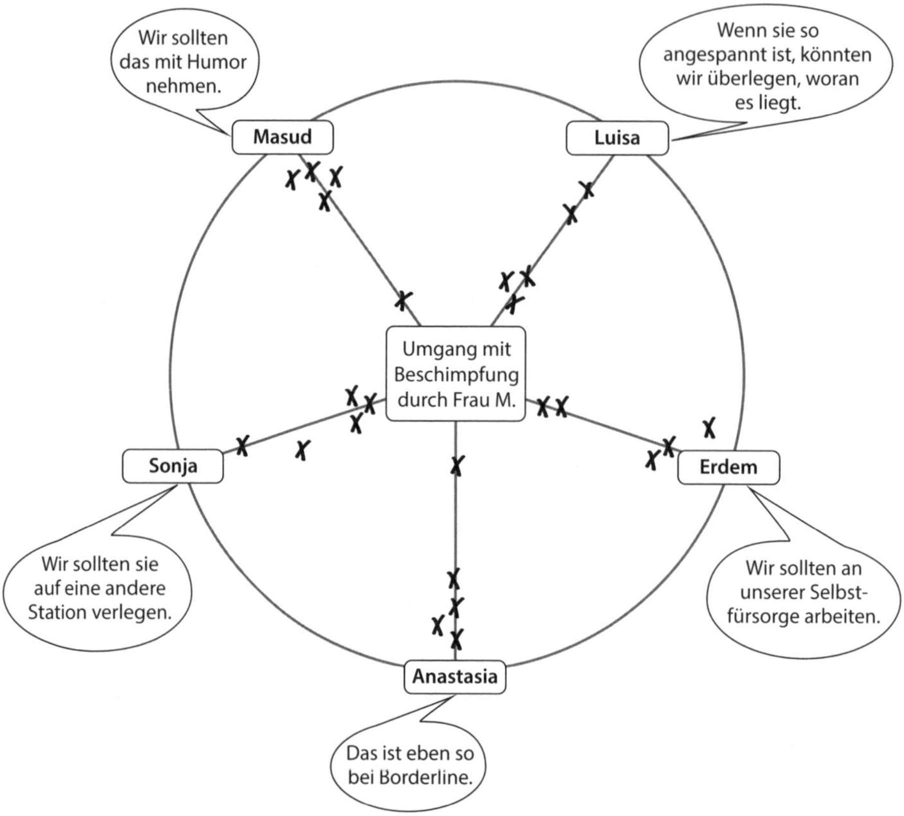

Wenn alle Teilnehmenden ihr Kreuzchen für die Wichtigkeit der Aussagen gemacht haben, ergibt sich oft kein stimmiges Bild. Konzentrieren Sie sich dann auf jene Aussagen, bei denen sich die Kreuzchen im Zentrum häufen. Unterstützen Sie einen akzeptierenden Umgang mit den widersprüchlichen Ideen, z.B. indem Sie eine zeitliche Abfolge vorschlagen. In diesem Beispiel etwa könnte das Team beschließen, sich eine Woche mit den situativen Gründen für die Anspannung von Frau M. zu beschäftigen, und danach, sollte dies nicht zur gewünschten Veränderung führen, die Verlegung auf eine andere Station erwägen.

Abbildung 10: Problem-/Lösungsportrait

Profipositon ausbalancieren

Worum es geht

Der Ausstieg aus Dynamiken im Team, aus inneren Triggern oder auch aus den sich aufdrängenden Gedanken an Geschehnisse außerhalb der Supervision braucht eine gute innere Orientierung. Was braucht es dafür? Einen klar definierten Ausgangspunkt, zu dem Sie wieder zurückkehren können. Einen vorher geeichten Zustand und die Wahrnehmung, ob Sie in diesem Zustand sind oder nicht. Das *Ressourcenbarometer* ist eine gute Alltagsübung, aber manchmal darf es doch auch etwas mehr sein, oder?

Für Supervisor*innen

Diese Übung ist in erster Linie für Sie. Wenn Sie sie dann auch mit Ihren Supervisand*innen machen wollen, gerne.

Wie es gehen kann

Ausbalancierter Ausgangszustand: Sie können eine schnelle Selbstanalyse nur vornehmen, wenn Sie einen neutralen, oder sagen wir, einen angenehm ausbalancierten Ausgangszustand für sich identifizieren, den Sie jederzeit überprüfen können. Dazu eignet sich das Ressourcenbarometer (Seite 160). Sie können sich auch einen Körperanker merken, wie wir ihn weiter oben im Zusammenhang mit dem Kompetenzerleben beschreiben. Wichtig für die Markierung dieses Ausgangszustandes ist, dass er einfach auffindbar und nicht zu komplex ist. Oder können Sie sich im Stress an den Inhalt einer kompletten Anleitung erinnern?

Wahrnehmung der Differenz: Etwas ist anders. Das wahrzunehmen ist wichtig. Nicht so zentral ist es zu wissen, was genau anders ist. Verwenden Sie im Ernstfall keine Zeit darauf, das herauszufinden. Stellen Sie nur fest: Der ausbalancierte Ausgangszustand ist weg.

Rückkehr zum ausbalancierten Ausgangszustand: Ist doch einfach, oder? Wenn Sie schon sehr geübt sind, und die Einladung im Geschehen nicht zu stark war, mag das sein. Sie atmen einmal durch, denken an das angenehme Gefühl im Bauch, stellen sich die Form vor, die Sie sich gemerkt haben, und legen vielleicht noch unterstützend die Hand auf Ihren Bauch. Schon stabilisiert sich die Atmung, der Blick wird wieder weit und Sie müssen über sich selbst ein wenig lächeln.

Nicht immer ist es so einfach. Dann braucht es mehr. Doch Sie haben ja gemerkt, dass es nötig ist, haben die Differenz wahrgenommen. Wenn es dann nicht so einfach ist, in den ausbalancierten Ausgangszustand zurückzukehren, dann unterbrechen Sie. Stoppen Sie den Prozess, nehmen Sie eine Auszeit, reorientieren Sie die Gruppe, setzen Sie eine Pause an, gehen Sie auf die Toilette. In der Regel schafft die Unterbrechung den nötigen Raum und die Zeit, um sich wieder zu sammeln.

Die Wächterin finden

Am einfachsten ist die Beobachtung Ihrer Befindlichkeitsveränderungen, wenn Sie herausfinden, welche Ihrer Körperstellen schnell auf Bedrohung und Verunsicherung reagiert und diese Stelle dann als Ihre Wächterin einsetzen und kalibrieren. So müssen Sie nur einen Teil der Aufmerksamkeit immer genau dortbehalten, bei etwas Übung geht das mit ca. 20 %. Sie nehmen dann fast durchweg wahr, was Ihre Wächterin als Meldung sendet und können sehr schnell und flexibel schon erste Veränderungen mit Selbstfürsorge korrigieren. Das ist wie Segeln lernen und macht ebenso viel Spaß!

Übung

Sie nehmen nun aber nicht irgendeine Stelle an Ihrem Körper oder denken sich eine aus! Denn Ihre Wächterin gibt es bereits, im Allgemeinen nehmen wir sie nur nicht ernst. Sie war in grauer Vorzeit Ihre Hüterin bei Übergriffen oder in unangenehmen Situationen. Vielleicht erkennen Sie sie wieder. Und um herauszufinden, welche es in Ihrem beruflichen Setting sein wird, schlagen wir Ihnen diese Übung vor:

Setzen Sie sich bitte einen Moment entspannt hin, nehmen Sie eine Haltung ein, die Ihrer Arbeitshaltung nahekommt, aber ein wenig entspannter ist: Legen Sie zum Beispiel gerne die Beine hoch, auch wenn Sie das sonst nicht tun. Wenn Sie hauptsächlich im Stehen arbeiten, dann finden Sie bitte im Stehen oder Gehen eine entsprechende Position: Vielleicht lehnen Sie sich an eine Wand oder ein Fenster. Einfach ein bisschen bequemer als normal.

Nun nehmen Sie in dieser Stellung wahr, wie Ihr Körper sich verhält. Scannen Sie kurz Ihre Position im Raum und die Haltung der Gliedmaßen, die Muskelspannung und was Ihnen sonst noch auffallen mag. Gehen Sie nun noch einen Schritt weiter nach innen und nehmen Sie wahr, wo Sie Ihre Atmung spüren und wie sie sich durch die Wahrnehmung verändert. Wenn Sie sich so ganz entspannt und wach fühlen, dann suchen Sie einen Ort im Raum auf, von dem Sie glauben, dass Sie sich dort noch besser fühlen können. Probieren Sie verschiedene Plätze aus, wenn Sie sich nicht sicher sind, und entscheiden sich schließlich für den, der Ihnen am angenehmsten erscheint. Das kann auch Ihr Ausgangsort sein, nur überprüfen Sie das.

Wenn Sie nun an diesem Platz sind, der Ihnen gerade am angenehmsten erscheint, dann nehmen Sie wieder den Körper im Raum, die Haltung und Atmung wahr und lassen Sie sich nun von Ihrem Körper erzählen, welche Stelle am deutlichsten vermeldet, dass genau diese Position, diese Haltung, dieser Blick … so angenehm ist. Vielleicht ist es ihr Bauch, vielleicht sind es Ihre Schultern. Mag sein, dass es die Hüfte, der Hals, der Kopf ist. Aber versuchen Sie herauszufinden, was die zentralste und deutlichste Stelle für diese Rückmeldungen ist. Sobald Sie eine Stelle gefunden haben, lassen Sie sich ein bisschen Zeit für diese Wahrnehmung. Geben Sie dem Erleben an dieser Stelle eine Farbe, eine Form, vielleicht taucht ein Ton auf, mit dem Sie sich dieses Gefühl gut merken können. Erst wenn die Wahrnehmung konkretisierbar ist – das blaue Gefühl im Bauch, der tiefe Ton, ganz braun im Rücken … –, versuchen Sie einmal zu skalieren, wie intensiv dieses Gefühl gerade im Moment ist. Wenn 1 bedeutet, Sie fühlen es gar nicht und 10, es ist optimal und ganz intensiv wahrnehmbar, wo sind Sie gerade? Merken Sie sich das, vielleicht schreiben Sie es auf oder malen es kurz.

Nun suchen Sie nach einem Ort und einer Haltung im Raum, die Sie gar nicht angenehm finden. Vielleicht falten Sie sich unter dem Tisch zusammen oder stellen sich hinter das Flipchart, legen sich auf den Boden oder blicken gegen eine Wand – was auch immer Ihnen missfällt. Nehmen Sie diese Position nur kurz ein, gerade so lange, wie Sie brauchen, um festzustellen, welcher Teil Ihres Körpers Ihnen ganz zentral zurückmeldet, dass das so nicht geht: nicht die eingeklemmte Schulter, sondern der zusammengezogene Hals, nicht der Fuß, der gleich einschläft, sondern der verspannte Bauch.

Lösen Sie die Situation auf.

Gehen Sie zurück an den angenehmen Ort, in die angenehme Position. Nehmen Sie Farbe und Form, Ton und Struktur Ihres zentralen Wohlgefühls wahr. Skalieren Sie es, warten Sie, bis Sie wieder auf einem für Sie guten Wert angekommen sind.

Nun wenden Sie sich in Richtung des unangenehmen Ortes. Nehmen Sie weiter Ihre Atmung wahr. Rufen Sie das Bild Ihres Rückmeldezentrums wahr: Rufen Sie Farbe, Form, Ton etc. auf. Lassen Sie es deutlicher werden, atmen Sie dort hin. Gehen Sie einen Schritt weiter in Richtung des Unwohl-Ortes. Bessern Sie nach. Rufen Sie das Wohlgefühl auf. Tun Sie das langsamer. Lassen Sie sich Zeit für jeden Schritt. Immer, wenn sich etwas in Ihnen zusammenzieht, halten Sie inne. Machen Sie eine kurze Pause und konzentrieren Sie sich wieder auf das Bild, die Farbe, Form, Struktur, den Ton. Wenn das Gefühl Sie wieder ausfüllt, gehen Sie weiter.

Sie müssen nicht an den unangenehmen Ort zurückkehren. Aber Sie sollten wahrnehmen, dass Sie Ihr Befinden durch das Hervorrufen des angenehmen Gefühls verändern können.

Nun achten Sie in den nächsten beiden Tagen einmal öfter auf den Teil Ihres Körpers, in dem das gute Gefühl Platz gefunden hat. Vielleicht sagt er Ihnen durch leichte Signale auch schon frühzeitig, dass Sie etwas verändern sollten. Wenn dieser Platz in Ihrem Körper, der Bauch, die Schultern, der Nacken … sich nicht mehr so gut anfühlen, probieren Sie aus, ob eine Veränderung Ihrer Position im Raum etwas verändert. Öffnen Sie das Fenster, leiten Sie für alle eine Bewegungsübung an, setzen Sie sich anders hin. Konzentrieren Sie sich auf Ihre Rückmeldestelle und entspannen Sie sie.

Wenn Sie die Aufmerksamkeit für Ihre Rückmeldestelle mit in den professionellen Alltag hineinnehmen, werden Sie bald sehr viel schneller spüren, wann eine Veränderung guttut, wann sich etwas im Setting oder der Stimmung des Teams, mit dem Sie arbeiten, verändert. Und Sie werden als nächsten Schritt unterscheiden können, ob das veränderte Gefühl auf eine Nachlässigkeit auf Ihrer Seite oder ein Thema im Raum, also bei jemand anderem, zurückzuführen ist. Woran Sie das merken? Ganz einfach: Wenn Sie für sich gesorgt haben und die Spannung ist immer noch da, gehört sie nicht zu Ihnen![20]

Vermeiden sie einen Tag lang Blickkontakt.

Regeln

Worum es geht

Regeln sind ein machtvolles Instrument. Sie können helfen, klar definierte Räume für traumasensibles Arbeiten zu schaffen. Wer die Regeln setzt, bestimmt. Daher ist es wichtig zu unterscheiden, welche Regeln durch den*die Supervisor*in bestimmt werden und welche die Supervisand*innen mitbestimmen können. Regeln sollten zu Beginn der Zusammenarbeit geklärt und immer wieder aufgegriffen und bei Bedarf verändert werden.

Ausnahmen sind immer Teil von Regelwerken, im traumasensiblen Umgang haben sie aber grundlegenden Charakter. Für alle Regeln gilt: Häschen allein können sie nicht befolgen, sie müssen die Denker*innen mit einbeziehen. Vorbedingung für die Regelbefolgung ist also eine gute Hier-und-Jetzt-Orientierung.

20 In: Murchison 1930, zitiert nach Van der Kolk & Van der Hart 1990.

Für Supervisor*innen

Wie ist Ihr eigener Umgang mit Regeln? Welche Regeln in Ihrer Supervision sind Ihnen wichtig und warum? Wie möchten Sie reagieren, wenn sich jemand nicht an eine dieser Regeln hält bzw. halten kann? Wann haben Sie selbst Schwierigkeiten, sich an Regeln zu halten?

Für Supervisand*innen

Die Regeln des Supervisors / der Supervisorin sollten zu Beginn der Zusammenarbeit verdeutlicht werden, damit die Leitung und die Supervisand*innen entscheiden können, ob Sie unter solchen Bedingungen zur Zusammenarbeit bereit sind. Die Regeln der Institutionen / Einrichtungen sind ständiges Thema der Supervision. Hier ist es besonders anspruchsvoll, die Forderungen nach Regeleinhaltung mit den durch die Klient*innen bedingten Erfordernissen zu vermitteln.

Für Klient*innen

Die Regeln für die Zusammenarbeit mit den Klient*innen sollten auf Traumasensibilität überprüft und regelmäßig entschlackt werden. Die Zusammenarbeit profitiert vor allem von der Diskussion um Regeln und begründete Ausnahmen, die im Bereich des Umgangs mit Traumatisierungen Standard sind.

Wie es gehen kann

Ein Teil der Supervisionsregeln ist durch die trauma- und krisensensiblen Standards gesetzt und kann diskutiert, aber nicht außer Kraft gesetzt werden; zumindest dann nicht, wenn Sie sich die traumasensible Brille aufsetzen. Die unbedingte Arbeit im Hier und Jetzt, die Notwendigkeit, die Spannung zu regulieren und den Denker*in-Häschen-Kontakt zu fördern und zu überprüfen, sind demnach Voraussetzungen für die Arbeit. Diese Regeln sind allerdings einfach erklärbar und schnell nachvollziehbar. Daraus folgt natürlich auch das Recht aller Einzelnen, jederzeit zu unterbrechen, wenn das gemeinsame Hier und Jetzt nicht mehr gewährleistet scheint. Im Regelfall sollte der*die Supervisor*in diese Arbeit übernehmen. Aus Übungszwecken kann das aber auch gut delegiert werden. Mithilfe einer frühzeitigen transparenten Vermittlung dieser Regeln und ihrer Auswirkungen ist eine gemeinsame Arbeit auf dieser Grundlage meist kein Problem.

Die Regeln im Verlauf der Arbeit zu ändern, ist natürlich eine Herausforderung für alle Beteiligten. Dennoch möchten wir Sie ermuntern, die Ideen aus diesem Buch in Ihre Supervisionsprozesse einzubringen und mit den Einzelnen und Teams zu verhandeln, auf welche Regeländerungen sie sich einlassen können. Wenn Sie Ihr Bedürfnis gut begründen und entsprechende Informationen geben, sollte dies möglich sein. Falls eine Gruppe explizit keine traumasensible Supervision wünscht, sollte die Frage geklärt werden, was das für den Supervisionsprozess bedeutet und ob Sie dann noch der*die richtige Supervisor*in sind.

Frau G. (40), eine langjährige, engagierte Mitarbeiterin der Frauenberatungsstelle, äußert gerne ihre Meinung und hat Spaß an Diskussionen. Wann immer in der Supervision die Sprache auf die Leitlinien kommt, die das Gründungsteam sich vor 15 Jahren gesetzt hat, steigt sichtbar und hörbar ihre Spannung. Ihre Stimme wird lauter und es fällt ihr schwer, zuzuhören und andere ausreden zu lassen. Meist beginnt dann ein schnell eskalierender Streit im Team. Auf Unterbrechungen reagiert Frau G. unwirsch. Sie argumentiert dann inhaltlich, warum es wichtig sei, sie und die anderen ausreden zu lassen.

Die Supervisorin hat die traumasensiblen Standards kennengelernt und für ihre Arbeit entdeckt. Gleich zu Anfang erklärt sie die Arbeit mit der Spannungskurve, führt das Ressourcenbarometer ein und fragt an unterschiedlichen Stellen die Reorientierung ab. So gibt es öfter Bewegung im Raum und die Beraterinnen steuern Kinderabklatschspiele zur Reorientierung bei.

Am Ende der Stunde kommt Frau G. auf die Supervisorin zu. Sie würde gerne beim nächsten Mal nochmal über die Leitlinien sprechen. Ob sie zwischendrin immer mal wieder so ein Spiel machen könnten?

Vor allem im Klient*innenkontakt, aber manchmal auch in der Arbeit mit (Einzel-) Supervisand*innen spielt die traumasensible Sichtweise der Möglichkeit, Regeln einzuhalten, eine wichtige Rolle.

Menschen in Über- und Unterspannung, Menschen in der Dissoziation also, können sich schwer oder gar nicht an Regeln halten, weil der Körperimpuls an einer für sie wichtigen Stelle eingeengt wird. Weil die Spannung steigt (oder abnimmt) und das Häschen durch die Denker*in nicht mehr gesteuert werden kann, wenn das Häschen außer Rand und Band ist.

In vielen Einrichtungen ist Gewaltanwendung – aus einsichtigen Gründen – ein Tabu und eine Verletzung dieser Regel ein Entlassungsgrund. Das reicht von Kindergruppen über Frauenhäuser bis zu psychiatrischen Stationen oder Wohnheimen. Das Problem ist allgegenwärtig: Wir wollen Gewalt verhindern, wir wollen die anderen Mitglieder der Gruppe schützen. Aber es gibt immer und immer wieder Menschen, die sich nicht an die Regeln halten können, auch wenn sie es gerne möchten. Nun wissen Sie inzwischen, warum das so ist.

Regeln haben häufig den Zweck, da anzusetzen, wo der Alltag schwierig zu strukturieren ist und dann generalisiert „für Ordnung" zu sorgen. Aber genau dies sind oft die Stellen, an denen die höchsten Belastungen für ohnehin belastete Menschen bereitstehen. Sie sollen beim Essen sitzen bleiben. Sie sollen mittags eine Stunde in ihr Zimmer gehen, allein. Sie sollen um 20.00 Uhr zu Hause sein. Sie sollen, sollen, sollen … Und auch, wenn die Regeln teilweise gemeinsam erarbeitet wurden (Stichwort Partizipation), so heißt es doch: Im Fall der Fälle versucht man, das Häschen dazu bringen, das zu tun, was gar nicht geht.

In einer stationären Kinder- und Jugendhilfeeinrichtung gibt es die Regel, dass die Kinder nach dem Mittagessen eine Stunde allein in ihren Zimmern verbringen sollen. Für das Team ist die Regel wichtig, um in dieser Zeit in Ruhe Übergaben zu machen. Eine Jugendliche dissoziiert jedoch regelmäßig, wenn sie, ohne es selbst zu wollen, allein in ihrem Zimmer sein muss. Zunächst wird vereinbart, dass sie die Tür offenlassen kann. Das allein reicht jedoch nicht. Schließlich wird mit der Jugendlichen die Regel vereinbart, dass sie die Zeit ruhig auf dem Flur verbringen kann. In Notfällen darf sie an die Bürotür klopfen. Diese Regel erweist sich für die Jugendliche als einhaltbar und für das Team als entlastend.

Im Austausch mit den Supervisand*innen zeigt sich oft, dass das eigentliche Problem nicht darin besteht, dem einzelnen Menschen eine Ausnahme zuzugestehen. Die Schwierigkeit liegt meist darin, den Mitbewohner*innen nicht erklären zu können, weshalb diese Ausnahme gemacht wird.

Wir haben inzwischen gute Erfahrungen damit, die Kinder, Jugendlichen oder Erwachsenen zu einem Treffen einzuladen und zu sammeln, wie das abläuft, wenn man sich nicht (gut) an eine Regel halten kann. Hier liegt der Fokus nicht auf Begründungen. Vielmehr gilt es, gemeinsam zu betrachten, was da an einem zerrt und zwackt, wenn das Gefühl in eine andere Richtung drängt. Man kann dann Vorschläge für einen guten Umgang genauso sammeln, denn alle haben ja Erfahrungen damit. Am Ende kann man vereinbaren, wann Ausnahmen erlaubt sind und welche Hilfestellungen bereitgehalten werden, um jemandem zu ermöglichen, die Regeln wieder einzuhalten.

So wird der misstrauisch beäugte „Verstoß" oder das „Privileg der Ausnahme" zur gemeinsamen Sorge um eine Person, die es gerade nicht schafft – vor dem Hintergrund eigenen Wissens um diese Situation. Da kommt die Kompetenz ganz von alleine, die Häschen fühlen sich gesehen und die Denker*innen kennen die Begründung. Und haben eine neue Möglichkeit des Umgangs gefunden.

Haben Sie etwas zu trinken zur Hand?

Reorientierung

Worum es geht

Sie nehmen wahr, dass Ihr Gegenüber anscheinend nicht in einem optimalen Verarbeitungsmodus ist. Die Spannung steigt zusehends oder sie sinkt abgrundtief. Nun fragen Sie nicht nach, sondern tun etwas, das die Aufmerksamkeit in eine andere Richtung lenkt und die Spannung in die gewünschte Richtung verändert.

Beispiel 1: Es ist kurz nach Mittag. Ihre Supervisand*innen schlafen sichtbar gleich ein. Sie lassen alle aufstehen und Abklatschspiele machen. Nun bleiben Sie am besten stehen, untersuchen gemeinsam die Wirkung der Unterbrechung und stellen allen frei, ob sie sich setzen oder ob sie stehen bleiben wollen. Sie bleiben zunächst stehen und behalten das bei, wenn auch andere stehen bleiben. Besser für Ihre Verarbeitungsfähigkeit ist dies nach dem Mittagessen allemal.

Beispiel 2: Eine Kollegin erzählt Ihnen im Zusammenhang mit einer Fallbesprechung vom Kontakt mit einem Elternteil ihrer Klientin, der sie sehr aufgeregt hat. Sie findet das Verhalten der Mutter unmöglich und auch sich selbst gegenüber verletzend und holt gerade zur Beschreibung aus, als Sie sie unterbrechen: „Einen Moment bitte, Frau S. Entschuldigung, aber da ist viel Spannung im Spiel. Lassen Sie uns doch alle einmal aufstehen (Sie selbst sind schon aufgestanden und laden alle deutlich ein, das auch zu tun). Zu Frau S. gewandt: „Sie erzählen gleich weiter, ja? Aber lassen Sie uns erst für uns sorgen." Sie gehen im Raum umher, ein wenig energievoll, Fenster auf, eine kleine Atemübung, Trampeln auf dem Boden, Ausatmen. „Puh, nun geht's schon besser … Frau S., danke für die Veranschaulichung, merken Sie, wieviel Spannung da im System ist? Lassen Sie uns erst einen guten Außenkontakt einrichten und dann gemeinsam überlegen, ob Frau S. etwas braucht oder ob wir gleich überlegen können, wie Mutter und Tochter mit dieser Spannung umgehen können …" Sie rufen das Ressourcenbarometer oder einen anderen Außenanker auf und fahren fort.

Bei Reorientierungen nehmen Sie, wo möglich, immer die gesamte Gruppe mit, um nicht ein „Problem" bei den Vortragenden zu etablieren, das gut in der gesamten Gruppe aufgenommen und verarbeitet werden kann. Die Reaktion auf Reorientierung ist im ersten Moment immer Erstaunen oder Irritation, das ist ein Hinweis auf die Wirkung. Ist Ihre Gruppe erst gewohnt, dass Sie sie reorientieren, wird es ein Lächeln sein.

Für Supervisor*innen

Reorientieren Sie sich immer wieder selbst. Machen Sie es sich zur Gewohnheit, anlassunabhängig das Ressourcenbarometer zu nutzen, Ihren Atem im Körper wahrzunehmen, ihm Platz zu geben, Ihre Füße am Boden zu spüren. So bleiben Sie wie nebenbei geerdet – und ein Anker für die anderen.

Für Supervisand*innen

Reorientierung ist ein zentrales Arbeitsmittel der traumasensiblen Supervision. Sie ist das Instrument, den Denker*in-Häschen-Kontakt zu verbessern und die Aufmerksamkeit immer wieder ins Hier und Jetzt zu bringen. Und sie ist das wichtigste Anschauungsmaterial zur Beschreibung ihrer Notwendigkeit.

Für Klient*innen

Supervisand*innen, die den Wert der Reorientierung in der Supervision schätzen gelernt haben, werden auch mit ihren Klient*innen das Ressourcenbarometer etablieren, mit ihnen öfter mal „Ich sehe was, was du nicht siehst" spielen oder mit ihnen gemeinsam durch den Raum oder einen Gang entlang gehen.

Reorientiert zu werden, fühlt sich zunächst abrupt an, die Erleichterung der Klient*innen folgt aber meist auf dem Fuß, denn die Wirkung ist deutlich. Sich selbst reorientieren zu lernen, kann für traumatisierte Klient*innen einen wesentlichen Schritt raus aus der Opferrolle bedeuten, braucht aber Übung und ist am einfachsten durch feste Rituale umzusetzen. Helfen können: Steinchen im Schuh, Ringe an der Hand, Gummis ums Handgelenk etc. Oft kennen die Klient*innen auch die Skills aus der Dialektisch Behavioralen Therapie (DBT).

Wie es gehen kann

Nur Menschen, die mit Denker*in-Häschen-Kontakt gut im Hier und Jetzt orientiert sind, können Meta-Ebenen nutzen, um bestmögliche Handlungsstrategien und emotionale Fallstricke zu reflektieren. Ein paar der Tools, die Reorientierung ermöglichen, haben wir schon genannt: Ressourcenbarometer, Atmen und Bodenkontakt bzw. Bewegung.

Im bewusst wahrgenommenen Außenkontakt gelangt Aufmerksamkeit in die jeweilige Körperregion, Häschen und Denker*in treten in Kontakt.

Stehen erhöht die Spannung und Energie im Körper und verstärkt den Druck, den Sie unter den Füßen wahrnehmen können. Zur Verstärkung dieser Wahrnehmung können Sie die Füße bewegen, rutschen, trampeln; das geht einfach und schnell.

Anlässe für Reorientierung könnten sein:
- Müdigkeit
- Langeweile
- Erschöpfung
- Anspannung
- Desinteresse
- Gereiztheit

Wenn Sie Gefühle der Anspannung oder ein Abflachen der Energie bei sich wahrnehmen, unterbrechen Sie sofort und nutzen Sie die Gruppe zur gemeinsamen Reorientierung.

Reorientierungen werden auch Dissoziationsstopps genannt, weil sie helfen, die Spannung wieder zu regulieren und beginnende Dissoziationen zu beenden. Für all diese Methoden gilt: Je stärker die Dissoziation bereits ist, desto intensiver, abrupter und klarer angeleitet sollten die jeweiligen Maßnahmen sein.
- (Aus-)Atmen!
- Ändern Sie Ihre Sitzposition und fordern Sie auch die anderen dazu auf.
- Selbst aufstehen und die Supervisand*innen zum Aufstehen auffordern.
- Öffnen Sie die Fenster und lassen Sie frische Luft herein.
- Kontrollierte, klare Bewegungen von allen im Raum und eine laute und deutliche Begleitung mit der Stimme.
- Laut beschreiben lassen: was jemand sieht, hört, im Außen wahrnimmt.
- Selbst die Wahrnehmung der Füße beim Gehen beschreiben und zwischendrin nachfragen, wie die Klientin ihre wahrnimmt.
- Teile des Körpers mit den Händen abklopfen.
- Musterunterbrechungen jeder Art: Aufstehen, etwas Unpassendes sagen / fragen, einen Witz erzählen, gemeinsam Saft / Wasser / Kaffee holen gehen …
- Alltagsbezogene Fragen stellen, wie z. B. nach der Schule, dem Wetter, der Straßensituation, den Kindern, einem tagespolitischen Ereignis, einem Vorhaben …
- In Siebenerschritten von 100 runter zählen lassen.

Nicht jedes dieser Mittel werden Sie gern anwenden wollen. Suchen Sie sich ein paar aus oder überlegen Sie sich noch ganz andere. Experimentieren Sie damit, fügen Sie sie in Ihr Repertoire ein und nutzen Sie es auch für sich selbst.

Wenn Sie zu solchen unterbrechenden oder gerne auch irritierenden Aktivitäten einladen, tun Sie das bitte direktiv. Reorientierung ist eine Musterunterbrechung, ein Eingreifen in eine Dynamik, die ansonsten einfach weiterlaufen würde.

In unseren Arbeitsräumen finden sich auch Dinge, die von den Supervisand*innen gerne selbst reorientierend genutzt werden können:

- Igelbälle (gibt es als relativ weiche Plastikvarianten, härter in Holz oder Metall)
- ein Glas mit Pfefferkörnern und Gewürznelken
- Brausepulver
- Flitschgummis
- saure oder scharfe Bonbons / Kaugummis

Ressourcen genauer erkunden

Worum es geht

In Supervisionen und in der Arbeit mit Klient*innen richten wir den Blick oft auf die Ressourcen, die in der Bewältigung von Krisen entstanden sind. Oder wir machen uns auf die Suche nach Möglichkeiten, die wir oder die Kolleg*innen jemandem eröffnen könnten; wir versuchen herauszufinden, welche Quelle, welcher Kontakt zusätzlich nutzbar wäre. Es gibt inzwischen viele Bücher und Fragenkataloge, vor allem aus dem systemischen und zirkulären Denken und Fragen sind sie uns bekannt. Aber auch viele andere sehr unterschiedliche Ansätze – Existenzanalyse, Salutogenese, Trauerarbeit, Selbstfürsorge – fokussieren auf die Sammlung von Ressourcen. Ressourcen sind der Ausgangspunkt unseres Handelns. Alle Menschen haben sie, niemand übersteht Krisen und schwierige Zeiten ohne Fähigkeiten, Kraft und Energie. Das ist sehr wichtig.

Hier soll der Fokus aber darauf liegen, den Blick ein wenig zu verengen, die Lupe einzusetzen. Genauer hinzusehen, immer nur eine Ressource zur Zeit. Nicht mehr. Uns dafür Zeit zu nehmen, diese zu entdecken, sie zu drehen und zu wenden, sie genauer zu betrachten.

Mit Ressourcensammlungen – so unser Eindruck – gehen wir inzwischen um wie mit der digitalen Sammlung von Urlaubsbildern. Wir haben viele aufgenommen, doch wer trifft jetzt die Auswahl? Was passiert damit? Ich kann sie doch nicht alle aufhängen? Dann lass ich sie einfach mal liegen, vielleicht kann man sie noch einmal gebrauchen.

Doch Ressourcen müssen sichtbar gemacht und wahrgenommen werden, man muss sie auf Anwendungsmöglichkeiten hin überprüfen, sie in unterschiedlichen Situationen einsetzen, um ihren Wert zu entdecken. Sonst bleiben sie, verdeckt von der belastenden Erfahrung, vergessen und ungenutzt. Menschen brauchen oft Unterstützung, Ressourcen wirklich wahrzunehmen, vor allem bei sich selbst. Und das gerade dann, wenn der Einsatzzweck sich geändert hat.

Für Supervisor*innen

Welche vergrabene Ressource möchten Sie diese Woche auf Ihre Tauglichkeit hin untersuchen? Suchen Sie sich doch einmal eine der Fragen aus, die in diesem Buch verteilt sind, nehmen Sie sich einen Zettel oder öffnen Sie eine neue Liste auf Ihrem digitalen Merkzettel und vermerken Sie dort Ihre Antwort. Schauen Sie sich nach Anwendungsfeldern um. Probieren Sie diese neu entdeckte Fähigkeit einmal für zehn Minuten aus.

Für Supervisand*innen

Der ressourcenorientierte Blick macht jede Supervision leichter, liebevoller, sorgfältiger, z. B., wenn die Frage heißt „Was meinen Sie, wie hat sie das überlebt? Was mag ihr dabei geholfen haben?“ Vielleicht haben aber auch die Supervisand*innen selbst fast den Mut verloren und Sie könnten fragen, ob es schon einmal eine Situation wie diese hier gab. Und wie haben sie die bewältigt? Am Ende der Sitzung ist das Flipchartblatt regelmäßig mit Verbesserungen vollgeschrieben und das Lächeln ist zurück auf den Gesichtern der Supervisand*innen.

Für Klient*innen

Im besten Fall nehmen die Supervisand*innen den ressourcenorientierten Blick mit in die Klient*innenarbeit. Dann wird auch da mehr gefragt, gestaunt und gelacht und in Krisenzeiten erinnert man sich gemeinsam an die zum Überleben entwickelten Fähigkeiten. „Wie haben Sie das damals geschafft?“

Wie es gehen kann

Selbstbefragung 1: Fangen Sie bei sich selbst an. Sie brauchen dafür nur ein paar Minuten Zeit, einen Zettel und einen Stift. Nun machen Sie sich bitte klar, was Sie, privat und beruflich, gut können und wie Sie diese Fähigkeiten in Ihren Supervisionen nutzen.

Manche von Ihnen werden den Zettel in kürzester Zeit mit eigenen Fähigkeiten füllen, für andere ist das eine große Herausforderung. Dabei sind wir doch die reflektierten Profis und sollten unsere Stärken kennen, um gut mit den Supervisand*innen arbeiten zu können. Also hängen Sie den angefangenen Zettel einfach irgendwo gut sichtbar in Ihre Wohnung und ergänzen ihn von Zeit zu Zeit. Das hat auch den Vorteil, dass Ihre Liebsten, Ihre Kinder, die Freunde und Verwandten bei Gelegenheit ebenfalls Ergänzungen vornehmen können. Denn schließlich fragen wir immer unsere Klient*innen: „Wenn Sie Ihre beste Freundin fragen würden, was würde die sagen, was Sie besonders gut können?" Wir nehmen diesen Faden unten wieder auf. Ach ja, und wundern Sie sich nicht, wenn der eine Zettel nicht reicht.

Selbstbefragung 2: Wir gehen jetzt in Richtung Krisenkompetenz. Da Sie sich hier selbst befragen, haben wir die Anrede „du" gewählt.

An welchen biografischen Erfahrungen entlang hast du Krisenkompetenz entwickelt, nur mal so grob? (Z. B. Gewalterfahrungen als Kind, Miterleben von Gewalt, Verlust von Menschen, Heimat, Haus, gesellschaftliche Missachtung, Außenseiterdasein in der Schule, sprachliche Diskriminierung, Ächtung aufgrund meines Aussehens, meiner Art mich zu bewegen …)

In welche Tradition, in welchen soziopolitischen Zusammenhang, in welche Diskriminierungserfahrung hast du dich gestellt gesehen?

In welcher Position im Traumaviereck hast du dich zu Hause gefühlt?

Was und wer hat dir geholfen, damit umzugehen? Wie bist du da rausgekommen? Wann, würdest du sagen, hattest du es geschafft?

Fandest du es wichtig, irgendwann die Positionen zu wechseln, und wie hast du das gemacht? Wann und wie konntest du in eine fünfte Position gehen, raus aus dem Traumaviereck und der alten Dynamik, oder hast du das nie intendiert? Weshalb kaufen die Leute dich für die fünfte Position? Oder hast du das Gefühl, sie kaufen dich, um eine der Positionen im Traumaviereck zu verstärken?

Welche Begegnung mit Supervisand*innen fandest du am schwierigsten? Wie erklärst du dir das und wie hast du sie gemeistert?

Was sind deine zehn wichtigsten Krisenbewältigungsressourcen?

Überleg einmal, was deine Kinder sagen würden, deine besten Freund*innen, deine Eltern, dein*e Lieblingslehrer*in, die Menschen, mit denen du zusammenarbeitest? Was würde dein schlimmster Feind berücksichtigen?

Stell dir eine Szene aus deinem Leben vor, die dich vor schier unüberwindbare Anforderungen stellt, was die Koordination von Tätigkeiten verlangt. Du hörst gerade die Voicemail deines Kollegen ab, der dir mitteilt: Die Verantwortliche für einen lange erwarteten Auftrag hatte einen Unfall und du musst nun übernehmen und in zwei Stunden in der Firma sein. Da kommt deine vierjährige Tochter mit einem blutenden Finger schreiend zu dir gerannt. Deine Frau liegt krank im Bett und du wolltest ihr gerade einen Tee kochen, als das Telefon klingelte. Was tust du? Wie reagierst du? Was ist dein Schema, mit der Überforderung umzugehen und den Tag anzugehen?

Wie reagierst du, wenn du eine wirklich schlimme Nachricht hörst? Was tut dein Körper? Wie stabilisierst du dich? Brauchst du Zeit? Abstand? Stürzt du dich ins Gewühl und tust irgendetwas? Ziehst du dich zurück? Wirst du wütend, unerträglich, weinerlich, stumm?

Beobachte andere Menschen in ihren Reaktionen auf Krisen und definiere Gemeinsamkeiten und Punkte, an denen sich deine eigenen Strategien ganz klar von denen der anderen unterscheiden.

Setzen Sie sich auf den Gehsteig und stellen Sie eine Tasse neben sich.

Wenn wir den Zeitstrahl zum Einordnen nutzen, sollten wir direkt nach dem ersten Sortieren die Aufmerksamkeit auf die Fähigkeiten und Möglichkeiten lenken, die ich eigentlich untersuchen möchte: Okay, wir haben das eingeordnet, sag mal, wie du damit umgegangen bist? Was hat dir geholfen, da wieder rauszukommen? Achte darauf, dass du hier nicht ins Erzählen kommst, sondern versuche, einen Oberbegriff dafür zu finden, was letztlich hilfreich war, damit du das auch auf andere Situationen übertragen kannst.

Befragung der anderen: Bei viele Ansätzen im psychosozialen Arbeiten gehört es inzwischen dazu, zu Beginn der Zusammenarbeit eine Bestandsaufnahme der vorhandenen Ressourcen der Klient*innen vorzunehmen. Oft handelt es sich dabei um die sozialen Kontakte, die Lieblingsbeschäftigungen, Hobbys, Orte, an denen sich jemand wohlfühlt.

Schnell wird in dieser Liste aber eine Auswahl getroffen, die da heißt: Nein, nicht der Kumpel, mit dem man gerne um die Häuser zieht. Nein, besser nicht das Zusammentreffen beim Bier im Park, lieber doch nicht die Einkaufsmanie als Selbstfürsorgeakt. Bereits bei der Auswahl der Ressourcen, die als solche benannt werden, greifen Auffassungen nach gesellschaftlicher Angemessenheit und Kompatibilität mit der Meinung im Team. Will sagen: Die eigenen Maßstäbe hindern uns daran herauszufinden, was die Klient*innen stärkt und in welchen Zusammenhängen, aus welchen Beschäftigungen sie Kraft und Energie ziehen.

„Ja, aber …" werden Sie jetzt sagen. Und Sie haben ja Recht: Der Kaufrausch führt, ebenso wie der Zug um die Häuser, vermutlich in eine andere, neue Problematik. Nur schütten wir das Kind mit dem Bade aus, wenn wir nicht auch beachten, was die direkten Ressourcenerfahrungen sind, die sich im Kontakt mit diesen von uns unerwünschten Bewältigungsversuchen finden ließen. Wenn wir herausfinden würden, was sich im Erleben der Klient*innen verändert. Was genau Ihr Körper und

Geist aus diesem Kontakt für sich an Energie, Beruhigung, Gelassenheit, Vertrauen, Miteinander ziehen. Finden wir dies heraus, so haben wir einen Zielzustand, der im Körper verankert ist – als Erinnerung, und deshalb im Körper gespeichert. Wir können dann überlegen, wie dieser Zustand auch anders herstellbar und die Erfahrung unabhängig vom bisherigen Auslöser wird.

Die dafür notwendige Erkundung des Körpererlebens bezeichnen wir als *Wohlfühlzustand* und in Bezug auf das professionelle Arbeiten als *Kompetenzerleben*. Diese Erkundung ist auf alle Ausgangssituationen anwendbar (siehe Kompetenzerleben, S. 136).

Wir fragen im supervisorischen Setting ja häufig nach den bisher gemachten positiven Erfahrungen, danach, was schon geholfen hat. Die bereits in anderen Kontexten gegangenen Lösungswege beziehen wir in die aktuelle Fragestellung mit ein.

Hier finden wir aber auch eine deutliche und wohl bewusst gezogene Trennung in Berufliches und Privates. Diese hat gute Gründe, u. a. den, dass sie Kund*innen und Klient*innen vor zu viel Einmischung in ihr Privatleben schützt.

In Bezug auf das Beratungssetting und die Therapie nutzen wir die persönlichen Hintergründe explizit, um vorhandene Ressourcen zu verdeutlichen. Im Supervisionssetting tun wir das nicht, weil wir hier davon ausgehen, dass sich Profis in einer rein beruflichen Kontaktsituation treffen, während wir in Beratung und Therapie das Gefälle klar mitkonzeptualisieren. Es geht ja um die Kund*innen, nicht um uns – das wäre die simpel zusammengefasste Kernaussage hinter diesem Konzept.

In allen Fällen verzichten wir darauf, uns selbst als Mensch mit Erfahrungen einzubringen. Dies tun wir nur implizit, sozusagen über unsere Präsenz, unser Auftreten, die Art und Weise des Umgangs und die Eleganz unserer Fragen und die Geschmeidigkeit der Antworten, die wir finden.

Wie aber nun vorgehen, wenn wir zusätzliches Wissen ermitteln möchten, von dem wir annehmen, dass es sich im persönlichen Hintergrund unserer Kund*innen befindet? Wie spreche ich Menschen auf ihre Ressourcen für den Krisenmodus an? Wie tue ich das vor allem auch dann, wenn ich selbst die Lösung nicht weiß, und wie bleibe ich dabei transparent?

Wie wäre es, in der Supervision hier und da gemeinsam über Ressourcen und deren Nutzungsmöglichkeiten zu fachsimpeln? Sich auszutauschen, eigene Erfahrungen verfügbar zu machen, nach den Erfahrungen der anderen zu fragen. Statt das Feld auf die Arbeit einzugrenzen sich alle Lebensbereiche anzuschauen. Oder sind Sie jemand völlig anderes, wenn Sie Supervision machen? Wenn Sie im Privaten großzügig sind, sind Sie das dann auch in der Supervision oder werden Sie da eng?

Manches mag sich überschneiden, anderes eher nicht. Doch wo können Fähigkeiten übertragen werden, von einem Kontext auf den anderen? Was ist in dem einen Feld selbstverständlich und liegt im anderen brach? Wie können wir aus dem Umgang mit privaten Krisen etwas für die Krisenarbeit mit den Klient*innen lernen? Und wie können wir mit ihnen darüber ins Gespräch kommen?

Manchmal macht es Sinn, nicht mit dem Wichtigsten anzufangen, sondern mit dem Naheliegenden. In einem Spielfilm über die Entwicklung des späteren südafrikanischen Präsidenten Nelson Mandela (Mandela: Long walk to freedem, 2013. Deutsch: Der lange Weg zur Freiheit) geht es auch um seine Zeit im Gefängnis. Ihm und den anderen schwarzen Gefangenen stellte man nur kurze Hosen zur Verfügung, während ein indischstämmiger Mitgefangener eine lange Hose bekam. Mandela schwor seine Mitgefangenen darauf ein, dass sie sich als Erstes dafür einsetzen müssten, lange Hosen zu bekommen. Als Zeichen dafür, ernst genommen zu werden.

Ressourcenbarometer – ein Maß fürs Hier und Jetzt

Worum es geht

Das Ressourcenbarometer ist ein einfaches Maß für den Denker*in-Häschen-Kontakt im Hier und Jetzt. Besonders gut eignet es sich zur permanent mitlaufenden Überprüfung des Hier-und-Jetzt-Bezugs. So überprüfen alle zusammen und jede*r für sich die momentan vorhandene Verarbeitungsmöglichkeit.

Für Supervisor*innen

Die Verankerung im Hier und Jetzt ist für Sie zentraler Ausgangspunkt, nicht nur in der Arbeit mit Krisensituationen. Mithilfe des Ressourcenbarometers überprüfen Sie die Arbeitsfähigkeit bei sich selbst und den Kund*innen. Supervisor*innen sind hier Modell und können die Methode gleichzeitig für sich anwenden und anderen vermitteln.

Für Supervisand*innen

Wenn man die Supervisand*innen unregelmäßig nach dem Wert auf dem persönlichen Ressourcenbarometer fragt, wird dessen Sinn deutlich; das verankert die Methode und erleichtert das gemeinsame Arbeiten im Hier und Jetzt.

Für Klient*innen

Die Arbeit mit dem Ressourcenbarometer generalisiert schnell auch in den Klient*innenkontakt, wenn die Supervisand*innen damit gute Erfahrungen machen. Wichtig ist, sie selbst die Grundschritte einmal anleiten zu lassen, damit die Reorientierung ins aktive Handlungsrepertoire übergeht. Allgemein nützt das Barometer nicht nur zur Feststellung einer gemeinsamen Arbeitsfähigkeit, sondern auch als Regulativ im Alltag und als Anregung, sich häufiger selbst zu reorientieren.

Wie es gehen kann

„Guten Morgen! Ach, lassen Sie uns doch zunächst einmal alle aufstehen und ein wenig durch den Raum laufen. Das kennen Sie vermutlich schon und ich erkläre Ihnen dann gleich, wozu wir das in unserer Supervision immer wieder nutzen werden. Ja, stampfen Sie ruhig mal auf oder schauen Sie aus dem Fenster, folgen Sie für einen Moment einfach den Impulsen Ihres Körpers … Gut. Nun nehmen Sie im Gehen Ihre Füße wahr, so, wie Sie eben laufen. Nehmen Sie wahr, wo Sie den Boden berühren, wie Sie abrollen, wo Hohlräume entstehen und wo es vielleicht ein wenig unangenehm ist, zu warm, zu hart, und wo es angenehm ist. Nehmen Sie einfach wahr, verändern Sie nichts."

Nun bauen Sie ein, was immer Ihnen lieb ist und für Wetter, Setting, Wachheitsgrad … angemessen erscheint. Vielleicht lassen Sie die Außenkanten und die Innenkanten der Füße spüren, lassen die Supervisand*innen auf den Zehenspitzen gehen, auf den Hacken oder Sie führen kleine Sprünge ein …

„So langsam suchen Sie sich einen Platz, an dem Sie für einen Moment stehen bleiben mögen und tun das auch. Bewegen Sie die Füße noch ein wenig im Stehen und lassen Sie dann Ruhe einkehren. Richten Sie den Blick ruhig in die Ferne, in den Raum, Sie können sich natürlich gerne auch anlächeln. Nehmen Sie aber bitte gleichzeitig Ihre Füße auf dem Boden wahr. Entscheiden Sie sich für eine Stelle, die gerade für Ihr inneres Auge ganz deutlich ist, sich besonders prominent anfühlt. Ihr rechter Ballen? Die Außenkante links? Die linke Ferse oder der Hallux, der an einer Schwelle anstößt? Und jetzt überlegen Sie einmal: Wie deutlich nehmen Sie diesen Teil Ihres Fußes im Außenkontakt gerade wahr? Es geht jetzt nicht um angenehm oder unangenehm, sondern schlicht um die Intensität, die Klarheit, die Deutlichkeit der Wahrnehmung … Wenn Sie das nun einordnen würden, auf einer Skala von 1 bis 10, wobei 1 für ‚nicht besonders deutlich' und 10 für ‚optimal deutlich' steht und alles dazwischen ist eben alles dazwischen – welchen Wert auf der Skala finden Sie gerade passend?"
(Fragen Sie nun einzeln nach, gehen Sie dabei auch gerne durch den Raum, wenn er groß genug dafür ist.)

„Welche Stelle ist es? Und wie deutlich nehmen Sie die gerade wahr, auf der Skala zwischen 1 und 10?"
(Bald werden Ihnen nur noch ein Begriff und eine Zahl genannt, genau das ist Ihr Ziel.)

„So, nun gehen Sie mal wieder ein Stück, suchen Sie sich einen neuen Platz. Vielleicht mögen Sie sich jetzt an die Wand lehnen oder ans Fensterbrett? ... Nun nehmen Sie wieder wahr: Welcher Teil Ihres Körpers hat den deutlichsten Außenkontakt? Suchen Sie einen aus! Und wo auf der Skala von 1 bis 10 würden Sie sich gerade jetzt einordnen, wenn 1 bedeutet: Sie nehmen ihn nur undeutlich wahr und 10: ganz deutlich?"
(Fragen Sie noch einmal ab, Körperstelle und Zahl.)

„Gut, und nun zum letzten Mal, bevor ich Ihnen erkläre, was das alles soll. Gehen Sie bitte wieder zurück zu Ihrem Stuhl und nehmen Sie Platz."
(Wir sagen gerne dazu: „Sie dürfen aber auch stehen bleiben, wenn Ihnen das angenehmer ist, ich stehe ja auch oft auf. Und wenn es für alle in Ordnung ist, können Sie sich auch während der Supervision im Raum bewegen.")

„So, und wenn Sie nun den Platz für die nächsten Minuten eingenommen haben: Wo ist jetzt die Stelle, die Sie am deutlichsten im Außenkontakt wahrnehmen? Wo auf der Skala sind Sie da gerade?

Nun kommt erst einmal für Sie die Erklärung: Wir nennen diese Übung nicht von ungefähr das Ressourcenbarometer und sind ziemlich stolz auf diese Erfindung. Denn wir haben damit ein sehr einfaches Maß für die Zusammenarbeit der verschiedenen Hirn- und Körperareale geschaffen, das in jedem Moment von allen Beteiligten überprüft werden kann und eine blitzschnelle Reorientierung erlaubt. Indem wir die bewusste Aufmerksamkeit mit einer konkreten, sprachlich formulierten und noch dazu mit abstrakten Symbolen wie Zahlen oder Smileys verknüpften Aufgabe auf die Wahrnehmung einer Körperstelle im Kontakt mit dem Raum richten, stellen wir den Organismus vor eine sehr komplexe Aufgabe:

- Die Großhirnrinde muss die Aufgabe sprachlich erfassen, verstehen und umsetzen.
- Sie muss die Aufmerksamkeit auf den Körper im Außenkontakt richten. Es reicht also nicht ein Körperkontakt allein (der könnte auch dissoziativ wirken), sondern es muss eine Körperstelle im Außenkontakt ausfindig gemacht werden. Die Aufmerksamkeit scannt also die Berührungspunkte des Körpers mit der sie umgebenden stofflichen Welt.
- Dafür muss der Körper den Außenkontakt wahrnehmen.
- Diese Information muss an die Großhirnrinde weitergeleitet und dort richtig interpretiert werden.

- Verschiedene Stellen werden miteinander verglichen und es wird
- eine Entscheidung gefällt.
- Die Stelle wird benannt.
- Die Intensität wird mit anderen erlebten Intensitäten verglichen.
- Die Intensität wird in eine Skala übersetzt.
- Das wird versprachlicht und als Selbstaussage in den Raum gestellt.

Blitzschnell verbinden wir so Körperempfindung und kognitive Funktionen ohne die Gefahr einer Dissoziation und schaffen uns ein immer wieder neu und einfach auffindbares Maß für die momentan vorhandene Verarbeitungsfähigkeit. Der Häschen-Denker*in-Kontakt ist hergestellt und skaliert."

Damit haben Sie also auch schon die Erklärung, wozu die Abfrage wichtig ist und können allen Anwesenden die Aufgabe stellen, sich immer mal wieder klar zu machen, wie deutlich der Außenkontakt gerade ist. Und gleichzeitig werden Sie ankündigen, dass Sie selbst auch immer wieder in den unmöglichsten Momenten unterbrechen und nachfragen werden, ob die Hier-und-Jetzt-Orientierung wiederhergestellt werden kann. Und, nur zur Sicherheit: Natürlich geht diese Orientierung immer dann verloren oder ist meist nicht gleichzeitig präsent, wenn Sie miteinander über ein anderes Thema reden, ein Spiel machen oder die Teilnehmenden in Kleingruppen schicken. Es sollte aber immer die Fähigkeit erhalten bleiben, sofort und effektiv auf die Wahrnehmung des eigenen Körpers im Hier und Jetzt umzuschalten. Das ist der Indikator dafür, dass Ihr Gegenüber nicht in ein unerwünschtes Erleben abdriftet.

Mögliche Einwände

Warum nicht einfach fragen: Wie konzentriert bist du?
Richtig, der Wert hat auch viel mit Konzentration zu tun. Man muss sich schließlich anstrengen, um das Abgefragte auch wirklich zu tun. Aber das Barometer ist nicht nur ein Maß für Konzentration. Es kann ebenso ein Maß für Entspannung, Flexibilität, Kreativität oder Freude im Hier und Jetzt sein.

Das dauert zu lange. So viel Zeit habe ich nicht.
Wir auch nicht immer. Sie können anfangen mit: „Bitte mal alle hinstellen. Und jetzt ein bisschen trampeln. Doller! Wenn Sie sich jetzt auf die Füße konzentrieren, wie deutlich nehmen Sie die grade wahr? Okay. Und immer, wenn jemand droht einzuschlafen, bitte einfach ein bisschen mit dem Füßen scharren, ich frage zwischendrin nach." (Es macht aber Sinn, irgendwann auch zu erklären, warum Sie das tun …)

Das Wort ist mir zu kompliziert, kann ich das nicht anders nennen?
Wir nutzen die Bezeichnung Ressourcenbarometer nur dann, wenn wir auch erklären wollen, worum es geht: Dass wir es als Indikator für einen Zustand nutzen, in

dem jemand potenziell Zugriff auf alle seine Ressourcen hat. Für die umfassende Definition dieses Begriffs haben wir noch keinen Ersatz gefunden.

Im Kontakt mit Klient*innen beschreiben wir einfach, was wir tun und wozu wir sie einladen. In der Regel reicht es, nach ein paar Sitzungen zu fragen: „Und wo sind Sie auf der Skala?", um Supervisand*innen wie Klient*innen einen Moment innehalten zu lassen und dann eine Zahl zu hören.

Was mache ich, wenn jemand einen niedrigen Wert angibt?
Ich frage, ob meinem Gegenüber das ausreicht. Wenn ja, dann lasse ich es dabei. Wenn nein, dann bitte ich ihn*sie, sich ein wenig zu bewegen. Der Wert verändert sich dann sicher nach oben.

*Meine Klient*innen machen bei sowas nicht mit.*
Dann machen Sie es erst einmal mit sich selbst. Oder lassen es weg, bis es Ihnen fehlt. Ich erinnere mich gut, dass ich es anfangs selbst manchmal unangenehm fand, diese Übung anzuleiten. Ich habe mir dann geholfen mit: „Ich probiere jetzt mal was mit Ihnen aus. Das hört sich eigenartig / bescheuert / völlig daneben / weit hergeholt … an, aber vielleicht hilft es ja." Interessant ist auch: „Ich habe das gerade in einem Buch gelesen / ein Kollege hat mir davon vorgeschwärmt / ich habe es in einer Weiterbildung ausprobiert … Haben Sie nicht Lust?"

Der Wert verändert sich ständig.
Das tut er und das ist auch gut so. Das ist ein Zeichen für Anpassung und Flexibilität. Die Frage ist letztlich: Reicht der festgestellte Skalenwert? Ist der so gemessene Denker*in-Häschen-Kontakt im Hier und Jetzt stark genug, um zu arbeiten?

Tun Sie so, als hätten Sie ein Privileg, das Sie nicht haben. Was passiert?

Rollenwechsel

Worum es geht

Zwei Niederländer haben innerhalb eines größeren Curriculums für Traumasupervision eine sehr schöne Supervisionsmethode eingeführt, die wir hier in einer etwas vereinfachten und abgeänderten Version vorstellen wollen (siehe Haans & Lansen 2004, Hafele 2011). Sie eignet sich vor allem für Teams, die mit komplex traumatisierten Menschen arbeiten.

Oft ergeben sich Anliegen aus genau der differenzierten Strukturiertheit dissoziativer Klient*innen. Das heißt meist: Sie (sehr oft sind es Frauen) ‚spaltet das Team' und wir wissen nicht, woran wir uns ausrichten, wie wir damit umgehen sollen. Sie hält sich an keine Regeln und unterläuft Absprachen, indem sie ein anderes Mitglied des Teams für sich gewinnt und dieses die Regeln aufweicht. Nicht selten sind „diese Klientinnen“ Anlass für lange Auseinandersetzungen und unüberwindliche Diskrepanzen in der Einschätzung auch erfahrener Teams (vgl. auch Teile-Sprech und Problem- / Lösungsportrait). Die folgende Übung eignet sich vor allem bei hoch dissoziativen Klient*innen oder sehr zerstrittenen bzw. hoffnungslosen Teams.

Für Supervisor*innen

Hier sind Sie als Moderator*in des Prozesses gefragt.

Für Supervisand*innen

Ebenso wie das Problem- / Lösungsportrait und die Teilearbeit ermöglicht diese Methode einen Blick auf ein vollständigeres Bild. Die unterschiedlichen Facetten der Klient*innen werden deutlich und die Kolleg*innen können Ideen für die Herausforderung finden, mit diesen Facetten gemeinsam gut umzugehen. Wie in den anderen Übungen auch, geht es hier nicht um „Wahrheitsfindung“, was die Struktur der Klient*innen angeht, sondern um die Nutzung der eigenen Empathiefähigkeit.

Für Klient*innen

Auf die Klient*innen wirken sich diese Supervisionsansätze in der Regel sofort aus. Supervisand*innen berichten, eine Klientin habe sich direkt nach der Supervision anders verhalten. Offenbar ist in diesen Fällen über die Häschen-Häschen-Kommunikation die veränderte Haltung der Mitarbeiter*innen der Klientin gegenüber sofort deutlich geworden und die Klientin hat darauf unwillkürlich reagiert.

Wie es gehen kann

Haans und Lansen (2004) schlagen vor, die unterschiedlichen Arten der Kontaktaufnahme der Klientin und die dadurch entstehenden verschiedenen Wahrnehmungen der Mitarbeiter*innen zu nutzen, indem sie gesammelt und miteinander betrachtet werden. Hier geht es nicht um die „richtige“ Position, sondern darum, die verschiedenen Facetten des Klienten / der Klientin – dargestellt durch die verschiedenen Wahrnehmungen des Teams – nebeneinander stehen zu lassen und so zu einem komplexeren Bild der Auseinandersetzungen und Bedürfnisse innerhalb der Klientin zu kommen. Dort, wo Teams regelhaft in Konflikte geraten, die letztlich als innere Konflikte des Klienten / der Klientin verstanden werden können, kann durch das Nebeneinanderstellen der Sichtweisen eine neue Herangehensweise eingeübt werden – was sich indirekt auch auf den Klienten / die Klientin auswirken kann.

Unsere Vorgehensweise in der Umsetzung ist folgende:

Nachdem die Ausgangs- / Konfliktsituation durch eine gemeinsam autorisierte Person benannt bzw. so beschreibend wie möglich erzählt wurde, werden nacheinander zwei Rückmelderunden nach einem genau festgelegten Schema durchgeführt.

In der ersten Runde beginnen alle Teammitglieder den ersten Satz mit „Ich als die Klientin …“ und fahren eingedenk der Instruktion fort, dass sie sich in die Bedarfe, Wünsche und Gefühle der Klientin in dieser Situation hineinversetzen und sie aus deren Sicht formulieren – ohne sie weitergehend einzuordnen oder zu begründen. In keinem Fall soll eine Rede über die handelnden Personen daraus werden.

Dabei kommen Sätze zustande wie:

- Ich als die Klientin bin furchtbar wütend und könnte die Station auseinandernehmen.
- Ich als die Klientin habe Angst, rausgeschmissen zu werden.
- Ich als die Klientin fühle mich eigentlich klein und hilflos und schreie, weil keiner mich sieht.
- Ich als die Klientin bräuchte mehr Platz, um mich austoben zu können.
- Ich als Klientin möchte eigentlich meine Tochter sehen.

Die erste Runde bleibt unkommentiert stehen. Direkt im Anschluss beginnt die zweite Runde mit dem Satzbeginn: „Ich in der Position der Kollegin (die die Anliegen und die Situation vorgestellt hat) würde …“ Er wird in gleicher Weise unkommentiert mit möglichen Gefühlen, aber auch Handlungsmöglichkeiten vervollständigt. Das kann dann in etwa so aussehen:

- Ich in der Position der Kollegin fühle mich vollkommen hilflos und möchte am liebsten weglaufen.
- Ich in der Position der Kollegin habe keinen blassen Schimmer, was ich machen soll und wäre die Klientin am liebsten los.
- Ich in der Position der Kollegin habe Mitleid mit der Position der Klientin und möchte sie unterstützen.
- Ich in der Position der Kollegin muss mich sehr zusammenreißen, die Klientin nicht anzubrüllen.

Der Vorteil der Methode ist, dass die unterschiedlichen Eindrücke und Sichtweisen wertfrei neben den vermuteten Verhaltensalternativen der Kollegin stehen. Manchmal wird es so erstmals möglich, ein Bild der Klient*innenpersönlichkeit(en) zu gewinnen, ohne in Streit und Rechthaberei (das *Traumaviereck* lässt grüßen) zu verfallen. Auch wenn nicht immer gleich klare Handlungsoptionen aus der Methode entwickelt werden können, so wird doch der Zusammenhalt des Teams gestärkt und die fallvorstellenden Kolleg*innen erhalten Rückendeckung. Allein das wird sich wieder im Sinne größerer Klarheit und damit mehr Sicherheit auf die Klient*innen auswirken.

Schutzhülle

Worum es geht

In den Kontexten traumasensibler Arbeit spielen Schutz und Sicherheit eine wesentliche Rolle. Das betrifft alle Lebensumstände, die nach Möglichkeit so gestaltet werden sollten, dass die Menschen sich zu Hause, bei der Arbeit, in der Beratung oder Supervision gut aufgehoben fühlen. Für Menschen, die viele Belastungen erfahren haben, ist das leichter gesagt als getan. Denn Sicherheit ist ja nicht primär durch ein Außen vermittelt, sondern braucht das eigene Gefühl als Antwort. Die Zeit, äußere Sicherheit in einem Kontext ins innere Fühlen zu übertragen, ist sehr oft nicht gegeben. Vielleicht ist das Außen auch gar nicht sicher und es gibt immer auch Situationen, in denen das Außen unbekannt ist und deshalb destabilisiert. Wir alle sind zudem manchmal dünnhäutiger als sonst und könnten ein etwas dickeres Fell gebrauchen. Weshalb also nicht genau das etablieren? Eine Hülle, ein Fell, einen Schirm, den ich selbst einrichte und dabeihabe, wann immer ich will. In der U-Bahn, beim Einkaufen, in der Teamsitzung, in der Supervision.

Die Schutzhülle ist unser Prototyp. Unsichtbar für andere hängt sie schnell greifbar an der inneren Garderobe, steckt in der Hosentasche oder liegt einfach immer in der Hand. Ganz nach Belieben. Sicher.

Für Supervisor*innen

Es gibt Tage, da brauchen Sie ein dickes Fell. Bessere Tage gibt es nicht zu kaufen, doch eine Schutzhülle, die uns genug Abstand gibt, um mit allem, was passiert, professionell umzugehen, die gibt es hier.

Für Supervisand*innen

Ihren Supervisand*innen wird es nicht anders gehen. Die Arbeitsbedingungen sind oft schlecht und die Belastung ist hoch. Dann noch gelassen in der fremden Küche am Tisch sitzen? Oder wieder ins Zimmer von Tim kommen, der gerade wieder Kot an die Wand schmiert? Ein zusätzlicher Schutz könnte da helfen. Er putzt weder Küche noch Wand, aber die innere Distanzierung fällt leichter.

Für Klient*innen

Eine dicke Haut, Panzerglas mit Gucklöchern, abgedunkelt, aber leicht wie eine Feder. Dann geht das auch mit den Nachbarn. Wie auch immer die Schutzhülle aussieht, sie wirkt oft sehr abstoßend. Genau das ist ja ihr Zweck. Wenn der erstmal erfüllt ist, können die Klient*innen sich auch besser mit dem eigenen Verhalten auseinandersetzen. In einen Schutzmantel schlüpfen zu können, kann dann zu großer Entlastung führen.

Wie es gehen kann

Nehmen Sie sich wieder ein paar Minuten Zeit und sorgen Sie dafür, dass Sie gut im Hier und Jetzt sind. Spüren Sie die Füße am Boden oder den Rücken an der Stuhllehne, beobachten Sie, dass Ihr Atem fließt. Richten Sie das Ressourcenbarometer ein. Führen Sie die Übung am besten im Stehen durch, dann fühlt sie sich von vornherein mobiler an. Lassen Sie die Augen offen, Sie wollen ja auch später im Supervisionssetting oder in der U-Bahn die Augen nicht geschlossen halten, sondern die Übung einfach übertragen können.

Wenn Sie sich jetzt so durch den Raum bewegen und für einen Platz entscheiden: Wie viel Raum brauchen Sie für sich? Strecken Sie doch einmal die Arme aus. Entscheiden Sie sich ruhig auch für mehr, Sie haben jetzt alle Freiheit. Der Raum, für den Sie diese Übung machen, kann in Wirklichkeit sehr eng sein, das spielt hier keine Rolle. Stellen Sie sich vor, Sie könnten diesen Raum, den Sie da für sich haben, nach außen abgrenzen. So, dass alles, was an Energie und unangenehmen Eindrücken von außen kommt, an Ihrer Hülle abprallt. Um das, was noch hereinsoll, kümmern wir uns später.

Nutzen Sie Ihre Hände und umfassen Sie den Raum, tasten ihn ab. Vielleicht müssen Sie darauf achten, dass die Hülle bis zum Boden reicht? Soll sie über Ihnen geschlossen sein oder offen?

Aus welchem Material sollte Ihre Hülle sein, damit es mit dem Schutz auch klappt? Reicht ein dünner Vorhang, braucht es eine Wand? Aus Holz? Aus Stein? Eine Panzerglaswand? Eine Hartplastikglocke? Welches Material passt für Sie?

Wie fühlt sich das Material an, ist es warm oder kühl, glatt oder rau? Gibt es Türen? Fenster? Luken, die sich öffnen und schließen lassen? Braucht es eine Vorrichtung zum Verdunkeln? Zum Unsichtbar-Machen?

Tasten Sie den Raum noch einmal ab – ist alles gut so? Wo müssen Sie nachbessern?

Und nun zur Füllung, was braucht es in dem Raum? Töne, Klänge, Musik, die Ihnen guttun? Düfte? Gerüche? Ihr Hund? Ein Kuscheltier? Ein Spruch, den Sie heute gelesen haben? Was sehen Sie um sich? Wellen? Meer? Ein bisschen Sand an den Füßen vielleicht? Nehmen Sie herein, was Ihnen passt. Prüfen Sie gut und bessern Sie nach.

Wenn Sie jetzt Ihre Füße auf dem Boden spüren und sich selbst wahrnehmen, eingehüllt in dieses schützende Material, welcher Satz fällt Ihnen dann dazu ein, der Ihr Gefühl beschreibt, sicher im Hier und Jetzt?

„Ich bin stark“, „Es ist gut, dass ich hier bin“, „Ich nehme mir meinen Raum“ ... Suchen Sie sich Ihren ganz eigenen Satz oder lassen Sie ihn einfach nur entstehen, horchen Sie was da kommt ... „Ich bin!“

Wenn es einen anderen Satz gäbe, mit dem Sie jetzt der Welt entgegentreten wollen? „Ich bin neugierig auf euch“, „Ich bin stark genug, euch auszuhalten“, „Ich gehe meinen Weg und alle anderen den ihren“?

Nehmen Sie noch einmal all das wahr, den Raum um sich herum, das Material der Hülle, die Farben, die Töne, den Duft … und stellen Sie sich vor, Sie könnten Ihre Hülle mit einer kleinen Bewegung der Hände zusammenlegen, so wie man ein Regencape ganz klein machen und in die Tasche stecken kann, um es immer bei sich zu haben. Eine kleine Bewegung der Hände, um die Hülle sorgfältig zu verstauen, eine andere, um sie hervorzuholen und um sich herum aufzurichten.

Wechseln Sie nun den Platz. Wenn Sie woanders stehen, entfalten Sie die Hülle. Warten Sie, bis sie ganz entstanden ist.

Diese Schutzhülle haben Sie immer dabei. Niemand weiß davon oder sieht, ob sie in Ihrer Tasche steckt oder Sie darunter sitzen. Vielleicht merken aber auch die anderen den Unterschied. Probieren Sie es aus.

Vorwegnahme von Irritationen:

Was mache ich, wenn ich nicht genug Platz für die Hülle habe, zum Beispiel auf der Arbeit oder beim Telefonieren?
Das hängt davon ab. Können Sie sich vorstellen, die Hülle würde in dem Maß, wie sie zusammengedrückt wird, auch dicker, stabiler? Eine Klientin brauchte für ihre Hartplastikschale ein verschließbares Rohr, durch das sie ein Telefon herein- und herausreichen konnte. Allerdings musste sie auch immer lachen, wenn der untere Plastikrand beim Gang durchs Großraumbüro hängen blieb und ein kleines saugendes Geräusch beim Weitergehen machte. Sie sehen, Fantasien sind beeinflussbar, machen sich aber auch selbstständig.

Kann es auch ein Mantel oder ein Hut sein? Ich mag keine Glocken um mich haben.
Aber natürlich! Kleine Jungen lieben Batman-Kostüme und unter Mädchen sind gerade Ritterinnenrüstungen sehr beliebt (siehe auch Igraine Ohnefurcht von Cornelia Funke). Wenn Ihnen der Hut reicht, prima!

Benutzen Sie ein anderes Verkehrsmittel als sonst.

Selbstfürsorge

Worum es geht

Selbstfürsorge war lange Zeit ein randständiges und auch ein wenig belächeltes Beiwerk im Bereich der psychosozialen Arbeit. Erst durch die Arbeiten von Beth Hudnall Stamm (2002) und die Verbreitung der Begriffe *self-care* und *staff-care* wurde die Selbstsorge im beruflichen Kontext der Care-Worker salonfähig. Weit davon entfernt, ein Standard in der Arbeit zu sein, gilt es dennoch zunehmend als angemessen, sich auch um die Selbstfürsorge der Mitarbeiter*innen zu kümmern. Trotzdem bleibt der Geruch eines Wohlfühlbades oder Betriebsausflugs. Daher ist es weiter notwendig aufzuzeigen, welchen Stellenwert Selbstfürsorge im Bereich der psychosozialen Arbeit hat.

Für Supervisor*innen

Keine traumasensible Supervision ohne Selbstfürsorge. Sie kennen die Standards, Sie wissen, wie anspruchsvoll diese Arbeit ist. Wie soll das gehen, wenn Sie in der Supervision nicht vorher, nachher und vor allem während der Arbeit gut auf sich achten?

Für Supervisand*in

Traumasensible Supervisionen sind immer auch Werbeveranstaltungen für Selbstfürsorge. Wenn Sie auf sich achten und das jeweils auch benennen, dann wird die Wichtigkeit für alle deutlich. „Oh, das Wasser ist alle, Moment, ich hole uns mal neues", „Ich bräuchte mal ein wenig frische Luft. Ist es in Ordnung, wenn ich das Fenster aufmache?", „Ich gehe mal eben auf die Toilette, bin gleich wieder bei Ihnen." Doch, das geht!

Für Klient*innen

Wenn die Supervisand*innen die „Werbung" (s. o.) aufgreifen und besser für sich sorgen, haben besonders die traumatisierten Klient*innen etwas davon. Wie das? Nicht-Verarbeitung hinterlässt Vierecke, die nicht auf der Zeitlinie eingeordnet sind (siehe Abbildung 5). Die Betroffenen leiden in vielerlei Hinsicht darunter. Gleichzeitig hat ein großer Teil von ihnen nie gelernt, gut für sich zu sorgen. Das war entweder zu Hause kein Thema oder die Übergriffe haben genau in diesem Kontext stattgefunden. Die Idee: Jeder erwachsene Mensch kann – vorerst nur eingeschränkt durch äußere Bedingungen – gut für sich selbst sorgen, kann die Ressourcen vermehren und das innere Wachstum fördern. Mit dieser gewonnenen Kraft können dann auch äußere Bedingungen verändert werden.

Wie es gehen kann

Selbstfürsorge hält Sie arbeitsfähig und ermöglicht es Ihnen, gute Supervisionen zu machen. Als Erstes bedeutet das, dafür zu sorgen, dass Sie im Hier und Jetzt sind, Ihre Denker*in und Ihr Häschen möglichst guten Kontakt haben und Ihre Spannung sich im mittleren Teil Ihres Ressourcenbereichs bewegt. Und darüber hinaus gilt es sicherzustellen, dass das so bleibt, dass Sie merken, wann Sie etwas dafür tun müssen und das dann zu tun. Gemeinsam mit den Supervisand*innen macht es noch mehr Spaß.

Als kleine Checkliste für heute:

- sich bewegen
- atmen
- lachen
- lüften
- Pausen machen
- angenehme Ereignisse des Tages sammeln
- trinken
- Je einen Gegenstand dabeihaben, den Sie gerne anschauen (eine schöne Mappe?), in der Hand halten (einen Lieblingsstift?), riechen (ein Arbeitsparfum?), am Körper spüren (der Kuschelpullover?) oder vielleicht auch hören (eine Klangschale?)
- ressourcenorientiert arbeiten
- Problembeschreibungen rechtzeitig unterbrechen

Sie finden viele Anregungen und Beschreibungen in unserem Buch „Ausgangspunkt Selbstfürsorge“ (Hantke & Görges 2019). Die generelle Herangehensweise ist die:

„Am Anfang ist es egal, was Sie tun. Hauptsache, Sie bleiben präsent. Hauptsache, Sie können Ihrem Körper signalisieren, dass für ihn gesorgt wird. Sie können dem Häschen mitteilen, dass Sie, die Denker*in, die Verantwortung übernehmen und ihm balancieren helfen, was der Arbeitsalltag ihm auf die Schultern legt. Das fängt mit Hinausgehen an, einer Unterbrechung, um den Mut zu finden, dazubleiben. Das geht mit einem Stein im Schuh oder der Rose auf dem Tisch weiter, die Ihnen hilft, die Situation zu überstehen. Dann folgt vielleicht das klare Bewusstsein, dass es den anderen ja auch nicht anders, vielleicht schlimmer geht in ihrer Wut, der Angst und der Hoffnung, bald einen Ausweg zu finden. Sie rufen angenehme Bilder auf, Grenzen, die Ihnen ermöglichen, im Kontakt zu bleiben. Und endlich sitzen Sie dort, ganz entspannt, lehnen sich innerlich zurück und wenden sich äußerlich Ihrem Gegenüber zu. Sie atmen und nehmen wahr, was da ist, in Ihrem Körper und den Körpern der anderen. Sie kennen deren Anspannung und wissen, wie schwer das fällt. Sie haben gelernt, dazubleiben, zu atmen, sich zu erden, wahrzunehmen. Zu entscheiden, was zu tun ist, mit klarem Kopf. Und wenn es besonders schwer ist, atmen Sie aus“ (A.a.O., S. 167 f.).

Sicherheit – die individuelle Definition finden

Worum es geht

Wir haben in Teil I betrachtet, wie Organismen sich im Austausch mit den Strukturen und Bedingungen entwickeln, in die sie hineinwachsen. Es ist also kein trivialer Akt, Normen von Sicherheit für eine Institution oder in einem Kontakt festzulegen. Wir müssen uns klar sein, dass die Definition immer nur das einschließt, was wir oder unsere Gesellschaft so darunter verstehen. Wenn eine Klinik beispielsweise als sicher definiert, dass niemand ungefragt von außen hereinkommen kann, dann ignoriert das die Möglichkeiten von Übergriffen innerhalb des Gebäudes. Wenn wir aus dieser Erkenntnis heraus überall Frauenstationen einrichten, wenn Hospize den Dienst eines Imams anbieten oder es generell koscheres Essen gibt, dann schlägt dieser Ansatz fehl, wenn es keine gemischten Einrichtungen gibt, die alle für sich wählen können – wenn sie denn keinen Bedarf nach gesonderter Behandlung haben.

Wer braucht ein Zimmer für sich, wer welches Essen? Wer will mitbestimmen und wer lieber nicht?

Wir setzen unsere Begriffe von Autonomie, Selbstverantwortlichkeit und Regeln des Zusammenlebens oft absolut. Es macht Sinn, in der Supervision darüber nachzudenken, wie sie an die (Sicherheits-)Bedürfnisse unterschiedlicher Klient*innen angepasst werden können. Und wie wir vorab herausfinden, wie diese aussehen.

Für Supervisor*innen

Ein traumasensibler Zugang zur Regel- und Normendiskussion löst manche Diskussion ganz einfach auf, weil etwas ausprobiert und auf seine Auswirkungen überprüft werden kann.

Für Supervisand*innen

Viele Mitarbeiter*innen sind sehr angestrengt bemüht, zwischen Regeln, Angeboten und den Bedürfnissen der Klient*innen zu vermitteln. Oft verlieren Regeln und Strukturen in stationären Einrichtungen den Charakter der Orientierung und Absicherung und werden über die Zeit zum Korsett. Wenn wir es vorsichtig lockern helfen, atmen oft alle auf.

Für Klient*innen

Die hier gestellten Fragen werden in der Supervision erwogen, aber letztlich im Klient*innenkontakt beantwortet. Mit Glück kann so ein neues Miteinander zwischen allgemeinen Regeln und individuellen Erfordernissen gefunden werden.

Wie es gehen kann

Aus dem Vorherigen ergibt sich folgende wichtige Konsequenz: Immer dann, wenn sich eine Frage nicht direkt mit den Klient*innen klären lässt, gilt es, die Akten und die Angehörigen zu fragen. Was kennt dieser Mensch, was ist ihm vertraut? Für das Häschen ist in aller Regel das Vertraute der Inbegriff von Sicherheit. Denn Sicherheit ist innerpsychisch und auf Häschenebene oft ein anderer Begriff für Normalität. Ein Wechsel hin zu förderlicher, unterstützender Struktur im Hilfesystem oder dem „neuen Leben" funktioniert nicht automatisch und es erwachen mit der Zeit die Bedürfnisse, die in dieser alten Normalität verankert sind. Zunächst liegt Sicherheit in dem, was man kennt, erwarten und in bekanntem Maß auch steuern kann.

*Ein Kind, das in ersten Lebensjahren in Enge, Bedrängnis und Unterversorgung aufgewachsen ist, wird es gewohnt sein, immer dann zu essen, wenn Nahrungsmittel zur Verfügung stehen. Später, in einer Einrichtung, wird es sich entsprechend verhalten und nichts wird vor ihm sicher sein. Ein gefüllter Kühlschrank, der nur dreimal täglich geöffnet werden darf, ist für die meisten ein Zeichen des Überflusses. Für das Kind ist diese Regel aber eine unüberwindbare Barriere für die Notwendigkeit, jetzt zuzugreifen. Es wird eine ganze Weile dauern, bevor das Kind auch weiß, dass wirklich Nahrungsmittel im Kühlschrank liegen und dass es in jedem Fall genug davon bekommen wird. Und wenn es wieder in eine Krise rutscht, werden auch aus den Taschen der Mitarbeiter*innen oder den Dosen anderer Kinder wieder Süßigkeiten und Geld verschwinden, um damit etwas einkaufen zu können. Denn in der Krise greifen die früh erlernten Muster. Die sind sicher.*

Wir kennen dieses Verhalten auch aus den eigenartigen Beziehungsmustern, die Menschen gerade in unsicheren Zeiten und Übergängen zeigen. Da fängt jemand gerade dann, wenn endlich ein Hilfsangebot organisiert werden konnte, an, den Betreuer anzumachen, zu pöbeln, sich immer wieder abzuwenden. Was ist das alte, vertraute Muster, das in dieser Zeit des Umbruchs zum Tragen kommen mag? Waren verbale Aggression und ruppiger Kontakt Kennzeichen seiner Sozialisation? Könnte die Art und Weise dieser Reaktion gerade jetzt einfach die Krisenversion, also das gewohnte alte Kontaktverhalten darstellen? Braucht es also nur etwas Geduld und Präsenz, um damit umzugehen? Man wird es manchmal einfach ausprobieren müssen.

Die Fragen für die Überprüfung lauten:

- Was ist vertraut?
- Wie war / wie ist der Umgangsstil?
- Wie war / ist das Umfeld?

*In einer Kriseneinrichtung für kleine Kinder war einer der mit Stolz erwähnten Standards, dass jedes Kind ein eigenes Zimmer hatte. Wer von diesen Kindern hatte jemals diesen Luxus gehabt! Nun wurde es aber in der Eingewöhnung oft besonders schwierig, die Kinder zum Einschlafen zu bringen. Wenn sie nachts aufwachten, weinten sie oft oder die Erzieher*innen mussten schon vor dem Einschlafen etliche Male wieder an die Zimmertür kommen und sie am besten offenlassen, damit der Schlaf auch kam. Die Kinder waren in einer völlig neuen Situation mit einem „Sicherheitsstandard" konfrontiert, der für sie keiner war. Allein zu schlafen, war für die meisten unvertraut und angstbesetzt. Wie froh waren die Mitarbeiter*innen, als sie nun einfach nach Bedarf die Tür auflassen oder Betten umstellen konnten, wenn es so für das neue Kind angenehmer war.*

Welches eigene Verhalten löst letztlich Entspannung aus und wie ist das zu ersetzen, wenn es selbst- oder fremdverletztend ist?

Ein Jugendlicher fing nach dem Einzug in die betreute WG an, immer dann zu randalieren, wenn in der Werkstatt nichts zu tun war. Bei durchgehender Anleitung und hohen körperlichen Anforderungen hingegen ging es dem Jungen gut. Es waren einige Spaziergänge mit dem Jugendlichen und ein Telefonat mit der Werkstatt nötig, um diesen Zusammenhang herzustellen. Ein tägliches Laufprogramm half einerseits, die Energie zu kanalisieren und brachte ihn andererseits in Kontakt mit einem der Mitbewohner.

Wie können Reize minimiert und Neues auf Notwendiges reduziert werden?

Das Team eines Frauenhauses hatte über Jahre Spendengelder für ein verlängertes Wochenende der Frauen und Kinder am Meer gesammelt. Es müsste für die gewalterfahrenen Stadtmenschen doch schön sein, mit den Kindern einmal Freiheit und sonnige Weite zu erleben. Doch Jahr um Jahr wurden genau diese Tage zur stressigsten Zeit für Mitarbeiterinnen, Frauen und Kinder. Die Frauen fingen Streit an, die Kinder waren völlig überreizt und die Mitarbeiterinnen hätten sich wohl lieber vorher krankschreiben lassen. Doch sie brachten das Thema zunächst in die Supervision.

Was wir herausfanden war: Die Reise war zu viel des Neuen, in das sich niemand einfinden konnte, weil es ja doch gleich wieder vorbei sein würde. Zu viel Reize und keine

Möglichkeit des Rückzugs in die zumindest halbwegs vertrauten Strukturen des Frauenhauses. In all der Unsicherheit kamen alte Verhaltensweisen zum Tragen: Streiterei, Weinen und der Rückzug bei den gestressten Frauen, Schreien, vermehrte Unfälle und Rettungsversuche bei den Kindern. Das Resultat der Supervision war dann, die Mittel für ein Fest und zusätzliche Strukturen im Haus zu nutzen – aber nie mehr zusammen ans Meer zu fahren.

Spannung

Worum es geht

Um die zeitliche Ordnung, die Hier-und-Jetzt-Regulierung und den Kontakt mit einem Gegenüber im Hier und Jetzt herstellen zu können, gilt uns die Körperspannung als wesentlicher Anhaltspunkt.

Alle basalen Funktionen lassen sich in Wellen, Frequenzen, Amplituden und Rhythmen abbilden: die Gehirnströme, die Herzschlagrate, der Puls, das Heben und Senken der Atmung, der Muskeltonus, die Peristaltik. Jeder von uns kann einen aggressiv angespannten von einem friedlich schlafenden Menschen unterscheiden. Wir alle bewegen uns in sehr unterschiedlichen Spannungszuständen, die mal flexibel, mal verhärtet, die schnell wechselnd oder lang andauernd sind. Das sind unsere Spannungsmuster, die sich als Kurven darstellen lassen, als Spannungskurven. Solange unsere Spannungsmuster flexibel bleiben, sprechen wir davon, dass wir uns innerhalb des Ressourcenbereichs unserer Körperspannung bewegen.

Wie würden Sie das, mit dem Sie beschäftigt sind, mit leerem Magen beurteilen?

Für Supervisor*innen

Wenn Sie Ihr *Ressourcenbarometer* überprüft und so für guten Kontakt zwischen Denker*in und Häschen gesorgt haben, können Sie die Spannung in Ihrem Körper wahrnehmen und feststellen, ob sie der Situation angemessen ist.

Um bei anderen regulierend eingreifen zu können, muss man in der Lage sein, die eigene Spannung wahrzunehmen. Diese teilt sich zudem nonverbal den anderen im Raum Anwesenden mit. Wenn Sie die eigenen Spannungskurven kennen, wissen Sie so besser, was Sie nonverbal vermitteln.

Für Supervisand*innen

Die Spannung der Supervisand*innen einschätzen zu können, erleichtert die Leitung der Supervision. Das Verarbeitungsmodell legt nahe, Spannung als den wichtigsten Anhaltspunkt für drohende oder beginnende Dissoziation im Auge zu behalten und die Kolleg*innen bei der Regulierung zu unterstützen.

Für Klient*innen

Dasselbe gilt für den Kontakt mit Klient*innen, die sich ebenfalls anhand der Spannungswahrnehmung selbst überprüfen und dann auch regulieren können.

Wie Sie es erklären können

Erhöhte Körperspannung korreliert, wie oben angeführt, mit der Veränderung diverser grundlegender Funktionen.

Die **Atmung** wird im Stresszustand kurzwellig und flach, oft setzt sie für kurze Zeit aus. Im ausgeglichenen Zustand passt sie sich den jeweiligen Aktivitäten ohne Unterbrechung an. Sie wird schneller, wenn ich eine Treppe hochlaufe und beruhigt sich wieder, wenn der Weg ebener weitergeht. In Entspannung werden wir sie langphasig und daher niedrigfrequent erleben.

Die **Herzschlagrate** verhält sich entsprechend: Im Stresszustand erhöht sie sich, im Notfall fängt das Herz an zu rasen und stolpert manchmal auch, setzt kurz aus, um dann wieder schnell einzusetzen. Im ausgeglichenen Zustand erhöht und verlangsamt die Herzschlagrate sich je nach Tätigkeit in einem mittleren Niveau. Und in entspannten Momenten wird der Puls langsamer und die Schläge erfolgen in größeren Abständen.

Die **Hirnwellen** sind eine technische Ableitung der Aktivität unserer Synapsen, der Arbeitsprozesse im Gehirn. Ihre Beschaffenheit erkennt man in EEGs, inzwischen aber auch in bildgebenden Verfahren. Die cortisolgenährten Betawellen des Gehirns im Stress zeigen ein Bild hochfrequenter, weit ausschlagender Aktivität, etwa wie ein sehr ausladender Nähmaschinenstich. Die Alpha-Wellen des entspannten Gehirns entsprechen vielmehr einem ruhigen Tag am Strand, mit leichten Kräuselungen der See und einer tiefen, langphasigen Welle im Untergrund.

Unsere **Peristaltik** (Verdauung) ist durch ein ganz ähnliches Aktivitätsmuster gekennzeichnet. Im Stresszustand spannt sich die Darmwand an, im Notfall zieht sie sich rasch zusammen und entleert den Darminhalt oft gar. Im angemessen genährten Normalzustand einer funktionierenden Darmwelt verändert sie die Aktivität, je nach Nährstofflage und Umgebungsanforderungen, und im Entspannungszustand versinkt sie in bestätigendem Gluckern …

Durch diese Veränderungen (und viele andere Parameter im Funktionieren der Hormone, Organe und [Muskel-]Zellen) wird dem Körper ermöglicht, im Stresszustand schneller zu reagieren und im Notfall auch ohne die aktive Entscheidung der Großhirnrinde das Überleben zu sichern. Im ausgeglichenen Zustand verfügt der Körper über alle ihm eigenen, erworbenen und angeborenen, ausgebauten oder vernachlässigten Ressourcen, um sich an die jeweiligen Erfordernisse der Umwelt anpassen zu können. Anspannung und Entspannung und ein feines, ganz individuelles Flow-Erleben gehören hierhin. Wenn der Körper sich entspannt, wird – in Bewegung oder Ruhe – die Körperspannung minimiert.

Wer schon versucht hat, einen Fluchtreflex (zum Beispiel im Gespräch mit einer klagenden Supervisandin), aufkommende Aggression (sagen wir: in der U-Bahn) oder einen leise sich einstellenden Totstellreflex (im Gespräch mit der Nachbarin, die schon wieder …) zu unterbinden, der weiß, dass die Regulierung der eigenen Spannung kein leichtes Geschäft ist. Und dass man schnell sein muss.

Ein Eingreifen ist im Notfall nicht vorgesehen. Es könnte alles infrage stellen, unser Leben zum Beispiel. Spannungsregulierung muss also vorher beginnen.

Spannungsregulation

Worum es geht

Woran merken Sie, dass Sie angespannt oder schlapp sind? Was sind die Kriterien, die Anhaltspunkte? Was tun Sie dann? Angenommen, Sie kommen nach einem ungeklärten morgendlichen Streit in die Praxis, die Supervisionsgruppe kommt in 10 Minuten. Sie spüren die Spannung und schlechte Laune noch deutlich – was tun Sie? Wir alle haben Strategien, unsere Spannung zu regulieren, auch wenn wir es im Alltag nicht so nennen.

Für Supervisor*innen

Da Ihre Spannung Auswirkungen auf Ihre Arbeit hat und alle anderen zuerst auf Ihre Spannung und erst viel später auf Ihre Worte reagieren, macht Spannungsregulation viel Sinn.

Für Supervisand*innen

Spannungsregulation hilft, Dissoziationen zu vermeiden. Konkreter wäre es zu sagen, dass rechtzeitige Reorientierung und Spannungsregulation die meisten Teamkonflikte vermeiden kann – oder doch schneller zu einer Klärung führen.

Für Klient*innen

Spannungsregulation als Tool macht in jedem psychosozialen Arbeitskontext Sinn. Wenn die Supervisand*innen die Spannung der Klient*innen nicht mehr persönlich nehmen, sondern unabhängig davon ihre eigene Spannung regulieren, werden sie für traumatisierte Klient*innen zu sicheren Ansprechpartner*innen. Und die Klient*innen selbst lernen nicht nur am Beispiel, mit aufbrausender Energie oder der Energie im Keller umzugehen.

Wie es gehen kann

Einige Beispiele für Hilfen zur schnellen Spannungsreduzierung:
- Bewegung
- Trinken
- Ausatmen (Einatmen geht von alleine)
- Alltagshandlungen (Kaffee kochen, Tisch abwischen)
- Sich auf etwas Beruhigendes konzentrieren (Bild, Musik, Buch …)

Einige Beispiele für Hilfen zur schnellen Spannungssteigerung:
- Bewegung
- Gleichgewichtsübung (auf einem Bein stehen)
- Kaffee / Tee trinken
- Sich auf etwas angenehm Aufregendes konzentrieren (Bild, Musik, Buch …)

Unterbrechen Sie einfach. Lassen Sie alle aufstehen und tun Sie es zuerst. Tun Sie etwas anderes, bevor Sie in die Schleife der gegenseitigen Spannungssteigerung gehen. Wenn alle reorientiert sind, können Sie noch einmal darüber sprechen, weshalb Sie unterbrochen haben: weil es zur Lösungsfindung wichtig ist, dass alle in einem guten Gleichgewicht zwischen Großhirnrindenaktivität und Körpererleben bleiben und das immer wieder finden können. Genauso wichtig ist dieses Gleichgewicht im Miteinander.

Mit geschultem Blick werden Sie Muster an sich erkennen: Rasten Sie lieber aus oder rennen Sie lieber weg? Spielen Sie lieber Mäuschen oder gehen Sie in die Vollen?

Wenn Sie Ihre primäre Verhaltensstrategie identifiziert haben, nehmen wir die mal unter die Lupe:
- Wann genau fängt das an?
- Was verändert sich in Ihrem Körper?
- Welche Umstände sollten Sie daher von vornherein vermeiden?
- Oder von vornherein anders angehen?
- Was hat Ihnen schon geholfen?
- Wann war es anders und was war da anders?
- Wie können Sie das wiederherstellen?

Und um es einmal andersrum aufzuzäumen:

- Wie können Sie dafür sorgen, dass Sie wieder in eine „ausweglose Situation“ geraten?

Ankern, immer wieder ankern.

Atmen.

Ich sitze vor meinem Computer, warte auf das Zuschalten der Mitglieder eines Teams, das ich im Rahmen eines größeren Kontextes supervidiere. Ich bin ein wenig aufgeregt: Ich wurde vor einigen Wochen zur Krisenintervention hinzugezogen, da eines der Kinder der Einrichtung immer wieder aus dem Haus verschwindet und sich nicht an Absprachen hält, stiehlt, keine Erwachsenen sehen will, die anderen Kinder verbal bedroht, sich aber ansonsten rarmacht. Es ist der Jüngste in einer Gruppe, die ich aus einer vorangehenden Supervision schon kenne. Ich bin mir nicht sicher, ob die Ergebnisse der letzten Supervision zwischenzeitlich umgesetzt wurden und merke, wie ich Einschätzungen und Urteile vorwegnehme, mich anspanne, bevor ich überhaupt weiß, wie die letzten zwei Wochen gelaufen sind.

Ich habe ein Buch mit buddhistischen Zitaten für jeden Tag des Jahres in meinem Büroregal liegen, genau für solche Zwecke. Ich schlage es auf und finde den Satz für den Tag: Sorge zunächst für dich selbst. Mögest du von Güte erfüllt, gesund, freundlich und entspannt, glücklich sein.

Ich lächle. Aber ich weiß auch, dass ich den Satz im Eifer des Gefechts wieder vergessen werde. Ich schreibe ihn also mit dicken bunten Malstiften auf ein DINA3 Blatt, das ich direkt neben meinem Laptop zwischen Kaffeekanne und Blumenvase klemme. So schaut es mich immerzu an: Möge ich …

Falls Sie bei Ihren Überlegungen feststellen, dass Sie generell eher in die Überspannung gehen oder Ihre Spannung ganz oft in den Keller geht, so hat das vermutlich mit der Grundeinstellung Ihres Hirnstamms zu tun. Sie erinnern sich (vergleiche auch Abschnitt Frühe Entwicklung), wir alle erwerben sehr früh das richtige Tuning für unsere Umwelt.

Oft passt es nur später nicht mehr und stört uns dann sehr im Alltag, in dem eine andere Spannung viel angebrachter wäre. Sie können dann zwar jedes Mal, wie der Kollege im obigen Beispiel, wieder an der Schraube Ihrer Spannung drehen. Oft ist das aber mühsam und sehr viel einfacher, wenn Sie die Art und Weise berücksichtigen, in der die verschiedenen Hirnareale lernen. Der Hirnstamm braucht die neue Information sehr oft und regelmäßig, damit er sich zu einer Änderung bequemt.

Wenn Sie aber herausfinden, welche Spannung für Sie passt und eine Tätigkeit, die Ihrer Wunschspannung entspricht, nun häufig angehen und gerne über einen langen Zeitraum – dann werden Sie mit einer sehr angenehmen Erfahrung belohnt: Die Spannung wird grundsätzlich eine andere. Um Feineinstellungen brauchen Sie sich dann kaum mehr zu bemühen.

Ich für meinen Teil laufe eher hochtourig, vor allem wenn es um soziale Anforderungen geht. Ich käme nie auf die Idee, mich entspannt in eine Ecke zu verkriechen, wenn da andere, womöglich unvertraute Menschen sind. Die hohen Drehzahlen haben aber zweierlei Effekte: Zum einen machen sie mich angriffslustig, wenn ich dann einer Situation nicht gerecht werden kann, unterfordert bin oder nicht ausweichen kann. Zum anderen laugen sie mich aus und zwischendrin entstehen manchmal leere Flecken, die einem Abschalten meines überforderten Gehirns geschuldet sind, wenn ich meinen Körper nicht adäquat in die Bewältigung der Situation mit einbeziehen, also bewegen kann.

Ich weiß, woher das alles kommt, das hilft ja nur nicht viel in einer Situation, die ein ganz anderes Repertoire von mir erfordert. Meine Lösung ist, mir Pausen zu legen, in denen ich (zumindest einmal täglich) eine Runde Joggen oder Fahrrad fahren kann. Eine viertel Stunde genügt, um meinen Kreislauf wieder zu stabilisieren und ihn für die nächsten Stunden schwingungsfähig zu halten.

Storyboard

Worum es geht

Das Storyboard ist ein ziemlich umfangreiches Tool, mit dem Sie in der Supervision Ereignisse bearbeiten können, die noch nicht geordnet sind, die aber alle angehen. Die Technik eignet sich vor allem für vergangene Ereignisse, die noch nicht verarbeitet sind und das Team (oder Einzelsupervisand*innen) in den Krisenmodus versetzt haben. Das kann der Selbstmordversuch eines Klienten in der Institution sein oder die Information über die drohende Schließung einer Einrichtung. Im Prinzip ist das Storyboard eine komplexere Variante der Arbeit mit dem Zeitstrahl, mit der wir dem (gemeinsamen) Gedächtnis eine Orientierung geben und somit Verarbeitung ermöglichen.

Für Supervisor*innen

Sie leiten an und führen mit viel Struktur durch die Übung. Neben Ihrer eigenen Präsenz gibt diese Struktur Sicherheit in der Bearbeitung des Ereignisses.

Für Supervisand*innen

Die Supervisand*innen sind hier diejenigen, denen Sie Struktur und Möglichkeiten der Einordnung geben.

Für Klient*innen

Die Arbeit kann auch mit Klient*innen durchgeführt werden, ist aber in der Weitergabe komplex und im Einzelsetting anders als in der Gruppe durchzuführen. Eine Variante dazu finden Sie im Handbuch Traumakompetenz (Hantke & Görges 2012).

Wie es gehen kann

Das Verfahren dient in erster Linie der Erarbeitung einer Zeitlinie, einer Chronologie und dadurch einer Unterstützung der Denker*innenaktivität. Die Denker*in erhält die Möglichkeit der Einordnung ohne Überflutung, so kann Integration erfolgen. Es ist wichtig, parallel immer wieder zu reorientieren, damit die Supervisand*innen sich nicht in der Zeit verlaufen. Die Arbeit kann belasten und triggert Erinnerungen. Arbeiten Sie also durchgehend mit Abfrage des Ressourcenbarometers.

0) Kleben Sie einen langen Zeitstrahl aus Kreppband an die Wand. Der Strahl soll auf der rechten Seite einen Pfeil aufweisen. Nutzen Sie dafür die Längsseite des Raums, in dem Sie arbeiten. Sie werden Platz brauchen.
1) Legen Sie gemeinsam das Thema fest und erläutern Sie, was Sie vorhaben. Schreiben Sie es auf Karten und kleben den Titel über die Zeitleiste.
2) Lassen Sie alle Teilnehmer*innen einen für sie optimalen Platz im Raum finden und richten Sie das Ressourcenbarometer ein. Fragen Sie Körperstelle und Skalenwert ab und versichern Sie sich, dass alle Werte angeben, die deutlich über 5 liegen. Falls die Betroffenheit sehr groß ist, lassen Sie die Gruppe im Stehen arbeiten.
3) Teilen Sie Moderationskarten aus, nehmen Sie grüne, gelbe und rote oder nutzen Sie neutrale Karten und geben Stifte in den Farben grün und rot aus, ergänzt durch eine dritte, neutrale Farbe.
4) Erläutern Sie jetzt, dass die grünen Karten / Stifte den angenehmen Szenen / Eindrücken vorbehalten sind, die roten für belastende Momente und die neutralen für eben diese Abschnitte des Erlebens gedacht sind.
5) Fragen Sie immer wieder mal das Ressourcenbarometer ab.
6) Erläutern Sie nun, dass es zunächst darum geht, dem Gedächtnis einen Rahmen zu setzen, auf den es gut zurückgreifen und in den es das Ereignis einsetzen kann. Dafür ist eine angenehme oder neutrale Szene vor dem Ereignis und eine nach dem Ereignis zu finden. Ob diese Szenen zeitlich sehr dicht am Ereignis dran sind oder ob es einen größeren zeitlichen Abstand gibt, ist hier nicht so wichtig.

7) Lassen Sie nun alle Teilnehmer*innen eine Szene finden, die vor dem belastenden Ereignis stattgefunden hat. Diese wird mit einem Stichwort auf einer grünen Karte / mit einem grünen Stift festgehalten. Alle kleben die grünen Karten an den linken Anfang des Zeitstrahls. Kleben Sie mit Kreppband einen Kasten um die Karten. Dies ist das grüne Vorher.
8) Verfahren Sie ebenso mit der guten Szene danach. Vielleicht tauchen hier Fragen auf, wenn die Gesamtsituation noch nicht vorbei ist: „Aber er ist ja noch auf der Intensivstation …“ oder „Wir wissen ja noch nicht, was nun passiert“. Hier geht es darum, ein (vorläufiges) Ende zu definieren, einen Zeitpunkt zu benennen, der eine Unterschiedsbildung in Vorher und Nachher ermöglicht. Das kann die Einweisung ins Krankenhaus sein oder das gemeinsame Erleben in der Supervision heute. Auch hier hängen alle Ihre Szenenüberschriften auf und Sie rahmen sie ein.
9) Nun überlegen Sie einmal, welche gemeinsamen Abschnitts- oder Szeneneinteilungen Sie finden. Das wäre im Fall der Mitteilung vielleicht eine Teambesprechung, die in folgende Szenen eingeteilt wird: Alle sind im Raum; der Chef kommt rein; Belobigung und Argwohn; Information; Auftritt Abteilungsleiter; Durcheinander; Kaffeepause; Schreiben liegt im Fach. Davor und Danach stehen ja schon an der Wand. Wenn die Perspektiven zu unterschiedlich sind, dann nutzen wir die Zeiteinteilung: Montagabend, 20.00–21.00 Uhr; Nachtdienst; Schichtwechsel; Dienstagmorgen, 5.00–7.00 Uhr …
10) Überprüfen Sie zwischenzeitlich immer wieder das Ressourcenbarometer.
11) Nun pinnen Sie die Einteilungen als Ordnungsmuster auf die Zeitlinie.
12) Bitten Sie alle Supervisand*innen, zu jeder Szene, die ihnen einfällt, eine Karte mit der entsprechenden Farbe zu beschriften und eigenständig an den für sie passenden Platz zu hängen.
13) Reorientieren Sie alle Teilnehmer*innen und bitten Sie sie, sich mit Abstand vor den Zeitstrahl zu stellen. Alle betrachten den Zeitstrahl und fragen nach Szenen, die sie nicht verstehen. Streben Sie keine absolute Übereinstimmung an, die Erinnerungen sind unterschiedlich und hier zusammengetragen.
14) Orientieren Sie noch einmal auf die gute Szene vorher und enden Sie mit der neutralen / guten Szene danach. Machen Sie eine Pause oder Bewegungsübungen und reflektieren anschließend kurz die Übung – nicht den Inhalt.
15) Fotografieren Sie das Ergebnis und nehmen Sie gemeinsam die Blätter ab.

Teile-Sprech und Teile-Kollektion

Worum es geht

Die Arbeit mit inneren Anteilen, Seiten oder Stimmen ist eine Versinnbildlichung oder Externalisierung innerer Unterschiedlichkeit. Stellen Sie sich vor, Sie stehen vor einer beruflichen Entscheidung. Welche inneren Stimmen melden sich dazu zu Wort?

Im Kontakt mit traumatisierten Menschen ist Vielfältigkeit nicht die Ausnahme, sondern die Regel – hier findet die Identitätsbildung in den ersten Jahren meist unter sehr hinderlichen Bedingungen statt. Das Resultat ist oft ein Unbehagen im Gebrauch des eindeutigen Ich oder die Unmöglichkeit, über mehr als eine kurze Weile ein Gefühl oder eine Position beizubehalten. Wir sprechen hier noch nicht von Dissoziativen Identitäten, sondern von Menschen mit schwierigen Hintergründen und tiefen inneren Widersprüchen und Unvereinbarkeiten.

Es gibt sehr unterschiedliche Modelle der Teilearbeit. Der Hamburger Kommunikationswissenschaftler Friedemann Schulz von Thun (1998) hat das Bild vom inneren Team geprägt. Uwe Hesse (2000) hat verschiedene Ansätze gesammelt; wir arbeiten gerne mit Varianten der Inneren Landschaften (Michaela Huber) und der Teilearbeit von Gunther Schmidt.

Für Supervisor*innen

Stellen Sie sich Ihre*n momentan herausforderndste Gruppe oder Supervisandin / Supervisanden vor. Welche verschiedenen Gefühle / Seiten / Ideen haben Sie dieser Gruppe, diesem Menschen gegenüber? Wer in Ihnen möchte, dass Sie sich aufregen? Wer möchte klein beigeben? Wer die einfach machen lassen? Wozu tun die Mitglieder Ihres inneren Teams das? Was wollen sie damit bezwecken? Wie könnten Sie ihn / sie davon überzeugen, das nicht mehr oder in anderer Form zu tun? Was könnten Sie dafür als Gegenleistung anbieten?

Für Supervisand*innen

Mit der *Teile-Kollektion* nutzen Sie eine einfache Methode, um die unterschiedlichen Bewertungen und Haltungen im Team gegenüber einzelnen Klient*innen probeweise als Information über die Klient*innen zu sammeln. So wird aus dem Konflikt im Team ein Sammelbecken an Ideen über die Möglichkeiten, mit den Klient*innen in Kontakt zu treten, die sie sich gegenseitig vorführen und anprobieren können.

Für Klient*innen

Hoch belastete Menschen erleben sich selbst oft als stark hin- und hergerissen. Wenn diese kurzfristigen Wünsche und Bestrebungen ernst genommen werden und nebeneinanderstehen können, kann dies erleichtern und mehr Selbstakzeptanz ermöglichen. Oft ist, nicht eindeutig sein zu müssen, auch ein Weg aus dem inneren Entscheidungsdruck. Nacheinander oder nebeneinander kommen alle zur Geltung und in zeitlicher Reihung vielleicht auch zum Zug.

Die ungeduldige Frage: „Was denn jetzt? Entscheiden Sie sich doch!" stellt wohl die meisten Menschen vor Probleme. Einheitlichkeit und Überblick, Zusammenhalt und Solidarität mögen das Ziel aller Bemühungen sein. Wenn wir die Menschen betrachten, die wir begleitet haben, ist das eindeutig meist der Fall. Es scheint das Ziel von Organismen, so auch von Menschen, zu integrieren, zu heilen, Verbindungen herzustellen. Die meisten Wunden heilen. Und manche Narben halten Teilstücke zusammen und verhindern gleichzeitig, dass der Nerv hinüberwachsen kann. So ist das auch mit Persönlichkeitsanteilen. In manchen Fällen ist die Narbe überlebenswichtig, verhindert aber, dass Informationen zwischen beiden Teilen vermittelt werden. Das muss so bleiben dürfen.

Nichtsdestotrotz ist es oft schwierig auszuhalten, sich selbst als sehr unterschiedlich zu erleben und schon zu wissen, dass ein anderer Teil am Abend keine Lust mehr haben wird, die Verabredung auch einzuhalten, die morgens mit Freude getroffen wurde. Es macht dann wenig Sinn zu fordern, dass man sich nun mal daran halten muss. Einmal mag das gehen, aber auch dann nicht ohne Folgen: Der Abend wird wohl nicht so gut verlaufen, wenn der andere Wunsch keine Berücksichtigung fand. Mehr Orientierung gibt es oft, wenn man vorab schon nachforscht: „Wer hat zu diesem Thema eine Meinung?" Und wie mit einer Gruppe danach sucht, wie ein Kompromiss aussehen könnte.

Teile-Sprech

Mit dem Teile-Sprech möchten wir Ihnen eine sehr einfache Form vorstellen, die schnell in den Kontakt einfließen und allen ermöglichen kann, Ambivalenzen zu benennen und damit unterschiedliche Seiten zu berücksichtigen.

Wie es gehen kann

Wenn Unklarheiten, Unentschiedenheiten, unterschiedliche Gefühle zu einem Anliegen der Supervisand*innen in Ihnen auftauchen, nutzen Sie doch einfach mal Formen, Ihre Ambivalenz als gleichwertige Alternativen aufzuzeigen:

- Einerseits denke ich … – andererseits fällt mir dazu ein … Und vorgestern habe ich noch gelesen …
- Eine Seite in mir sagt mir … – eine andere meint … – die dritte schlägt vor …
- Ich habe ja zum einen die Tendenz … – der gegenüber steht aber die Tendenz …
- Ein Teil von mir stimmt Ihnen da völlig zu – ein anderer mischt sich ein und protestiert – und am liebsten würde ich aber …

Es ist in Ordnung, verschiedene Modelle zu vermischen oder sich selbst neben oder gegen die eigenen Anteile zu stellen, es geht hier nicht um prozentuale Verteilungen. Es geht darum, den Raum für verschiedene Meinungen und Lösungsmöglichkeiten zu öffnen. Sie könnten dann erst einmal abwarten, was Ihr Team oder Ihr*e Supervisand*in sagt, wenn Sie fragen: „Was meinen Sie?“ Es kommen dann oft zusätzliche Möglichkeiten zum Vorschein, die vorher – unter dem scheinbaren Zwang, eine eindeutige Lösung zu finden – nicht geäußert wurden. Oft sind genau dies die Ansätze, die auf einmal ins Zentrum rücken.

Bleiben mehrere Ansätze stehen und kann keine Einigkeit erzielt werden, so versuchen Sie es mit einer zeitlichen Reihung der Lösungen oder einer Aufteilung des Teams entlang unterschiedlicher Handlungsoptionen. Ist das kein praktikabler Vorschlag für einen Umgang, weil das Problem in diesem Fall wirklich eine eindeutige Entscheidung erzwingt, schreiben Sie die unterschiedlichen Lösungen ans Flipchart und geben Sie jedem Teammitglied ein bis drei Punkte (je nach Anzahl der Optionen), die er*sie verteilen kann. Jede*r kann seine*ihre Punkte nun so setzen, wie es ihr*ihm beliebt, am Ende wird ausgezählt und die höchste Punktzahl gewinnt. So ist die Vielfalt nicht niedergemacht, sondern sie ist gehört, betrachtet und respektiert, also integriert worden.

Teile-Kollektion

Da wir alle unterschiedliche Versionen unseres Ich mit uns herumtragen, in unterschiedlichen Dynamiken groß geworden sind und unterschiedliche Arten des Kontakts und Verhaltens in die Welt tragen, knüpfen wir auch gerne mit unterschiedlichen Klient*innen Kontakt. Wenn dann ein Mensch mit unverarbeiteten Erlebnissen im Hintergrund verschiedene Seiten ins Angebot bringt, sehen die Teammitglieder verschiedene Menschen vor sich. In der Teambesprechung fängt dann oft der Streit über die „richtige“ Beurteilung an, und weil die nicht zu finden ist, wird die alte Borderlinetheorie als Erklärung bemüht: Die spaltet das Team!!

Viel einfacher, interessanter und für alle Beteiligten sinnstiftender ist es, zu sammeln, was alle sehen, mit wem sie da in Kontakt treten. So kann jede*r im Team erzählen, wen er*sie sieht und die anderen einladen, zuzuschauen. Dann kommt die nächste dran und beschreibt „ihre" Klientin. Vielleicht findet sich für die gefundenen Teile jeweils ein Begriff: „die Ängstliche", „die Wütende", „die Zögerliche" … Die könnten Sie als Supervisor*in in Kreise auf ein Flipchart schreiben. Gemeinsam betrachten Sie dann, was da steht, entwickeln Hypothesen, wofür die Einzelnen sorgen. Und erst einmal nichts weiter – wenn das geht.

Sie können gespannt sein, was in der Gruppe oder auf der Station … dann passiert. Das Team hat den Streit beigelegt, der vielleicht auch im Inneren einer Klientin tobt. Allein das macht vieles anders (vgl. auch Abschn. 5.1).

Wie es gehen kann

Wenn ein Team Probleme mit einer Klientin hat und sich nicht über ein Vorgehen ihr gegenüber verständigen kann, erklären Sie dissoziative Strukturierung und tragen zusammen, wie die einzelnen Teammitglieder die Klientin wahrnehmen und nehmen die verschiedenen Wahrnehmungen am Flipchart auf.

- Angenommen, jede von Ihnen würde nur einen Teil der Klientin wahrnehmen, welcher Teil wäre das jeweils?
- Bitte versuchen Sie zu beschreiben, was Sie im Kontakt sehen und spüren.
- Fangen Sie an mit „Ich sehe …"
- Wenn Sie den Teil der Klientin wahrnehmen und sagen sollten, wie alt er Ihnen erscheint, welches Alter kommt Ihnen da in den Sinn (bitte überlegen Sie unabhängig vom realen Alter der Klientin)?
- Was ist diesem Anteil der Klientin besonders wichtig, worauf legt er / sie Wert?
- Was tut dieser Teil, woran erkennen Sie ihn?

Es geht darum, verschieden wahrgenommene Teile aufzulisten, ausschließlich aus der Perspektive der berichtenden Kolleg*innen. Es geht nicht um richtig oder falsch, und deshalb macht es keinen Sinn, darüber zu diskutieren, ob andere das auch so sehen. Hier geht es gerade um die Sammlung der Unterschiedlichkeiten, um aus dem Gesamtbild eine neue Perspektive zu entwickeln. Die Wahrheit über die Klientin kennt vermutlich nicht einmal diese selbst. Wie sollte das Team sie wissen?

Im besten Fall entsteht ein buntes Bild mit kindlichen, jugendlichen, erwachsenen und eventuell auch alten Anteilen, das der Klientin zumindest mehr Möglichkeiten gibt, als sie zu vereinheitlichen. Der Fokus liegt nicht in einer Einschätzung der Klientin, sondern in der Bewusstmachung der unterschiedlichen Andockmöglichkeiten und darin, im Team einen neuen Umgang miteinander bezüglich der wahrgenommen Unterschiede zu finden. So kann das Team zum Vorbild für die Klientin im Kontakt mit sich

Stellen Sie sich einen Tag lang vor, Sie hätten eine andere Geschlechtsidentität. Was verändert sich?

selbst werden. Fragen Sie beim nächsten Mal nach den Auswirkungen, Sie werden überrascht sein.

Die kindhaft wirkenden Teile werden oft als *Inneres Kind* bezeichnet. Weitere Anregungen zur Teilearbeit und Arbeit mit Inneren Kindern finden Sie in unserem Handbuch Traumakompetenz (Hantke & Görges 2012).

Transparenz

Worum es geht

Wenn wir von Selbstwirksamkeit, Kontrolle und Partizipation reden, ist Transparenz der Königsweg dorthin. Wenn wir unsere Arbeit durchschaubar und nachvollziehbar gestalten (lateinisch *transparens* = durchscheinend) und unser eigenes Verhalten immer als Erstes traumasensibel beurteilen und einordnen (siehe auch *Kontrolle und Selbstwirksamkeit ermöglichen*), sorgen wir dafür, dass sich die alte Hilflosigkeit nicht wiederholt. Stattdessen erklären wir, warum und auf welcher theoretischen Basis wir tun, was wir tun. Wir machen uns hinterfragbar.

Transparente Kommunikation ist zudem ein wichtiges Erfordernis im Umgang mit *Krisen*. Dissoziationstheoretisch gesehen ergibt sich das ganz einfach aus der Tatsache, dass im Krisen-, also dem Notfallmodus, die Möglichkeit der Zusammenarbeit der verschiedenen Gehirnregionen geschwächt ist. Das Säugetier in uns möchte dann nichts sehnlicher, als die Situation zu bereinigen: Es leitet Flucht, Kampf oder Totstellen ein, in den Variationen Schutzsuche oder Verstecken, Angriff oder Depression. Es ist im Krisenfall also wichtig, dass wir:

- benennen, was wir tun
- einfach und klar kommunizieren
- ruhig reden
- uns eher kurzhalten und klar orientieren

Metaebenen sind wunderbar, wenn krisenhafte Zuspitzungen überwunden und alle wieder im Hier und Jetzt angekommen sind.

Für Supervisor*innen

Transparenz will geübt sein, vor allem sich selbst gegenüber. Machen Sie sich klar, warum Sie so arbeiten, wie Sie es tun. Was sind die theoretischen Hintergründe, auf die Sie Wert legen? Gewöhnen Sie sich an, während Ihrer Arbeit mitlaufend zu analysieren, wie Sie die eigene Spannungsregulation und Außenorientierung einordnen.

Markieren Sie innerlich Krisenzustände bei sich und anderen. Reorientieren Sie sich. Erklären Sie dabei anderen (oder einem inneren Helfer), was Sie tun.

Für Supervisand*innen

Tun Sie genau das gegenüber Ihren Supervisand*innen. Üben Sie die Trennung zwischen Inhalt (der bleibt bei Ihnen) und Form (das vermitteln Sie). Supervisand*innen arbeiten oft in intransparenten Einrichtungen oder Institutionen.

Für Klient*innen

Transparente Kommunikation macht auch im Kontakt der Supervisand*innen mit ihren Klient*innen einen wesentlichen Unterschied. In stationären Kontexten tritt Transparenz in Form von Visualisierungen und Wegweisern, Orientierungscomics und Flyern auf. So können Zeitpläne, Ansprechpartner*innen und Angebote dort eingesehen werden, wo sie wichtig sind. Die Transparenz wirkt hier als Orientierung und hilft präventiv vor Überlastung ebenso wie als Strukturhilfe.

Wie es gehen kann

Das wichtigste Instrument unserer Transparenz ist die Erklärung der Grundlagen unserer Arbeit, der Zusammenhänge und Mechanismen bei Denker*in und Häschen, der Spannungskurve und des Ressourcenbereichs sowie der Auswirkungen und Einordnungsmöglichkeiten auf der Zeitlinie.

Wir bieten so eine Erklärung für das Funktionieren an, für die Aussetzer, die Erinnerungslücken und die plötzlichen inneren Überfälle alten Erlebens. Doch dabei bleibt es nicht, denn das Verarbeitungsmodell bietet gleichzeitig eine Handreichung für Veränderung, eine Anleitung dafür, worauf es gut wäre zu achten. So wird für alle Beteiligten deutlich, dass und warum wir mit dem Ressourcenbarometer immer wieder den Denker*in-Häschen-Kontakt abfragen und ihn gegebenenfalls verstärken. Warum wir Wert auf Spannungsregulation legen und wie diese im Rahmen der Supervision gemeinsam möglich gemacht werden kann. Warum wir Erlebtes zeitlich und räumlich einordnen und alle auf das Hier und Jetzt orientieren. Warum wir so direktiv sind und so viel unterbrechen, um die äußeren und inneren Bedingungen für Meta-Ebenen und Verarbeitung immer wieder herzustellen. Dass und warum es in der traumasensiblen Supervision anders zugeht als in anderen Supervisionen.

Transparenz ist auch ein wichtiges Mittel zur Handhabung eines Machtgefälles, was die soziopolitische Position, die ökonomischen Möglichkeiten, die Entscheidungsbefugnis, aber auch schlicht die eigene Vorgehensweise angeht. Wenn ich meinem Gegenüber mitteile, weshalb ich möchte, dass wir eine kurze Unterbrechung machen und ein wenig durch das Zimmer laufen, kann er*sie meine Motive bestenfalls nachvollziehen, zumindest aber die Ursache der Handlung bei mir belassen und nicht im eigenen Verhalten suchen.

Transparenz setzt aber voraus, dass wir einen halbwegs gemeinsamen Bezugsrahmen haben, in dem meine Interventionen und Erklärungen verständlich werden. Da wir ohnehin zu mindestens 70 % nonverbal kommunizieren, ist eine gemeinsame Lautsprache nicht immer unabdingbar, aber zumindest auf nonverbaler Ebene sollte eine ähnliche Deutung unserer Interaktion möglich sein. Das kann im rudimentärsten Fall eine gute Portion Humor sein, mit der ich pantomimisch die Situation auflockere: „Ich kann Ihnen nicht erklären, weshalb mir das jetzt wichtig ist, aber wir machen uns einfach einen Spaß draus, okay?"

Sitzt die Jugendliche aber mit stierem, abweisendem Blick zusammengekauert auf dem Stuhl oder der Oberarzt bezieht sich wortreich ausschließlich auf die psychopathologischen Elemente der Klient*innenbeschreibung, dann kommen wir auch mit nonverbaler Kommunikation nicht weiter. Hier müssen wir zunächst eine Reorientierung einleiten, eine Verbindung zwischen den körperlichen und kognitiven Aktivitäten, die es uns erlaubt, überhaupt erst eine gemeinsame Sprache zu etablieren bzw. zu nutzen.

Transparenz, so könnte man in Rekurs auf unser einfaches innerpsychisches Kooperationsmodell sagen, kann nur mit einem guten Denker*in-Häschen-Kontakt auch aufgenommen und verarbeitet werden. Nur eine Person, die sich selbst mit mir im selben Raum orientieren kann, kann ich als Gegenüber verstehen, die eingedenk aller ihr zur Verfügung stehenden Ressourcen meinen Vorschlag annimmt oder ablehnt. Die Orientierung im Hier und Jetzt ist Voraussetzung für transparent gemachtes Handeln, weil nur dann ein informiertes Einverständnis möglich ist. Erst wenn das Mädchen den Kopf hebt oder anderweitig Verständnis signalisiert oder der Arzt eine kurze Unterbrechung seines Redeflusses mit einer Nachfrage an mich verbindet, kann ich davon ausgehen, dass er bzw. sie wahrgenommen hat, was ich mitteilen möchte und kann sich darauf beziehen.

Solange noch niemand mit mir im Kontakt ist, während ich reorientiere und spreche, ist es natürlich dennoch wichtig, mein Handeln auch lautsprachlich zu begleiten und jeweils mitzuteilen, was ich tue und was mein Gegenüber von mir zu erwarten hat. In der Notfallmedizin ist das inzwischen Standard, weiß man doch längst, dass Informationen auch dann aufgenommen und verarbeitet, später oft sogar erinnert werden, wenn der Mensch scheinbar desorientiert oder gar bewusstlos ist. Ein informiertes Einverständnis kann hier allerdings nicht erfolgen oder ist bei nonverbalen Signalen schwerer zu beurteilen.

Ein klarer Umgang mit den Rahmenbedingungen der Supervision vereinfacht die Zusammenarbeit. Wir haben oben über verändertes Zeiterleben in krisenhaft zugespitzten Situationen geschrieben. Das bedeutet für uns, den zeitlichen Ablauf der Sitzung nicht nur im Blick und im Kopf zu haben, sondern ihn hin und wieder zu versprachlichen. „So, wir haben jetzt noch eine halbe Stunde Zeit, und wenn ich das richtig sehe, gibt es ja noch das Anliegen von Frau P.“, „Wir haben noch eine Viertelstunde, bevor ich mit Ihnen die Abschlussrunde mache“, „Sie müssen mir jetzt mal helfen, wir haben noch vierzig Minuten und zwei Anliegen …“. Eine gut sichtbare Uhr im Supervisionsraum lädt zur Orientierung ein, ersetzt aber nicht das Ansprechen der Zeitstruktur. Regelmäßiges Überziehen der Sitzung ist nicht im Interesse eines transparenten Vorgehens, welches das Kontrollbedürfnis der Supervisand*innen respektiert, sondern ein Ausnutzen einer Machtposition, was gut zur allgemeinen Verunsicherung beitragen kann: „Der Supervisor macht einfach weiter, obwohl die Zeit um ist. Wann kann ich denn dann gehen?“

Schließlich heißt Transparenz auch, deutliche Veränderungen der eigenen Spannung nicht nur zu bemerken, sondern sie auf eine professionelle Art und Weise mitzuteilen. Über die Häschen-zu-Häschen-Kommunikation haben sowieso schon alle mitbekommen, dass etwas nicht stimmt. Ihre veränderte Spannung hat also einen Einfluss, dann macht es auch Sinn, sie zu benennen. Ansonsten besteht die Gefahr, dass Sie sich Auswirkungen und Reaktionen einhandeln, die die Supervisand*innen im Umgang mit unklaren und deshalb potenziell bedrohlichen Personen entwickelt haben. Hinzu kommt, dass im Herkunftssystem oft kein Wert auf eine Unterscheidung der eigenen Stimmung und Spannung von der Spannung und Stimmung der anderen gelegt wurde. Wir können dann davon ausgehen, dass Ihre Klient*innen Veränderungen Ihrer Spannung auf sich beziehen werden und daraus neue Dynamiken entstehen (siehe Abschnitt 3.2).

Zwei Sätze zu Beginn der Sitzung können alle Unklarheiten beenden: „Vielleicht haben Sie es schon bemerkt, meine Grundspannung ist diesmal etwas höher, als Sie es sonst von mir kennen. Das wird sicher Auswirkungen auf unsere Arbeit heute haben. Lassen Sie uns schauen, dass wir die Auswirkungen im Blick behalten und auch die Tatsache, dass die etwas mit mir zu tun haben. Wie gehen Sie denn eigentlich sonst damit um, wenn jemand von außen eine höhere Spannung ins Team bringt, die Leitung, ein Klient oder eine Klientin, das Jugendamt?“

Falls Veränderungen im Verlauf deutlich werden, können auch diese benannt werden: „Ich merke gerade, dass meine Spannung steigt. Kann es sein, dass das etwas mit unserem Thema zu tun hat? Gibt es vielleicht Spannungen mit der Klientin / dem Klienten oder im Team, die da gerade bei mir im Körper ankommen?“

Intransparenz ist Normalität innerhalb von Einrichtungen und Institutionen, in denen steile Hierarchien und strukturell gewaltsame Umgangs- und Arbeitsformen herrschen. Anzeichen dafür können etwa sein:

- unklare Zuständigkeiten
- das Fehlen eines Organigramms oder offensichtliche Fehler und Auslassungen darin
- unterschiedliche Bezahlung für dieselbe Arbeit ohne nachvollziehbare Gründe
- den Mitarbeiter*innen wird untersagt, miteinander über ihr jeweiliges Gehalt zu sprechen
- Bevorzugung oder Benachteiligung von Mitarbeiter*innen ohne nachvollziehbare Gründe
- im Gespräch mit Mitarbeiter*innen wird von der Leitung über andere Mitarbeiter*innen hergezogen / gelästert
- nicht nachvollziehbare, unberechenbare Leitungsentscheidungen
- über Neueinstellungen wird ohne das betroffene Team entschieden
- die Außendarstellung wird rigide kontrolliert

Die Liste erinnert nicht zufällig an die Bedingungen in traumaassoziierten Systemen. Wie in der Familie, in der (sexualisierte) Gewalt und Vernachlässigung herrschen, etablieren sich Misstrauen und Unruhe. Der Stress im Alltag ist hoch, die Abschottung nach außen perfekt. Die Spannungskurve unter solchen Bedingungen zu regulieren ist schwierig bis unmöglich. Die Betroffenen geraten unkontrolliert in die Positionen des Traumavierecks und verstricken sich womöglich darin. Sich im Hier und Jetzt selbst wahrzunehmen, verliert den Charakter eines Regulativs und wird ob der unangenehmen Gefühle, die dann gespürt würden, vermieden, wenn es nicht sowieso unmöglich ist. Dissoziation als Notfallmechanismus kann helfen, mit der an sich unerträglichen Situation zurechtzukommen, um den Preis, dass die Wahrnehmung noch weiter eingeschränkt wird.

Ist traumasensible Supervision unter solchen Bedingungen möglich? Selbstverständlich, allerdings bekommen die trauma- und krisensensiblen Standards unter diesen Bedingungen eine besondere Dringlichkeit. Die Einladungen, selbst eine der Positionen im Traumaviereck einzunehmen und die Transparenz außer Acht zu lassen, sind stark. Insbesondere Transparenz ist hier das Gebot der Stunde. Irritationen zu äußern, auf Widersprüche, Missstände und Gesetzesverstöße hinzuweisen, ist geboten. Unter Umständen wird das bei den Mitarbeiter*innen, die sich vielleicht unmerklich in der bestehenden Arbeitssituation eingerichtet haben, nicht nur auf Begeisterung stoßen.

Das kann auch den Stresspegel der Supervisorin / des Supervisors in die Höhe treiben. Umso wichtiger wird in diesen dauerhaft krisenhaft funktionierenden Einrichtungen die Selbstregulation der Berater*innen. Die Überprüfung des eigenen Denker*in-Häschen-Kontakts, die Regulation der Spannungskurve und die Fokussierung der Aufmerksamkeit ins Hier und Jetzt sind wichtig – in jedem Moment. Schnelle Erfolge im Sinne einer Veränderung der Situation in der Institution sind nicht zu erwarten und die Hoffnung darauf verweist eher auf die Einnahme der Retter*innenposition. So manches muss in solchen Phasen ausgehalten und auch das Aushalten muss immer wieder transparent gemacht werden. Die Kriterien für gute Supervision und erfolgreiche Arbeit müssen dann eventuell in Zusammenarbeit mit eigenen Supervisor*innen ständig angepasst werden. Allein das Modell von transparent bleibenden Supervisor*innen kann im System einen starken Eindruck hinterlassen.

Strukturhilfen für Transparenz:

- die inhaltliche Ausrichtung der Arbeit grundlegend und konkret immer wieder klarmachen (gegenüber der Einrichtungsleitung und den Supervisand*innen)
- zugrunde liegende Modelle erklären und in den Supervisionen praktisch anwenden
- leicht auffindbare, möglichst mit Fotos versehene Dienstpläne, Vertretungsregelungen, etc.
- Abläufe vorher klären
- die Struktur der Supervision grundlegend besprechen
- Rahmenbedingungen der Supervision verdeutlichen (Vorgaben der Leitung)
- den zeitlichen Rahmen grundlegend und konkret immer wieder klar machen
- Warnung vor absehbaren Störungen, zum Beispiel durch ungewöhnliche Spannungszustände bei den Berater*innen oder durch Handwerker in Frauenberatungsstellen oder stationären Einrichtungen

Umgang mit andauernder Belastung

Worum es geht

Sichere Orte, sichere Bindungen, sichere Konzepte, Zusicherungen, Wege aus dem Chaos, sichere Häfen: All das sind Sinnbilder und Übungen im Hilfespektrum. Ein hoher Prozentsatz der Klient*innen unserer Supervisand*innen lebt aber in unsicheren Verhältnissen, in andauernder Bedrohung und Belastung: Geflohene, Wohnungslose, Erwachsene und Kinder in gewaltförmigen Beziehungen, gesellschaftlich ausgegrenzte, verfolgte, angefeindete, diskriminierte Menschen. Im Kontext gewaltiger gesellschaftlicher Veränderungen auf der Grundlage sich verändernder Lebensgrundlagen wächst deren Anteil. Wie ist die Arbeit möglich, wenn überall Gefahr droht? Wie kann ich unterscheiden zwischen traumaassoziierten Ängsten und einem überprüfbaren aktuellen Gefahrenpotenzial?

Wir brauchen Unterscheidungsmöglichkeiten, einen Bezugspunkt für den Abgleich und einen neuen Blick auf Sicherheit.

Für Supervisor*innen

Diese Überlegungen dienen der Selbstversicherung für die Profiposition. Sie laden zu einer gezielteren Vorgehensweise ein, die Ihnen einen Weg aus der Hilflosigkeit hin zum Ansatzpunkt lösungsorientierten Handelns eröffnen.

Für Supervisand*innen

Viele Supervisand*innen arbeiten mit Klient*innen, die nicht in Sicherheit leben oder / und sich unsicher fühlen. Wie eine Unterscheidung möglich ist und wie Inseln der Sicherheit gefunden werden können, sind daher wichtige Elemente Ihrer Supervisionen.

Für Klient*innen

Traumatisierte Klient*innen leben oft mit andauernden Gefühlen von Unsicherheit und Misstrauen. Doch viele sind auch ganz realen Gefahren im Hier und Jetzt ausgesetzt oder setzen sich diesen aus. Wie lässt sich bei andauernder realer Gefährdung ein Gefühl von Sicherheit finden?

Wie es gehen kann

Wir definieren Standards für die Möglichkeit professionellen Eingreifens in psychosozialen Kontexten. Die Abwesenheit von Gewalt ist einer dieser Standards. Wir möchten sichere Orte und Kontakte anbieten, die Umwelt der Klient*innen von Unsicherheit befreien. Oft lähmen uns diese Konzepte aber, etwa wenn sie im gewaltgeprägten Umfeld der Menschen, mit denen wir arbeiten, auf Grenzen stoßen, die wir in unserem Setting nicht verändern können. Kinder müssen den begleiteten Umgang mit ihren Eltern in jedem Fall ertragen, auch wenn er ihnen nicht guttut. Pflegeeltern werden von den Pflegekindern getrennt, auch wenn die Bindung damit unterbrochen wird. Beratung von Geflohenen findet statt, ohne die Lebensumstände der Betroffenen wirksam regulieren zu können. Pflegekräfte sind strukturell überbelastet und Erzieher*innen notorisch unterbezahlt. Kaum ein Elternteil würde tagaus tagein sechs Kinder alleine betreuen wollen. Für Erzieher*innen ist das ein guter Schnitt.

Was machen wir hier mit unseren Konzepten von Sicherheit und Abwesenheit von Gewalt?

Das ist sicher: Hier und jetzt im Kontakt

Im Kontakt mit Menschen, die deutlich wahrnehmbar Belastungen ausgesetzt sind, haben wir oft das Gefühl, wir können hier überhaupt nicht hilfreich sein. In der Position der Supervision ist das oft noch erträglich, weil wir probehandelnd das gesamte Hilfesystem reflektieren können. Wer könnte noch hinzugezogen werden? An wen ist noch nicht gedacht worden? Wer ist dafür eigentlich zuständig?

Für die Supervisand*innen wird die Zwickmühle zwischen Hilfeanforderung und dem Gefühl – und nicht nur dem Gefühl – individueller und institutioneller Hilflosigkeit besonders schmerzhaft, wenn wir in der Metaposition bleiben und die Draufschau nur die eigene Machtlosigkeit zementiert. Wir wiederholen damit eine Fluchtbewegung, die in der Psychoanalyse (und wir greifen hier einmal auf den schönen Begriff zurück) Rationalisierung genannt wird.

Als Supervisor*innen haben wir aber die Möglichkeit, nicht nur Adler, sondern auch Maus zu spielen und ganz nah an die Lösungssuche heranzuzoomen. Gerade im Zusammenhang mit komplexer gesellschaftlicher Vernachlässigung, etwa bei struktureller Gewalt, Asylsuche, gewaltförmigen Beziehungen, allen Fragen um Kindeswohl etc. wird der individuelle Kontakt vernachlässigt. Wir stehen vor einem Menschen und sehen ihn in allen ihn für uns definierenden Auslassungen, Mangelversorgungen und Nöten. Der Häschen-zu-Häschen-Kontakt vermittelt zusätzlich Not und Hilflosigkeit und so nehmen wir das Wichtigste und Vorrangige nicht mehr wahr: unseren Kontakt im Hier und Jetzt.

Wenn nichts sicher ist, dieser Kontakt ist es, muss es sein. Aus diesem Kontakt, aus der Verankerung im gemeinsamen Hier und Jetzt, kann die Kraft entstehen, die das Gegenüber für den nächsten Schritt benötigt. Ich habe vor einiger Zeit einen Film über den ersten Einsatz der Mission „Lifeline“ gesehen. In einer Szene wird jene Quintessenz beschrieben.

Auf dem Wasser wird ein Schlauchboot gesichtet, die Anzahl der Insassen wird auf über 100 geschätzt. Ein Rettungsboot mit drei Mann Besatzung wird zu Wasser gelassen und fährt zu dem Boot. Das Mutterschiff erhält parallel eine Warnung: Es nähert sich ein Schiff der libyschen Küstenwache, die dafür eingesetzt wird, die Bergung Schiffbrüchiger völkerrechtswidrig zu verhindern und die Boote zurückzuschicken. Die Mission Lifeline entscheidet, der libyschen Küstenwache entgegenzufahren und zu verhandeln. Einer der Libyer kommt an Bord und droht mit einer Waffe. Nach einer verbalen Auseinandersetzung und dem Hinweis auf Videoaufnahmen verlässt der Mann das Schiff und das Küstenwachboot dreht ab.

All das dauert mehr als eine halbe Stunde. In der Zwischenzeit spielt sich am Flüchtlingsboot Folgendes ab: Die drei Männer der spanischen Hilfsorganisation sind mit dem Zodiac ca. 20 Meter von dem Schlauchboot entfernt. Darauf sitzen 130 Menschen, wohl die Hälfte davon auf den Schläuchen, dazwischen Kinder und Säuglinge. Ein Mann hält seine Hand auf ein Loch im Schlauch, es ist deutlich sichtbar, dass das Boot Luft verliert. Die Männer auf dem Rettungsboot sitzen selbst auch sehr stabil, ruhig und sehr präsent auf den Schläuchen ihres Bootes. Einer hält das Mikrofon, sie geben klare, deutliche Anweisungen, stellen Fragen, sagen immer wieder: Das Schiff wird kommen, wir halten aus.

Wäre nur einer in dem Schlauchboot in Panik ausgebrochen, wären alle, auch die drei Helfer, tot gewesen, soviel ist sicher. Ausschließlich durch ihre Präsenz, ohne Wissen darum, was mit dem Mutterschiff passiert und wann es kommen wird, stellen alle miteinander sicher, dass das Leben weitergehen kann.

Einschätzen: Was ist Angst, was ist damals, was ist jetzt?

Wenn wir gut im Hier und Jetzt beieinander und verankert sind, wenn klar ist, dass dieser Moment sicher und das Ressourcenbarometer etabliert ist, dann geht es darum zu unterscheiden, was Angst ist und was jetzt zu tun ist.

Eine Klientin ist in der Krisenwahrnehmung gefangen, die Unterscheidung zwischen Jetzt, Damals und Morgen ist also schwer, wenn nicht unmöglich. Es ist notwendig, sie, ohne Alternative, erst im *Hier und Jetzt* zu orientieren und durch *Reorientierung* immer wieder zu halten, um die Unterscheidung valide und sinnhaft vornehmen zu können.

Bevor Sie nun mit dem Zeitstrahl arbeiten, lassen Sie mit einer simplen, aber sehr reorientierenden Frage erst einschätzen, was grob in welchen Bereich gehört: „Wie wahrscheinlich ist das jetzt?" Das ist eine Frage, die Ihnen erlaubt, selbst klarer zu sehen.

Ein Beispiel zur Illustration: *Eine Klientin schlief lange Zeit nur gut mit einem Messer unter dem Kopf. Dann vergaß sie es immer öfter oder holte es sich nur noch zur Hilfe, wenn sie besonders angespannt war. Nach einem Umzug, auf den sie sich selbst sehr gefreut hatte, lag das Messer wieder durchgängig an derselben Stelle.*

Ich war verunsichert. Auf meine Nachfrage erzählte sie von den Vorstellungen, die sie dann immer plagten. Meine Unterscheidung hatte also noch keinen neuen Ansatzpunkt. Erst als ich fragte, wie wahrscheinlich es denn gerade jetzt sei, dass jemand in ihrer Wohnung auftauchte, war die Antwort: „50 %". So konnte ich erstaunt nachfragen und sie erzählte von einem verliehenen Schlüssel.

Sie wechselte also einfach das Schloss aus. Das machte es besser und das Messer wanderte in die Küche.

Sicherheit ausbauen

Wenn wir im Hier und Jetzt verankert sind und die Wahrscheinlichkeit minimiert ist, dass es in der Gegenwart, womöglich in diesem Moment, Übergriffe geben könnte, können wir damit beginnen, Ängste und Begebenheiten einzuordnen. Ganz distanzierend auf der Zeitachse, wie dort beschrieben. Wir werden immer wieder reorientieren müssen und oft auch langsam arbeiten.

Aber Sicherheit ist nicht quantitativ zu haben, sondern nur als Qualität. Sie wissen genau, wie es sich anfühlt. Es hat mit Erde zu tun. Und mit dem Atem, einem Blick und einem Lächeln. Zumindest bei mir.

Umgang mit Macht

Worum es geht

Im professionellen Kontakt mit Hilfesuchenden, ob nun als Supervisor*innen oder Therapeut*innen, in beratender oder pflegender Funktion sind wir diejenigen, denen schon allein durch das Setting ein Stück Kontrolle übergeben wird. Die Tatsache, dass jemand zu uns kommt, uns ruft oder an uns verwiesen wird, signalisiert: Da ist jemand, der das besser kann und bei dem Sie „gut aufgehoben“ sind. Im Moment des Kontakts wird also diese Botschaft übertragen: „Ich begebe mich in deinen Raum. Im für mich gerade wesentlichen Bereich meines Lebens kann ich weniger als du. Ich schaffe es nicht ohne dich.“

Im Allgemeinen mögen dies positive Zuweisungen, gewollte Hilfsangebote und mit Freuden übergebene Kontrolle sein. Auslösendes Element ist aber die Hilfesuche, und die assoziative Nähe zur erlebten Hilflosigkeit in Momenten der Überforderung oder in der Krise liegt nahe. Es besteht die Gefahr, dass mehr Kontrolle als nötig an uns abgegeben wird. Wie wir damit umgehen, hängt dann von unseren Erfahrungen ab. Etwa, ob wir uns geschmeichelt fühlen und dieses mehr an Macht gerne im Sinne der Retter*innenposition nutzen – schließlich wissen wir ja sowieso am besten, was für die Supervisand*innen gut ist.

Verstärkt wird dieses Rollenverhalten durch die im Hilfesystem oft immer noch zementierte Allwissenheitsideologie gerade der medizinischen Berufe. Es zeugt im allgemeinen Verständnis noch immer von Chuzpe, Undankbarkeit oder Unhöflichkeit, die Aussagen von Fachkräften im Gesundheitsbereich offen zu hinterfragen. Dieses Machtgefälle wird oft auch auf supervisorisches, psychologisches und Coaching-Personal übertragen.

Ein wenig reflektierter Aspekt von Unterordnung und Zurückhaltung zeigt sich vor allem dort, wo Menschen mit Hilfsanliegen beraten werden, bei denen es um direkte materielle und monetäre Unterstützung geht, um Hilfestellung bei Anzeigeerhebung oder der Vorbereitung von Anhörungen. Diese Haltung der Unterordnung speist sich aus der Annahme, dass man hier höhergestellten, mächtigeren Personen begegnet, die einen Antrag befürworten oder ablehnen, unterstützen oder erschweren können.

Für Supervisor*innen

In was für Machtverhältnissen sind Sie aufgewachsen? Welche machtvollen und welche machtlosen Rollen und Positionen kennen Sie aus Ihrem bisherigen Leben? Wie ist es Ihnen damit ergangen? Wie könnte ein spielerischer Umgang mit der Macht als Supervisor*in aussehen? Wie könnten Sie sie übertreiben?

Für Supervisand*innen

Inhaltlich geht es in Supervisionen viel um Machtkonstellationen, Hierarchien in Einrichtungen und im Verhältnis Supervisand*in-Klient*in. Die Frage nach den vorherrschenden Machtkonstellationen in den Institutionen, in denen die Supervisand*innen arbeiten, kann entlasten, indem sie Verantwortung da lassen, wo sie hingehört. Auch die Verantwortung für unklare Verantwortlichkeiten gehört zur Leitung. Auf dieser Grundlage können eigene Muster und Impulse im Umgang mit Macht besprochen werden.

Für Klient*innen

Traumatisierte Klient*innen fühlen sich oft verantwortlich und schuldig. Wenn Übergriffe in der Kindheit stattfinden, ist dem betroffenen Kind eine Trennung der Verantwortlichkeiten noch nicht möglich. Kinder können keine Machtverhältnisse reflektieren, sie nehmen das Geschehen aus dem egozentrischen Weltbild wahr (siehe Abschnitt 3.2). Werden diese Erlebnisse nicht gut verarbeitet, dann suchen auch diese Kinder als Erwachsene in der Rückschau zumindest eine Teilverantwortung bei sich selbst.

Wenn die Supervisand*innen die Anregung mitnehmen, Machtverhältnisse zu reflektieren und die Frage, wer wofür die Verantwortung trägt, und dies in die Arbeit mit den Klient*innen hineinnehmen, kann das auf Dauer zu großer Entlastung führen.

Wie es gehen kann

Wenn es uns darum geht, unsere Position so transparent wie möglich zu gestalten, muss – gerade in der Supervision – ein potenzielles Machtgefälle benannt und als vermittelndes Element während der Beratungsbeziehung mitgedacht werden.

Das betrifft selbstverständlich alle Bereiche der Kontraktierung: die Abwägung der Interessen und Anliegen an der Supervision – die der beauftragenden Einrichtungsleitung sowie die der Supervisand*innen. Wie immer spielen die Anliegen der Auftraggeber*innen eine entscheidende Rolle und sollten im Supervisionsprozess transparent gemacht und besprochen werden, damit es nicht zu enttäuschten Erwartungen kommt.

Angenommen, die Einrichtung X verpflichtet eine Supervisorin, sich auf reine Fallsupervision zu beschränken, keine Teamsupervision anzubieten und auch die Situation in der Gesamteinrichtung nicht zu thematisieren. Eine Frage ist hier natürlich, ob die Supervisorin diesen Auftrag so annimmt. Oder versucht sie, veränderte Vereinbarungen zu treffen? Die andere Frage ist, wie sie in der Supervision damit umgeht. Macht sie den Auftrag transparent und lädt so das Team vielleicht ein, Wünsche nach Teamsupervision bei der Leitung geltend zu machen? Oder erwähnt sie den Auftrag zwar, erklärt ihn aber augenzwinkernd für nicht so wichtig und etabliert damit die Mitwisser*innenposition beim Team: „Wir machen etwas in der Supervision, was die Leitung nicht möchte, das dürfen Sie aber keinem sagen." – Traumadynamik live und womöglich eine Supervisorin, die so tut, als hätte sie mit alldem nichts zu tun.

In den Institutionen, deren Mitarbeiter*innen wir supervidieren, wird mit dem Thema Macht sehr unterschiedlich umgegangen. Von der eindeutigen und auch transparent kommunizierten steilen Hierarchie bis hin zum Postulieren von Gleichheit bei gleichzeitig unklar gehaltenen Entscheidungswegen ist alles im Angebot. Um in der Supervision auf Machtspiele aller Art nicht einzugehen, ist Transparenz wesentlich (s. o.). Die Impulse, den als unangemessen wahrgenommenen institutionellen Bedingungen machtvoll etwas entgegensetzen zu wollen, können sehr stark sein. Die Retter*innenposition ist einladend und lässt Supervisor*innen unter Umständen – in Überschätzung der eigenen Position und Nicht-Beachtung des Auftrags – gut gemeinte Einflussversuche starten. Die Reflektion dieser im Hier und Jetzt bewusst wahrgenommenen Impulse ermöglicht es, sie transparent, auf angemessene Weise und die eigene Machtposition realistisch einschätzend in die Supervision einzubringen. „Wenn ich Ihnen so zuhöre, denkt eine Seite von mir, ich muss Sie dazu bringen, mit der Chefin zu reden, den Betriebsrat einzuschalten oder vor Gericht zu gehen. Das ist ja unmöglich, wie Sie da behandelt werden, das geht ja gar nicht. Doch eine andere Seite kommentiert, das laufe ja schon seit ein paar Jahren so und Sie sind alle schon lange in der Einrichtung. Sie werden gute Gründe für Ihr Handeln haben. Vielleicht hat die Situation auch Vorteile? Mögen Sie mir dazu auch etwas erzählen?"

Machtfragen tauchen an vielen Stellen im Kontext von Traumatisierung auf. In jeder Form von (sexualisierter) Gewalt, ob nun offen oder in der Form von Vernachlässigung oder Liebesentzug, geht es um Macht. In vielen Institutionen und Einrichtungen geht es um Macht. In Bezug auf ökonomische Bedingungen geht es um Macht. In Bezug auf Rassismus und Diskriminierung geht es um Macht. Und um die Wahrnehmung von Macht und die Wahrnehmung von Verantwortung.

In Zeitungen und Zeitschriften sind immer wieder Kommentare von Menschen zu lesen, die angeben, nicht rassistisch zu sein. Wir sind uns nicht sicher, ob das möglich ist. Wenn wir davon ausgehen, dass sich Weltbilder und Einstellungen früh und bereits präverbal vermitteln (siehe Abschnitt 3.2), dann ist eigener Rassismus, sind eigene Vorurteile nicht unbedingt etwas, worüber ich Bescheid weiß. Wem früh die Angst vorm „schwarzen Mann" gepredigt wurde, wer beobachtet hat, wie „Fremden" mit Misstrauen begegnet wurde, wessen Irritationen beim Kontakt mit Menschen anderer Sprache oder Hautfarbe oder Kleidung von den fürsorgenden Erwachsenen eher verstärkt wurden, der*die wird große Schwierigkeiten haben, vorurteilsfrei und auf Augenhöhe mit anderen Menschen umzugehen.

Wir haben darüber geschrieben, dass wir mit unseren Affekten erst bewusst umgehen können, wenn sie schon da sind. Affekte entstehen im Limbischen System und werden mit aktiver Unterstützung der Großhirnrinde zu Gefühlen. Wenn nun Menschen bei uns Affekte von Angst oder Unsicherheit auslösen, nur weil sie „anders" aussehen oder sich nicht so verhalten, wie wir das als „normal" gelernt haben, dann können wir diese Affekte nicht nicht haben. Wir können langfristig daran arbeiten, dass sie sich verändern, doch vorerst sind sie da. Der entscheidende Punkt ist also, mit diesen Affekten gut umzugehen. Dafür müssen wir sie als allererstes wahrnehmen. Einen Affekt, den ich nicht haben darf, kann ich nicht spüren und damit kann ich auch nicht professionell mit ihm umgehen. Er wirkt aber weiter, weil er sich nonverbal vermittelt. Wenn sich Menschen mit Diskriminierungserfahrung in meiner Supervision von mir diskriminiert fühlen und ich das Glück habe, dass sie es benennen, dann kann ich unterschiedlich reagieren. Ich kann dabeibleiben, dass ich niemanden diskriminiere und damit das Erleben meiner Supervisand*innen infrage stellen. Vielleicht kommen sie dann nicht mehr. Oder ich kann diese Rückmeldung ernst nehmen, mich dafür entschuldigen, dass ich dieses Erleben ausgelöst habe und nachfragen, was die Klient*innen von mir bräuchten. Vielleicht findet sich eine Möglichkeit des Umgangs mit der Differenz, vielleicht aber auch nicht. Vielleicht hilft manchmal das Traumaviereck. Doch wenn ich selbst immer wieder der Trigger bin und keine Metaperspektive einzunehmen ist, kann auch die Trennung eine wichtige Option sein.

Die Trennung ist dann ein wichtiger eigener Schritt, wenn diese Gefühle nicht nur durch mich ausgelöst, sondern in mir auch präsent sind. Wenn ich aus einem Muster von Zuweisungen nicht aussteigen kann, wenn Affekte in mir auftauchen, die in der Supervision nichts verloren haben. Sexuelle Anziehung gehört ebenso dazu wie positiver Rassismus, Solidarisierung mit Einzelnen oder Unterwürfigkeit gegenüber einem Leitungsmenschen. Diese Gefühle müssen wir außerhalb der Supervision mit der eigenen Supervisorin, dem eigenen Supervisor betrachten, zuordnen und einen Umgang damit finden. Solange sie nicht bearbeitet sind, versetzen sie die Supervisionsatmosphäre mit nicht benennbaren Gefühlen und machen transparentes Handeln unmöglich. Würden sie nicht benannt, würden wir das Vertrauensverhältnis verletzen und die Macht ausnutzen, indem wir sie ignorieren. Wir würden uns zu Machtlosen in einem Setting machen, dessen Regeln wir festgelegt haben. Es winken Stockholm-Syndrom oder die dissoziativ strukturierten Täter-Opfer-Wechsel bei Folterern oder misshandelnden Eltern: Ich kann doch nichts dafür … Das ist ein gängiges Muster von Ausbeutung in Vertrauenskontexten, das wir uns dann auch therapeutisch genauer anschauen sollten.

Ist Ihr Supervisionsauftrag, die Profiposition einzunehmen? Oder haben Sie das Gefühl, Sie sollen eine der Positionen im Traumaviereck verstärken? Welche?

Verarbeitung erklären

Worum es geht

Anlässe, das Modell von Verarbeitung und Dissoziation zu erklären, gibt es viele. Sie haben eine Supervisionsgruppe im Probetermin und möchten vermitteln, auf welchem Hintergrund Sie traumasensibel arbeiten. In der Supervision geht es um eine traumatisierte Klientin und eigentlich kann niemand der Anwesenden erklären, was das genau bedeutet. Sie haben im Gespräch über eine Klientin den Eindruck, diese zeige posttraumatische Symptome. Die Spannung in der Supervisionsgruppe ist mal wieder zu hoch oder zu niedrig. Ihre Supervisand*innen rutschen beim Erzählen immer wieder aus dem Hier und Jetzt. Sie unterbrechen Ihre Supervisand*innen inzwischen häufiger, um sie wieder ins Hier und Jetzt zu holen und Sie möchten den Hintergrund dazu erklären. Sie vermuten, die Klientin könne davon profitieren, wenn ihr eine der Supervisand*innen das Modell erklärt. Jemand redet mal wieder von spaltenden Borderliner*innen …

Wir erklären Ihnen, wie Menschen verarbeiten und was passiert, wenn diese Verarbeitung gestört wird. Das betrifft uns alle, wir alle verarbeiten so. Wir alle dissoziieren, wenn unsere Verarbeitungsmöglichkeiten überfordert sind. Das ist ganz normal – das ist die Botschaft, die auch auf Dissoziation folgende Symptome mit einbezieht. Wir erklären das, um Ihnen ein Verständnis von Verarbeitung und Dissoziation zu ermöglichen. Damit es Ihnen klarer wird. Damit Sie es Ihren Supervisand*innen erklären können und diese wiederum ihrenKlient*innen. Damit die unwillkürlichen Mechanismen deutlich werden, für die niemand etwas kann. Damit die Denker*innen beruhigt werden und sich nicht noch selbst verurteilen für etwas, das sinnvollerweise, nämlich zur Überlebenssicherung, in und mit ihnen passiert. Nicht umsonst heißt diese Erklärung der zu erwartenden inneren Abläufe bei zu hoher Belastung in der Fachsprache „Normalisierungsintervention".

Beim Erklären geht es also darum, Denker*innen zu beruhigen. Nur ruhige Denker*innen können die eigenen Häschen beruhigen. Nur ruhige Supervisor*innen können beunruhigte Supervisand*innen, können aufgeregte Klient*innen beruhigen. Hilfe zur Selbsthilfe also, oder auch transparentes Arbeiten, da wir die Grundlagen unserer Vorgehensweise mit den Supervisand*innen teilen.

Für Supervisor*innen

Das Verständnis des Modells ermöglicht es Ihnen, sich selbst etwas zu erklären: Reaktionen von Supervisand*innen, Symptome und Verhaltensweisen von Klient*innen und nicht zuletzt eigene, scheinbar unerklärliche und unpassende Impulse.

Für Supervisand*innen

Die Erklärung von Verarbeitung und Dissoziation eröffnet in der Supervision ganz neue Räume. Oft ist eine zunehmende Gelassenheit im Umgang mit Klient*innen und deren Krisen die Folge, wenn Supervisand*innen einzuschätzen und zu verstehen lernen, was da passiert und welches die Mechanismen sind.

Für Klient*innen

Die Supervisand*innen nehmen die Erklärungen mit, und mit ein wenig Unterstützung werden sie sie künftig auch in der Arbeit mit den Klient*innen nutzen. Letztere sind erstaunt zu hören, dass sie nicht verrückt sind und auch nicht die Einzigen auf der Welt, denen es so geht.

„Ich habe das erste Mal in meinem Leben das Gefühl, dass jemand versteht, was mit mir los ist", war der Kommentar einer therapieerfahrenen Klientin im Rückblick auf den ersten Beratungstermin.

Wie es gehen kann

Was wir erklären, zeichnen wir am Flipchart oder auf einem Stück Papier, und wir möchten Sie dringend einladen, das auch zu tun. Es erleichtert das Lernen, wenn der zu lernende Stoff auf unterschiedlichen Ebenen dargeboten wird, mit unterschiedlichen Sinnen aufgenommen werden kann. Um abstrakte Zusammenhänge zu verstehen, muss die Großhirnrinde sehr präsent sein und viel Vorerfahrung haben. Die Sprache ist dann sehr ausgefeilt und die Übertragung in die gemeinsame Realität gelingt oft nur zögerlich. Eine Zeichnung hingegen ist konkret und erleichtert Verständnis, Vorstellung und Übertragung in den Alltag. Die Modelle und Abläufe werden verständlich, Dynamiken können aufgezeigt werden und der Bezug auf ein einfaches, neutrales Bild, das im gemeinsamen Gespräch erstellt wird, unterstützt die Konzentration. Der Blick geht so nach außen, es wird etwas gemeinsam betrachtet und ergründet. Farben setzen Akzente und markieren Gefühle, Dynamiken und Aufmerksamkeit. Wir zeichnen alles Rot, was mit Gefahr, Dissoziation und Nicht-Verarbeitung zu tun hat. Wie bei der Ampel ist Grün auch hier die Farbe für das Weitergehen, für Verarbeitung und für den Bereich, in dem wir uns wohlfühlen und Zugang zu allen unseren Möglichkeiten haben, für den Ressourcenbereich.

Das Modell ist, wie Sie gesehen haben, sehr einfach. Es reduziert das hochkomplexe Geschehen im Gehirn auf die für unsere Verarbeitung belastender Erfahrungen wichtigen Aspekte. Alles andere kann hinzugefügt werden und passt sich nahtlos ein. Das Modell ist kompatibel und erweiterbar durch alles, was die Forschung auf dem Gebiet der Dissoziation und Neurophysiologie bereithält. Für uns zentral sind Häschen (Säugetierebene), Denker*in und Dissoziation, der Ressourcenbereich mit Notfallreaktion und ein Zeitstrahl. Mehr braucht es in der Regel nicht.

Hier nun ein Beispiel, wie sich eine Erklärung anhören könnte. Da wir dieses Modell erklären, wo wir gehen, stehen und schreiben, finden Sie in unseren Büchern (Hantke & Görges 2012, 2019) und auf unseren Webseiten (↗ http://www.institut-berlin.de, ↗ http://www.be-here-now.eu) weitere Beispiele.

„Unser Organismus funktioniert meist ziemlich zuverlässig. Wir atmen, unser Herz schlägt, wir lieben, lachen, lesen. Unser Körper passt sich dem an, was wir tun: Mal schlägt das Herz schneller, mal atmen wir tief; mal ist alles ganz entspannt oder auch völlig ausgepowert und der Körper sagt: Ab ins Bett!

Oft gibt es Situationen, in denen wir sehr schnell reagieren müssen. Wir sitzen auf dem Fahrrad, ein Laster biegt vor uns ab. Und wenn wir nicht schnell rumgerissen und noch im Fallen abgebremst hätten, wäre es vorbei.

Wer bremst da? Haben wir uns überlegt, dass wir nach rechts ziehen? Wollten wir am Straßenschild landen? Wie kam es, dass wir doch noch so gut abgerollt sind?

Überlegt hat das in dem Moment niemand, das ging alles viel zu schnell. Und trotzdem war die Reaktion ganz gut. Sie ist aber vollautomatisch passiert. Wo blieb der Kopf?

Lassen Sie uns mal betrachten, was da passiert.

Gewöhnlich gehen wir davon aus, dass unser Denken sich ganz gut mit unserem Körper koordiniert. Wir überlegen, was zu tun ist und machen das dann. Oder wir entscheiden uns dagegen. Das Denken hat hier die Kontrolle. Manchmal ist es auch andersherum. Wenn wir sehr müde sind, schlafen wir schon mal ein, womöglich sogar in der Supervision. Dann hat der Körper die Regie übernommen und gesagt: Es reicht jetzt.

Gesteuert wird das alles im Kopf. Über das Gehirn im Bauch kann man noch nicht so viel sagen, das wird erst erforscht, kann aber spannend werden. Gut, auch die Steuerung fürs Einschlafen sitzt im Kopf. Das passiert hier unten im Hirnstamm (und sie legen die Hand auf Ihren Hinterkopf über dem Haaransatz). Da wird alles geregelt, was mit den grundlegenden Lebensfunktionen zu tun hat: Atmen, Kreislauf, Herzschlag, Verdauung, Schlaf-Wach-Rhythmus, Hirnströme. Alles, was auch im Koma noch funktioniert. Das haben auch die allermeisten Tiere schon.

Kurz über dem Hirnstamm liegt das Kleinhirn, das ist für die automatisierten Bewegungen zuständig. Vom Drehen übers Laufenlernen bis zum Gitarrespielen wird alles hier koordiniert. Hier sind die Programme für alle Bewegungsabläufe gespeichert, die wir gut eingeübt haben. Abrollen etwa im Fahrradbeispiel oben.

Den Begriff limbisches System merken wir uns auch noch, er wird Ihnen immer mal wieder in der Fachliteratur begegnen. Es ist nicht wirklich ein Bereich, sondern ein Netzwerk ganz verschiedener Kerne und Drüsen, die zusammen sehr schnell auf Reize reagieren und dafür sorgen, dass die arterhaltenden Affekte ausgelöst werden: etwa Angst, Wut oder Lust.

Und ich glaube, Sie ahnen schon, dass auch diese beiden Teile noch nichts besonders Menschliches an sich haben. Sie sind alle Teil unseres Säugetierkörpers, der viel mehr von uns ausmacht, als uns oft lieb ist. Oder?

Nun liegt da aber unter unserer großen Schädeldecke (fassen Sie sich gerne über den Kopf) die riesige Masse der Großhirnrinde. Sie ist für vieles zuständig, auch Säugetiere haben sie, nur nicht so ausgeprägt. Sehr menschlich (wenn auch vermutlich mit ein paar anderen Tieren geteilt, aber das ist hier nicht das Thema) ist darin unser Vermögen, den Säugetierkörper zu steuern, ihn an dem zu hindern, was er möchte und eigene Ziele durchzusetzen. Weiterzuschlafen, zum Beispiel, was doch so viel angenehmer wäre als zur Arbeit zu gehen. Und Sie merken auch gleich, dass wir sehr häufig – fast ständig – in Abstimmungsprozessen zwischen Säugetierkörper und Großhirnrinde leben.

Man könnte nun sagen: Kopf und Körper. Oder Säugetier und Kopf. Aber das stimmt ja nun nicht, weil im Kopf auch große Teile der Säugetiersteuerung untergebracht sind. Also haben diejenigen, die dieses Modell entwickelt haben, ein Häschen als Beispiel für das Säugetier genommen und die für uns wichtigen Funktionen der Großhirnrinde einfach Denker*in genannt. Ich male das mal auf (und hier haben Sie auf jeden Fall die Lacher auf Ihrer Seite).

Normalerweise, das haben wir gesehen, arbeiten die beiden gut zusammen. Mitunter ist es schwierig, aber meist gibt es nachher einen Ausgleich: „Okay, ich bleibe jetzt in der Supervision sitzen, aber danach will ich 'ne Zigarette!" „Wie wär's mit einer Runde um den Block?" – „Wenn es sein muss. Aber nur, wenn Trudi mitkommt."

Vielleicht haben wir hier aber auch schon ein Thema für die Supervision: Selbstfürsorge ist nämlich sehr wichtig für die Arbeit. Wenn das Häschen nicht gut versorgt wird, kommt die Denker*in irgendwann nicht mehr dagegen an. Das Häschen sorgt nämlich mit seinen Bedürfnissen dafür, den Körper und damit auch den Kopf und die Denker*in am Leben und funktionstüchtig zu erhalten. Wenn wir darauf nicht achten, hat das Folgen. Burnout zum Beispiel. Aber davon ein andermal.

Gut, was ist nun bei dem Fahrradunfall passiert? Hätte die Denker*in sich nicht einschalten können? Hätte sie nicht überlegen können, den Lenker lieber zehn Zentimeter weiter nach links zu ziehen und dann erst nach rechts? Es wäre doch einfach gewesen, das Schild zu umgehen! Sie schütteln die Köpfe? Das kommt Ihnen absurd vor? Warum denn das? Wozu habe ich denn die Denker*in? Sie wäre zu langsam, ja. Das wissen wir alle. Aber wir machen uns erst allmählich klar, was das heißt, welche Auswirkungen das hat.

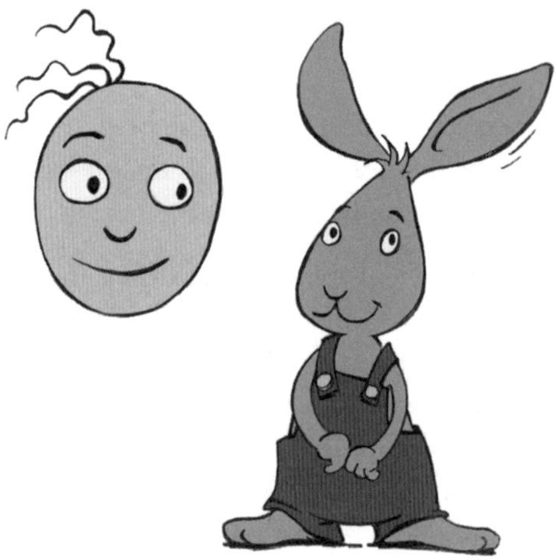

Abbildung 11: Denker*in und Häschen (aus: Hantke & Görges 2012; Grafik: Kai Pannen)

Was ist also bei dem Unfall passiert? Im limbischen System sitzt die Amygdala, unsere körpereigene Alarmanlage. Sie wird ausgelöst, wenn ein Reiz (von außen oder innen) als bedrohlich eingestuft wird. In jedem Fall immer dann, wenn etwas zu plötzlich oder unvermittelt passiert. Und natürlich überprüft dann niemand, ob die Situation wirklich bedrohlich ist. Das ginge ja wieder zu langsam.

Bei Alarm passieren viele Dinge gleichzeitig. Das Wichtigste: Der Kontakt zwischen Denker*in und Häschen wird unterbrochen. Warum? Sie haben es gesehen. Wir können es uns nicht leisten, dass die Denker*in mitreden will, dann wären wir schon tot. Diese Unterbrechung des Häschen-Denker*in-Kontakts nennen wir Dissoziation. (Malen Sie einen roten Strich zwischen die zuvor gemalten Denker*in und Häschen.) Der Effekt: Die Denker*in kann nicht mehr reinreden, oft aber noch protokollieren, was passiert. Wie das genau abläuft, kann von Mensch zu Mensch sehr unterschiedlich sein. Doch immer gilt: Die Denker*in hat auf nichts mehr Zugriff, was das Häschen in der Folge tut. Sie kann nicht eingreifen, nicht ändern, nicht umlenken. Auch Schmerzen oder Angst speichert das Häschen. Die Denker*in aber, und damit unsere bewusste Wahrnehmung, ist vom Geschehen abgeschnitten. Sie hält die Fakten fest, die Affekte im Moment des Geschehens werden aber nicht weitergeleitet oder verarbeitet. Das hat große Vorteile, denn so können etwa schwer verletzte Menschen noch weglaufen, weil sie die Schmerzen nicht spüren.

Die oben beschriebene Reaktion hat eine weitere Auswirkung: Es sammelt sich alle Energie im Körper. Die Großhirnrinde wird weniger gut versorgt, Arme und Beine sind aber auf Topniveau. Die Spannung schießt also im Moment des Alarms über die Grenze der normalen Leistungsfähigkeit hinaus. Diese Energie ermöglicht es dem Häschen, im Notfall schnell wegzulaufen oder wild um sich zu schlagen / kratzen / beißen. Flucht oder Kampf, darüber entscheidet also nicht die Denker*in, das macht das Häschen automatisch.

Wenn Kampf oder Flucht (oder hier das Abrollen und Ausweichen) erfolgreich sind, reguliert sich die Spannung allmählich (das braucht Zeit!) wieder im normalen Bereich ein, Denker*in und Häschen kommen wieder in Kontakt. Wenn das nicht gelingt, wird der Körper möglicherweise starr vor Schreck oder er klappt zusammen. Freeze (Hochspannung) und Totstellreflex (fast keine Spannung) heißt das im Fachjargon.

Sie sehen, die Spannung des Körpers ist wichtig. Die Notfallreaktion, wie wir die schnelle Reaktion des Häschens nennen, in der die Denker*in außen vor gehalten wird, geht mit einer extremen Spannung und dann dem Zusammenbrechen einher. Nirgends ist hier ein willentliches Eingreifen möglich. Erst hinterher, wenn der Schrecken vorbei ist, der Atem wieder fließt und vielleicht jemand beim Aufstehen hilft, besteht die Chance, dass sich das Durcheinander langsam wieder ordnet. Und dafür braucht es den Ressourcenbereich.

Aber erstmal machen wir eine Pause!“

Was aus der Dissoziation folgt

„Bleiben Sie doch noch einen kleinen Moment stehen und nehmen Sie bitte gerade jetzt einmal wahr, wie nach der Pause Ihr Atem fließt. Wie fühlt sich Ihre Spannung an? Wie ist Ihr Außenkontakt? Arbeiten Denker*in und Häschen gerade zusammen? Wenn ich das aufmale, sieht es in etwa so aus, oder?

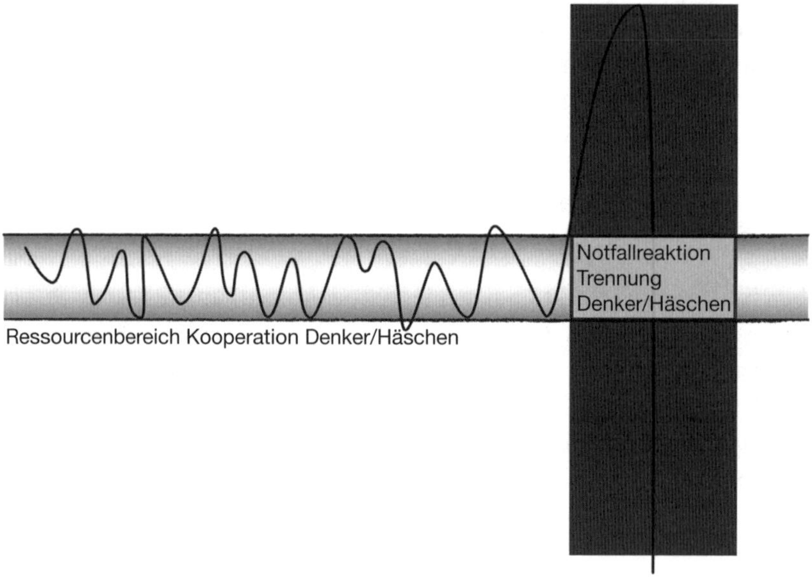

Abbildung 12: Ressourcenbereich und Dissoziation (aus: Hantke & Görges 2012; Grafik: Kai Pannen)

(Sie malen eine flexible grüne Wellenlinie zwischen zwei grünen Balken.) Das nennen wir den Ressourcenbereich, weil die Zusammenarbeit zwischen allen Funktionen Ihres Körpers hier gut funktioniert und Sie, wenn Sie möchten, Zugriff auf alle Ihre Fähigkeiten haben.

Wenn Sie sich jetzt hinsetzen (alle setzen sich), geht Ihre Spannungskurve dann eher nach unten, bleibt sie gleich oder steigt sie? (Holen Sie Rückmeldungen ein. Wenn jemand deutliche Veränderungen zeigt, fragen Sie:) Ist das in Ordnung so? Was müssten Sie tun, um wieder gut beieinander zu sein?

Sie sehen, es ist sehr einfach festzustellen, wann wir gut mit allen Bereichen unserer Verarbeitung verbunden sind. Oft bedeutet das, dass es uns gut geht, das muss aber nicht so sein. Mit der Kurve im grünen Bereich zu sein, heißt einfach, dass wir mit allem, was passiert, umgehen können. Und wir wissen meistens sogar, was wir tun müssen, um im grünen Bereich zu bleiben.

Was würden Sie sagen, wo war die Kurve der Fahrradfahrerin beim Umfallen? (Rückmeldungen) Ja, sie passt gar nicht mehr in den grünen Bereich, deshalb malen wir die Notfallsituation so … (und Sie malen den roten Ausreißer mit den Kennzeichnungen von Flucht, Kampf, Freeze und Totstellen.)

Wenn wir nur im grünen Bereich, unserem Ressourcenbereich, gut verarbeiten können, was passiert dann mit den Erfahrungen aus dem roten Bereich? Genau, sie werden nicht verarbeitet. Alle Bruchstücke des Erlebens sind gespeichert, aber nicht verarbeitet. Was heißt das?

(Sie wechseln wieder auf das Hirnmodell der vier Ebenen [oder nur auf das Modell von Denker*in und Häschen] und erklären:) Wenn Sie hier nach der Pause jetzt einigermaßen erfrischt und interessiert sind an der Erklärung, wenn Sie also im Ressourcenbereich sind, dann erfolgt ein ständiger Abgleich zwischen Großhirnrinde und dem Hippocampus im limbischen System. Das passiert auch im Schlaf oder einfach nebenher und ist sehr spannend – und sehr wichtig für die Symptombildung nach nicht verarbeiteten Erlebnissen. Der Hippocampus legt also der Großhirnrinde die Bruchstücke vor, die reicht sie wieder zurück und durch das rege Hin und Her erfolgt eine Einordnung, ein raum-zeitlicher Abgleich. Alles, was wir hier tun, aber auch das Plaudern mit den Kolleg*innen, erhält einen Stempel, auf dem stehen das Datum von heute und der Ort. Wenn Sie morgen einer Kollegin davon erzählen, stellen Sie sich die Szenen hier vor und wissen: Das war gestern. Oder zumindest ist es noch nicht lange her. Auf jeden Fall gehört es in die Vergangenheit, ist vorbei.

Erinnern Sie sich an den Ausgangspunkt meiner Erläuterungen, an einen kleinen Unfall wie den der Fahrradfahrerin? Was passiert da im Nachhinein, wenn Sie einen solchen Unfall hatten? Die Fetzen aus dem Erleben tauchen ungefragt auf, ohne Ihr Zutun. Das Herz rast plötzlich, Sie erschrecken sich, weil jemand schnell an Ihnen vorbeigeht, Ihr Bauch zieht sich plötzlich zusammen und immer mal wieder schießen die Bilder durch Ihren Kopf. Flashback heißt das, wenn Bruchstücke des unzusammenhängenden Materials aus dem Erleben wie kleine Meteoriten durch Ihren Kopf oder den Körper schießen, ungewollt, unbeeinflussbar. Vielleicht haben Sie eine Weile das Gefühl, nicht mehr richtig zu funktionieren.

Nach einem Fahrradunfall werde ich mich schnell erholen, wenn niemand zu Schaden gekommen ist und ich mit Menschen reden kann, wenn das Fahrrad ersetzbar ist und der Fahrer des Lasters die Verantwortung übernimmt. Wenn keine zusätzliche Belastung dazukommt also. Ich werde ein, zwei Tage davon erzählen, atmen, einordnen, und dann kann der Alltag weitergehen.

Nach einem Sturm aber, der an meinem Haus stärkere Zerstörungen angerichtet hat, werde ich vor allem eines brauchen: Zeit. Ich muss ja wieder zu mir kommen, muss dafür sorgen, dass ich wieder auf meine Ressourcen zurückgreifen kann, bevor ich anfange aufzuräumen. Oder wegzuziehen.

In dieser Zeit der Stabilisierung der Zusammenarbeit zwischen meinem angstgetränkten Häschen und der Denker*in, die all das nicht einordnen kann, was da passiert ist, ist vor allem eines wichtig: Dass man mir die Möglichkeit gibt, wieder Hoffnung zu schöpfen. Dass ich Kontakte habe, dass alle darauf achten, ob ich noch bei mir bin, mit Häschen und mit Denker*in, oder ob mich wieder die Bruchstücke umschwirren und ich den Weg heraus nicht finde. Dann hilft es mir, wenn ich ein wenig Boden unter den Füßen habe, atmen kann und weiß, dass da die anderen sind, die für mich sorgen. Dass sie mir langsam wieder helfen, mir Zeit lassen und mich nicht überfordern. Das dauert manchmal lange.

In dieser Zeit werde ich immer wieder Angst haben und unruhig sein. Schlafen oder Sich-Konzentrieren werden zur großen Herausforderung, Schmerzen kommen und gehen. Mal könnte ich ausrasten oder tue das sogar, mal hänge ich nur rum und möchte mir eine Decke über den Kopf ziehen. Wie naheliegend ist es da, Alkohol, Drogen oder Medikamente zu nutzen, um einfach nur mal abschalten zu können. Manche verletzen sich auch selbst, schneiden sich, um aus der Spannung raus und wieder zu Atem zu kommen. (Bei Bedarf können Sie noch ein paar Symptome zusammentragen.)

Wenn ich Ihnen jetzt eine Zeitlinie aufmale (Sie malen einen grünen Pfeil nach rechts, mit einem dicken grünen „Hier und Jetzt" in der Mitte, links die Vergangenheit, rechts die Zukunft), dann wird der Unterschied deutlich. Durch die Dissoziation konnte das, was passiert ist, nicht auf der Zeitlinie eingeordnet werden, Großhirnrinde und Hippocampus hatten den Kontakt verloren. Die Bruchstücke des Erlebten schweben quasi über der Zeitlinie (malen Sie ein oder mehrere rote Vierecke über der Zeitlinie) und holen uns aus dem Hier und Jetzt, wenn etwas eigentlich Harmloses uns erinnert. Wer erinnert sich? Das Häschen, unwillkürlich, und bevor wir uns versehen, hat ein Geräusch, eine plötzliche Bewegung, ein Geruch uns aus dem Hier und Jetzt katapultiert und in die unverarbeitete Situation zurückgeschickt. Die Alarmanlage geht an, die Spannung schießt aus dem Ressourcenbereich heraus und das immer Gleiche wiederholt sich. Das passiert innendrin, denn im Außen denken die anderen: Was hat er denn? Da war doch gar nichts.

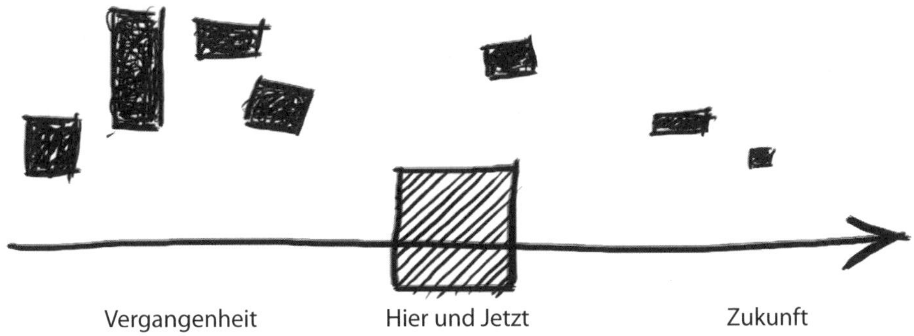

Abbildung 13: Unverarbeitetes Erleben ist auf der Zeitlinie nicht eingeordnet (aus: Hantke & Görges 2012; Grafik: Kai Pannen)

Einer der zuverlässigsten Auslöser, auch Trigger genannt, ist Stress. Wenn die Spannung in der Wohngruppe hoch ist, wenn ich eine Abmahnung bekommen habe, wenn mir die Duldung verweigert wird, dann werden die Symptome stärker und die Flashbacks häufiger. Und wenn es dann nicht mal jemanden gibt, der da ist und mit mir spricht, mich unterstützt, dann stockt auch die Verarbeitung im Nachhinein. Der Kontakt zwischen Denker*in und Häschen bleibt schlecht.

Das alles ist umso schwieriger, je schlimmer das war, was passiert ist. Und tiefer als bei einem Fahrradunfall sind die Wunden nach (sexualisierter) Gewalt. Je jünger ich war, je näher mir der*die Täter*in stand, desto gravierender sind die Folgen. Und wenn Übergriffe oder Vernachlässigung Alltag waren, dann hat sich meine ganze Entwicklung danach ausgerichtet. Spannungsregulation bleibt ein Fremdwort, Beziehungen bedeuten Gefahr und mich selbst und meinen Körper finde ich unerträglich ich oder spüre ihn gleich gar nicht mehr.

Sie sehen, der Fahrradunfall, mit dem wir eingestiegen sind, ist eine vergleichsweise harmlose Variante. Trotzdem sind die Mechanismen der Notfallreaktion dieselben.

Was hilft also?

Den Ressourcenbereich breiter zu machen, wäre eine gute Idee. Damit wir im Erleben bleiben und uns weiter regulieren können, auch wenn die Spannung hoch oder niedrig ist.

Also besserer Denker*in-Häschen-Kontakt, Spannung regulieren und vor allem die Arbeit im Hier und Jetzt. Darauf können Sie achten. Im Alltag, in der Beratung, mit der Kindergruppe, eigentlich immer.

Was heißt das hier für unsere Supervision? Dass ich Sie unterbreche, das kennen Sie ja jetzt schon. Damit wir gemeinsam wieder ins Hier und Jetzt kommen, wenn das wackelig wird. Wenn die Spannung hoch oder runter rauscht und Sie im Erleben gerade wieder bei den Klient*innen sind statt hier bei der Lösungssuche. Wir können uns alles gemeinsam anschauen, aber nur im Hier und Jetzt.

Und dann ordnen wir ein. Das funktioniert nur dann, wenn uns nicht vor lauter Stress der Atem komplett stockt. Ich male den Zeitstrahl immer wieder auf und wir schauen, was wo hingehört. Und wie wir gut im Hier und Jetzt bleiben können, während wir das machen.

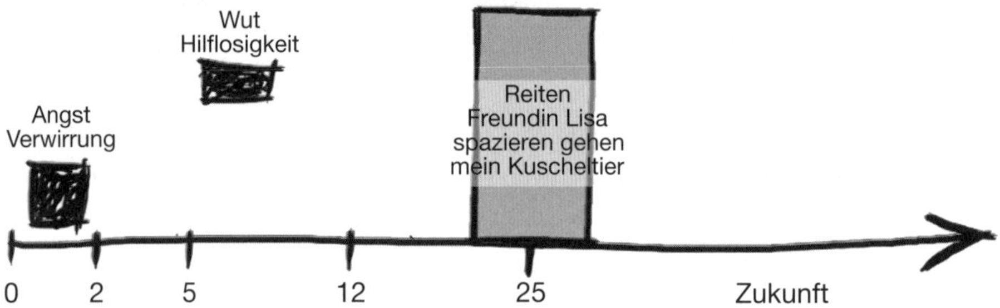

Abbildung 14: Einordnen mithilfe des Zeitstrahls (aus: Hantke & Görges 2012; Grafik: Kai Pannen)

Zwischenlager

Worum es geht

Diese Übung ist ursprünglich für und vermutlich von hochbelastete/n Klient*innen entwickelt worden. In der Traumatherapie heißt der Klassiker hierfür *Tresor* (vgl. Reddemann 2020). Es geht darum, einen Ort zu finden, an dem belastendes Material untergebracht werden kann, damit es im Alltag nicht mehr belastend ist. Es handelt sich also um eine der ersten Übungen, in denen Distanzierung die Dissoziation ersetzen sollte. Die Methode hat, je nach sicher verstautem Material, unterschiedliche Auswirkungen: Sie verschafft eine Pause im endlosen Drehen der Gedanken, ermöglicht die Konzentration auf eine Arbeit, sorgt für weniger Belastung nach Therapiesitzungen – oder ermöglicht endlich wieder Schlaf.

In Guatemala gibt es die Tradition, etwa zwei Zentimeter große Püppchen zu basteln und die Kinder abends aufzufordern, den *Sorgenpüppchen* ihre Nöte und Sorgen anzuvertrauen. Die Püppchen kommen anschließend unters Kopfkissen und wenn man morgens wieder nachschaut, sind hoffentlich nur noch die Püppchen da.

In der Zwischenlager- oder Tresorübung wird in der Fantasie ein sicherer Aufbewahrungsort für Gedanken oder Bilder gefunden. Sie werden gut verpackt und von den Betroffenen an diesen Ort gebracht.

Für Supervisor*innen

Nicht immer können Sie Belange aus der Supervision sofort loslassen, wenn Sie den Raum verlassen. Vor allem dann, wenn eigene Erinnerungen oder Emotionen aufgerufen sind, tun Sie gut daran, sich fünf Minuten Zeit zu nehmen, und bevor auch Sie den Raum verlassen, diese Übung zu machen.

Für Supervisand*innen

Im Gewusel des psychosozialen Arbeitsalltags bleibt immer mal etwas hängen. Supervisand*innen berichten gerade in stressigen Arbeitszeiten davon, dass sie Geschichten der Klient*innen mit nach Hause nehmen. Zum Wegpacken der Gedanken und Bilder, die damit verbunden sind, ist die folgende Übung gedacht.
Für alle Profis im psychosozialen Bereich ist sie eine Möglichkeit zum inneren Ablegen und Aufräumen nach Feierabend.

Kaufen Sie im Lebensmittelladen einer anderen Esskultur Dinge, die Sie nicht kennen. Guten Appetit!

Für Klient*innen

Die meisten Menschen kennen Abende, an denen sie, statt ruhig in den Schlaf zu gleiten, wach liegen und an Dinge denken, die sie jetzt nicht lösen können. Für Menschen mit unverarbeiteten Belastungen ist das meist Teil des Alltags. Im Kopf die quälenden Gedanken und Bilder, die Täter*innen, das Grauen, die Schuldgefühle und die Selbstvorwürfe. Wie erleichternd ist es, für Momente oder gar längere Phasen davon befreit zu sein, durchatmen und ein Stück mehr innerlich zur Ruhe kommen zu können. Ein Glück ist es dann, eine professionelle Ansprechpartnerin zu haben, die diese Übung in der Supervision kennengelernt hat und gerne weitervermittelt.

Wie es gehen kann

Vorab: Es gibt eine lange Debatte und viele Erkenntnisse zur Art und Weise der Anwendung dieser Übung, unsere Quintessenz für die Durchführung ist die folgende:

Führen Sie die Übung mit offenen Augen und im Austausch durch. Für die Anleitung in der Supervisionsgruppe empfehlen wir eine Demonstration mit einer Supervisandin / einem Supervisanden. Dann folgt die Durchführung in Zweiergruppen mit einer Kopie der Kurzanleitung für alle Teilnehmer*innen. So ist auch die Weitergabe im Klient*innenkontakt sichergestellt.

Leiten Sie nicht nur an, sondern besprechen Sie miteinander, was der*die andere an Verpackungen, Ablageorten und Transportmitteln auswählt, sich vorstellt. Nur die belastenden Gedanken und Bilder sollten nicht besprochen werden, sie sollen ja in die Distanz gebracht werden. Sie dürfen gerne Vorschläge machen oder Ihre eigenen Bilder benennen, aber machen Sie deutlich, dass es sich um Vorschläge, Ideen, Eindrücke handelt. Oft wird die Ausarbeitung detailreicher, wenn Ihr Gegenüber Ihre Vorschläge erwägt und sich anders entscheiden kann.

Was kann ins Zwischenlager?

Gedanken, Bilder, Filme, Audio- und Videoaufnahmen, also alles, was sich gut materialisieren und speichern lässt (in Filmdosen, Bildbänden, auf Sticks, Chips …), eignet sich am besten.

Gefühle, Selbstanteile, womöglich Innere Kinder o. Ä. – bitte nicht! Es gibt für den Umgang mit emotionalen Teilen schöne Anleitungen, die hier aber zu weit führen. Sie finden Sie unter anderem auf unserer Homepage und im *Handbuch Traumakompetenz* (Hantke & Görges 2012).

Ausnahme: Wenn ein Gefühl in einer bestimmten Situation verortet wird, wenn z. B. die Angst vor dem Nachhauseweg den Schlaf stört, dann lassen Sie mental ein Bild der Situation machen und packen dieses in das Zwischenlager. Das funktioniert ganz gut. Bei umfassenderen Situationen (Angst vor weiteren Übergriffen nach rassistischem Überfall oder nach Einzug ins Frauenhaus) braucht es zunächst mehr Sortieren (siehe auch *Umgang mit andauernder Belastung*, Seite 192).

Wenn aber noch etwas auftaucht? Dann bringen Sie die Reste einfach auch noch in das Zwischenlager. Man kann ja schon mal was übersehen …

Weshalb soll das Material nicht kaputt gehen? Ich will doch, dass es weggeht. Man weiß nie, wozu man etwas noch brauchen kann. Es ist ein Teil von Ihnen und Ihren Erfahrungen, und jetzt ist nicht die Zeit, das anzusehen. Also sollte es noch gut erhalten sein, wenn Sie irgendwann mal drangehen wollen.

Ablauf:

- Alle reorientiert? Ressourcenbarometer einrichten.
- Was soll weggepackt werden? Nur eine Überschrift bitte!
- Ist es ein Gedanke, Bild, Film …? Keine Gefühle, es sei denn als Bild, Video oder Audio.
- Welches Behältnis soll gewählt werden? Ist es auch sicher? Kann kein Wasser eintreten? Jedes Behältnis, das gewählt wird, ist okay, es muss nur genug Sicherheit für das Material bieten, das nicht kaputt gehen soll.
- Wo ist ein sicherer Ort für dieses Material? Er soll weit weg sein, auf einem imaginierten Weg erreichbar, und er soll sicher für das Material sein.
- Wie kommen Sie von hier dorthin? Machen Sie nun die Reise!
- Bringen Sie das Material unter. Sorgen Sie gut dafür.
- Was braucht es noch? Aufpasser? Pflanzen? Tiere, die den Eingang verteidigen?
- Gehen Sie 50 m auf Distanz: Fehlt noch etwas?
- Nun legen Sie den Weg mit Ihrem Transportmittel wieder zurück und kommen zurück in den Raum.

Alle Menschen, für die die Arbeit mit inneren Bildern nicht möglich ist, können sich eine Schachtel nehmen oder basteln und dort die Gedanken und Bilder hineinlegen. Vielleicht nehmen Sie Steine als Symbole oder schreiben oder malen etwas auf ein Papier und legen es hinein. Die Schachtel wird dann gut verschlossen und, bevor sie wieder gebraucht wird, an einem sicheren Platz aufbewahrt.

Fazit oder: Was daraus folgt

Wie verorten Sie Supervision im psychosozialen Alltag? Wie verorten wir sie politisch? Welche Funktion hat sie innerhalb eines Systems? Welchen Einfluss übt man als Supervisor*in durch die Wahl der Perspektive aus? Welche Auswirkung hat Ihre eigene Auffassung der Arbeit? „Wie können sich Supervisor/-innen im jeweiligen Spannungsfeld positionieren, um weiteren Schaden abzuwenden und die Entwicklung von Sicherheit und Schutz zu begünstigen?“ (Bleckwedel et al. 2012)

Es gibt einen langen, immer wieder aufkeimenden Diskurs über die Funktion psychosozialer Arbeit, vor allem der Therapie, aber mit ihr und den unterschiedlichen Ausrichtungen auch um die Funktion von Supervision und anderen Beratungs- oder Hilfesystemen. Sind psychosoziale Unterstützungsmaßnahmen, sind psychologische oder psychophysiologische Erklärungsansätze nicht letztlich immer systemerhaltend, wenn Sie Menschen wieder fit machen fürs Weiterfunktionieren? Sind sie nicht notwendig konservativ, wenn sie im Blick auf die jeweiligen Anliegen die Wahrnehmung der Bedingungen verweigern, die soziopolitische und ökonomische Realität von Menschen außer Acht lassen und durch die Konzentration auf das „Innenleben“ womöglich gar den Blick auf gesellschaftliche Zusammenhänge verstellen?

Vielleicht ist ein Ausgangspunkt dieser Diskussion in den Anfängen der Ausbildung einer modernen Diagnose von Traumatisierung zu sehen, als im „Großen Krieg“ von 1914–1918 Soldaten darin unterschieden wurden, wie sie auf die Kriegsereignisse reagierten, und sogenannte „Kriegszitterer“ soweit wieder stabilisiert werden sollten, dass sie erneut einsatzfähig wurden.

Oder, auf das Verarbeitungsmodell der Dissoziation übertragen: Welche Haltung nehmen wir ein, wenn wir ein Modell der Verarbeitung propagieren, in dem jede noch so aggressive Handlung eine Erklärung findet? Indem wir versuchen zu vermitteln, wie eine erneute Zusammenarbeit aller Funktionsebenen wiederhergestellt werden kann, was dazu führt, dass sich ein Mensch in seinem Kontext wieder wirkungsvoll fühlen und einsetzen kann? Tun wir denn etwas anderes als ein Militärarzt im Einsatzgebiet oder ein Sanitäter in der Notaufnahme, der Frauen wieder funktionsfähig für den Haushalt, die Chefetagen oder die Prostitution macht? Pflegekräfte in der Psychiatrie, die Kinder und Jugendliche dafür stabilisieren, wieder in die Familie zu gehen. Betriebspsycholog*innen, die helfen, den Workload zu verarbeiten. Wir alle stabilisieren. Damit alles so weitergeht wie zuvor?

Unser Verarbeitungsmodell bezieht sich auf die zentrale Einheit des Funktionierens: Wie geht Atmung? Wo ist der Bodenkontakt? Wie stelle ich einen Zusammenhang zwischen Körper und Geist her? Viel mehr ist das nicht. Aber es ist der Kern. Es ist die Basis dafür, sich wieder – oder überhaupt erst einmal – zusammenhängend zu fühlen, zu sortieren, aufzustehen. Auf dieser Grundlage, und nur auf dieser, kann mensch sich dann entscheiden: Nach Hause zu gehen oder zur Arbeit. Für sich zu sorgen oder auch für andere. Sich gemeinsam mit anderen zu engagieren oder egoistisch zu sein. Aufzustehen oder sich hinzulegen. Diese Entscheidungen nehmen wir niemandem ab. Weil wir selbst nicht möchten, dass andere ungefragt über uns bestimmen, unsere Notlage ausnutzen. Aber wir sind transparent in dem, wie wir arbeiten, im Weshalb und Wozu. Wenn das ein Vorbild, ein Beispiel sein kann, dem jemand folgen will, nur zu.

Wir schaffen also mit unserer Arbeit in erster Linie Freiheitsgrade. Das ist unser Ziel. Freiheitsgrade für Entscheidungen und die Wahrnehmung von Handlungsoptionen. Freiheiten für einen Atemzug. Freiheiten dafür zu sagen: Ich will mehr Freiheiten.

Mit der Formulierung dieses Ansatzes haben wir uns entschieden, den Körper-Geist-Zusammenhang als konditionierbar zu begreifen. Körper wahrzunehmen als eigenständige Anpassungssysteme, die wir in ihrer Verarbeitung fördern können, aber nur durch Kooperation. Wir haben uns entschieden, die Kraft des menschlichen Geistes als exakt so endlos zu begreifen, wie er sich selbst in die Lage versetzt zu kooperieren: mit dem Körper, den Mitlebewesen, dem Leben um uns, das wir Umwelt nennen. Dazu müssen wir zu allererst uns selbst kennenlernen und verändern, verarbeitungstheoretisch gesehen: den Zusammenhang, die Kooperation intern und extern optimieren. Das ist die Grundlage für jede weitere Veränderung.

Blockieren wir die Atmung, den Zusammenhang zwischen Körper und Geist, zwischen Erleben und Wahrnehmung, zwischen Gefühl und Kommunikation, so schützen wir uns vor Überlastung. Und wissen, dass diese Blockade nach außen weiterwirkt. In eigener Verunsicherung geht es also immer darum, sobald als möglich innezuhalten, einen Schritt zurück zu gehen und zu verarbeiten, was uns verunsichert, Möglichkeiten des Umgangs zu finden. Flexibilität heißt Beweglichkeit und setzt einen sicheren Stand voraus. Die Vorbedingung für Flexibilität und Beweglichkeit ist Stabilität. Nur wer mit beiden Füßen fest auf dem Boden steht (oder auf einem gut balancieren kann), kann auch behende ausweichen, neue Moves einleiten, die Energie des Gegenübers aufnehmen. Auch hierfür muss ich wissen, wo ich stehe, wie ich stehe, was meine Stärken und meine Schwächen sind.

Die eigene Verarbeitung zu stärken, ist also das Zentrum der Ermächtigung. Dazu zählt auch, mir klar zu machen, dass mein Körper, mein Geist, meine Haltung Auswirkungen haben. Da mein Körper, mein Befinden sich vermittelt, kommuniziert, gewollt oder ungewollt, verpflichtet mich diese Einsicht, mich im Raum, in meinem Umfeld, im Miteinander zu verorten. Wenn ich das anerkenne, verpflichte ich mich, die Auswirkungen meines Handelns, aber auch die meiner Befindlichkeit zu berücksichtigen. Die Sprache meines Körpers nicht nur für mich, sondern auch in der Kommunikation mit anderen wahrzunehmen und verändern zu lernen, ist Teil meiner Verantwortung, wenn ich die Prämissen der Traumaverarbeitungstheorie akzeptiere. Weil ich Spannungsregulierung dann als Aufgabe zu betrachten lerne, die meine eigenen Fähigkeiten ebenso beeinflusst wie die Möglichkeiten, die ich in meinem Umfeld schaffe – oder sie blockieren kann.

Menschen haben mehr oder weniger Möglichkeiten. Ressourcen und Lebensmöglichkeiten sind gnadenlos ungleich verteilt. Wir tragen Verantwortung. Und jede*r kann nur von sich aus Verantwortung übernehmen. Nur von sich aus auf andere zugehen. Und jede*r Einzelne muss seine*ihre Ängste, Einschränkungen, (Vor-)Urteile und Privilegien dabei berücksichtigen. Das setzt die gesellschaftlichen Bedingungen per se kein bisschen außer Kraft. Aber es ist die Vorbedingung dafür, dass jede*r Einzelne sich dafür entscheiden kann, die Bedingungen zu verändern.

Literatur

Anderson, H. & Goolishian, H. (1992): Therapie als ein System in Sprache: Geschichten erzählen und Nicht-Wissen in Therapien. *Systeme,* 6 (2), S. 15-21.

Antonovsky, A. (1997): *Salutogenese. Zur Entmystifizierung der Gesundheit.* Tübingen: dgvt-Verlag.

Becker, D. (2012): Traumageschichte(n). *Supervision 2* (30), S. 4–13.

Bengel, J. (Hrsg.) (1997): *Psychologie in Notfallmedizin und Rettungsdienst,* Berlin: Springer.

Bleckwedel, J. (2008): *Systemische Therapie in Aktion. Kreative Methoden in der Arbeit mit Familien und Paaren.* Göttingen: Vandenhoeck & Ruprecht

Bleckwedel, J.; Witte, K. & Frank-Bleckwedel, E. (2012): Positionierung und Allparteilichkeit. Leitlinien für Beratung und Supervision in Fällen von sexuellen und gewalttätigen Übergriffen. *Supervision 2* (30), S. 26–33.

Boszormenyi-Nagy, I. & Spark, G. (1981): *Unsichtbare Bindungen. Die Dynamik familiärer Systeme.* Stuttgart: Klett-Cotta.

Buchele, Janna (2017): Verändert Online-Supervision den Gegenstand von Supervision? Eingereicht als Abschlussarbeit im Zertifikatsstudiengang „Supervision und Coaching" an der Hochschule Mittweida (FH). Abrufbar unter ↗ https://monami.hs-mittweida.de/files/10782/Abschlussarbeit_Online-Supervision.pdf

Bulgay, B. & Borcsa, M. (2017). *Selbstfürsorge und Supervision.* In: Borcsa, M. & Niekendei, Ch. (Hrsg.): *Psychotherapie nach Flucht und Vertreibung.* Stuttgart: Thieme, S. 181–187.

Castagna (Hrsg.) (2016): Kleine Tricks mit großer Wirkung. Rezepte zur Stabilisierung bei Traumafolgen und anderen Belastungen, für Sie zusammengestellt von der Beratungsstelle Castagna. Zürich: Selbstverlag, ↗ http://www.castagna-zh.ch.

Croos-Müller, C. (2011): *Kopf hoch. Das kleine Überlebensbuch. Soforthilfe bei Stress, Ärger und anderen Durchhängern.* München: Kösel. Dies ist nur eines der vielen Bücher von Claudia Croos-Müller. Ergänzend die kostenlose App: body2brain

Dolan, Y. (2009): *Schritt für Schritt zur Freude zurück. Das Leben nach traumatischen Erlebnissen meistern.* Heidelberg: Carl-Auer-Verlag.

Ferenczi, S. (1933): Sprachverwirrung zwischen den Erwachsenen und dem Kind (Aus dem Archiv der Psychoanalyse). Abgedruckt 1967 in: *Psyche* 21(4).

Fiedler, P. (Hrsg.) (2006): *Trauma, Dissoziation, Persönlichkeit. Pierre Janets Beiträge zur modernen Psychiatrie, Psychologie und Psychotherapie.* Lengerich: Pabst.

Figley, C. (2002): *Mitgefühlserschöpfung – der Preis des Helfens.* In: Stamm, H. (Hrsg.) (2002). *Sekundäre Traumastörungen. Wie Kliniker, Forscher und Erzieher sich vor traumatischen Auswirkungen ihrer Arbeit schützen können.* Paderborn: Junfermann, S. 41–59.

Gilligan, S. (1995): *Therapeutische Trance. Das Prinzip Kooperation in der Ericksonschen Hypnotherapie.* Heidelberg: Carl-Auer-Verlag.

Gotthardt-Lorenz, A. & Steinhardt, K. (2015). *Supervision für Traumafachkräfte. Im Schnittpunkt persönlicher, professioneller und organisationeller Herausforderungen.* In: Gahleitner, S. B. & Frank, C. & Leitner, A. (Hrsg.): *Ein Trauma ist mehr als ein Trauma. Biopsychosoziale Traumakonzepte in Psychotherapie, Beratung, Supervision und Traumapädagogik.* Weinheim: Juventa, S. 208–221.

Gysi, J. (o.J.): Übersichtsartikel zu den Veränderungen im ICD-11 zu Trauma & Dissoziation unter ↗ https://jangysi.ch/Therapie,-Medizin,-Journalismus. Abruf 31.10.2020.

Haans, T. & Lansen, J. (2004): *Clinical Supervision for Traumatherapists.* In: Wilson, J. & Drozdek, B. (Hrsg.): *Broken Spirits.* Philadelphia: Taylor & Francis.

Hafele, P. (2011): *Strukturierte Supervision bei Dissoziation.* In: Huber, M. (Hrsg.). *Viele sein - Ein Handbuch. Komplextrauma und dissoziative Identität - verstehen, verändern, behandeln.* Paderborn: Junfermann, S. 433–449.

Hantke, L. (1999): *Trauma und Dissoziation. Modelle der Verarbeitung traumatischer Erfahrungen.* Berlin: wvb. Im Download auf ↗ http://www.institut-berlin.de.

Hantke, L. (2008). *Problem-Portrait-Technik (nach Malcolm MacLachlan) - Kultursensible Handlungsdiagnostik. In*: Golsabahi, S. & Heise, T. (Hrsg.): *Von Gemeinsamkeiten und Unterschieden. Das transkulturelle Psychoforum, Band 15.* Berlin: Verlag für Wissenschaft und Bildung.

Hantke, L. & Görges, H.-J. (2010): *Supervision in der professionellen Opferhilfe - Traumatisierung vermeiden helfen.* In: Hartmann, J. & ado e.V. (Hrsg.): *Perspektiven professioneller Opferhilfe. Theorie und Praxis eines interdisziplinären Handlungsfeldes.* Wiesbaden: VS Verlag, S. 281–298.

Hantke, L. & Görges, H.-J. (2012): *Handbuch Traumakompetenz. Basiswissen für Therapie, Beratung und Pädagogik.* Paderborn: Junfermann.

Hantke, L. & Görges, H.-J. (2019): *Ausgangspunkt Selbstfürsorge. Strategien und Übungen für den psychosozialen Alltag.* Paderborn: Junfermann.

Henderson, J. (2010): *Embodying Well-Being oder: Wie man sich trotz allem wohlfühlen kann.* Bielefeld: AJZ Druck & Verlag GmbH.

Hesse, P. U. (2000): *Teilearbeit: Konzepte der Multiplizität in ausgewählten Bereichen moderner Psychotherapie,* Heidelberg: Carl-Auer-Verlag.

Huber, M. (2011): *Viele Sein - Ein Handbuch. Komplextrauma und dissoziative Identität - verstehen, verändern, behandeln.* Paderborn: Junfermann

Janet, P. (1889/1919): *L'Automatisme Psychologique. Essai de Psychologie Expérimentale sur les Formes Inférieures de l'Activité Humaine.* Paris: Alcan.

Krüger, A. (2011): *Powerbook. Erste Hilfe für die Seele. Trauma-Selbsthilfe für junge Menschen.* Hamburg: Elbe & Krueger.

Kuhn, E. W. (2002). *Krisenkompetenz. Kreative Lösungen in der Psychotherapie.* Dortmund: verlag modernes lernen borgman.

Lang, B.; Schirmer, C. & Lang, T. (Hrsg.) (2013): *Traumapädagogische Standards in der stationären Kinder- und Jugendhilfe: Eine Praxis- und Orientierungshilfe der BAG Traumapädagogik.* Weinheim: Beltz Juventa.

Lansen, J. (2002): *Supervision für Helfer von Opfern organisierter Gewalt.* In: Birck, a.; Pross, C. & Lansen, J. (Hrsg.): *Das Unsagbare: Die Arbeit mit Traumatisierten im Behandlungszentrum für Folteropfer Berlin.* Berlin: Springer, S. 239–251.

Levine, P. A. (2011): *Sprache ohne Worte. Wie unser Körper Trauma verarbeitet und uns in die innere Balance zurückführt.* München: Kösel.

Maturana, H. R. & Varela, F. J. (2009): *Der Baum der Erkenntnis. Die biologischen Wurzeln menschlichen Erkennens.* Frankfurt am Main: Fischer.

Müller, W. & Scheuermann, U. (Hrsg.) (2004): *Praxis Krisenintervention. Ein Handbuch für helfende Berufe.* Stuttgart: Kohlhammer.

Murchison, C. (Hrsg.) (1930): *A History of Psychology in Autobiography,* Vol l. Clark University Press

Perry, B. D. & Szalavitz, M. (2008): *Der Junge, der wie ein Hund gehalten wurde. Was traumatisierte Kinder uns über Leid, Liebe und Heilung lehren können. Aus der Praxis eines Kinderpsychiaters.* München: Kösel.

Perry, B.D.; Pollard, R.; Blakely, T.; Baker, W. & Vigilante, D. (1995): Childhood Trauma, the neurobiology of adaption and 'use-dependent' development of the brain: How „states" become „traits". *Infant Mental Health Journal,* 16 (4), S. 271–291.

Piaget, J. (1959/1992): *Das Erwachen der Intelligenz beim Kinde.* München: dtv.

Reddemann, L. (2020): *Imagination als heilsame Kraft.* Stuttgart: Klett-Cotta, 22. Aufl.

Rothschild, B. (2002): *Der Körper erinnert sich. Die Psychophysiologie des Traumas und der Traumabehandlung.* Essen: Synthesis.

Scharfetter, C. (1999): *Dissoziation – Split – Fragmentation. Nachdenken über ein Modell.* Bern: Huber.

Schibli, S. & Supersaxo, K. (2000): *Einführung in die Supervision.* Bern, Stuttgart, Wien: Haupt Verlag.

Schmidt, G. (2005): *Einführung in die hypnosystemische Therapie und Beratung.* Heidelberg: Carl-Auer-Verlag.

Schulz von Thun, F. (1998): *Miteinander reden, Band 3. Das „Innere Team" und situationsgerechte Kommunikation.* Reinbek: Rowohlt.

Selvini Palazzoli, M.; Boscolo, L.; Cecchin, G. & Prata, G. (1981): Hypothetisieren, Zirkularität, Neutralität: drei Richtlinien für den Leiter einer Sitzung. *Familindynamik,* 6, S. 123–139.

Stamm, B.H. (2002): *Sekundäre Traumastörungen. Wie Kliniker, Forscher und Erzieher sich vor traumatischen Auswirkungen ihrer Arbeit schützen können.* Paderborn: Junfermann.

Van der Haart, O.; Nijenhuis, E. R. S. & Steele, K. (2008): *Das verfolgte Selbst. Strukturelle Dissoziation und die Behandlung chronischer Traumatisierung.* Paderborn: Junfermann.

Van der Kolk, B. (2015): *Verkörperter Schrecken. Traumaspuren im Gehirn, Geist und Körper und wie man sie heilen kann.* Lichtenau: Probst Verlag.

Van der Kolk, B. & Van der Hart (1990): Pierre Janet and the breakdown of adaption in psychological trauma. *American Journal of Psychiatry* 146 (12), S. 1530–1540.

Von Schlippe, A. & Schweitzer, J. (2012): *Lehrbuch der systemischen Therapie und Beratung I. Das Grundlagenwissen.* Göttingen: Vandenhoeck & Ruprecht.

Weiss, W. (2004). *Philipp sucht sein Ich. Zum pädagogischen Umgang mit Traumata in den Erziehungshilfen.* Weinheim: Beltz Juventa

White, M. & Epston, D. (2002): *Die Zähmung der Monster. Der narrative Ansatz in der Familientherapie,* Heidelberg: Carl-Auer-Verlag.

White, M. (2010): *Landkarten der narrativen Therapie.* Heidelberg: Carl-Auer-Verlag.

Woltereck, B. (1994): *Ungelebtes lebbar machen. Sexuelle Gewalt an Mädchen im Zentrum von Therapie und Supervision.* Ruhnmark: Donna Vita.

Woltereck, B. (2005). Supervision im Bereich Psychotraumatologie. *DGSv aktuell* 3, S. 23–25.